The Jefferson Manual for Neurocritical Care

Jefferson
神经重症监护手册

主　编　[美] Jack I. Jallo

　　　　[美] Jacqueline S. Urtecho

主　译　莫梦燕　汤文龙

副主译　刘庆国　王　龙　王　蕊

中国出版集团有限公司

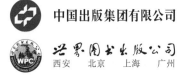

世界图书出版公司

西安　北京　上海　广州

图书在版编目（CIP）数据

Jefferson 神经重症监护手册 /（美）杰克·I. 贾洛（Jack I. Jallo），
（美）杰奎琳·S. 乌特乔（Jacqueline S. Urtecho）主编；莫梦燕，
汤文龙主译 . —西安 : 世界图书出版西安有限公司 , 2023.6
　书名原文 : The Jefferson Manual for Neurocritical Care
　ISBN 978-7-5232-0312-5

　Ⅰ . ① J… 　Ⅱ . ① 杰… 　② 杰… 　③ 莫… 　④ 汤… 　Ⅲ . ① 神经
系统疾病 – 险症 – 监护（医学）– 手册 　Ⅳ . ① R741.059.7–62

　中国国家版本馆 CIP 数据核字（2023）第 102796 号

Copyright © 2021 of the original English language edition by Thieme Medical
Publishers, Inc., New York, USA（由美国纽约 Thieme Medical Publishers 2021
年英文原版授权）
Original title（原书名）：The Jefferson Manual for Neurocritical Care
by（主编）Jack I. Jallo, Jacqueline S. Urtecho

封面图片引自原著第 2 章（P$_{23}$）、第 3 章（P$_{34}$）、第 17 章（P$_{255}$）

书　　名	**Jefferson 神经重症监护手册**	
	Jefferson Shenjing Zhongzheng Jianhu Shouce	
主　　编	[美] Jack I. Jallo　　[美] Jacqueline S. Urtecho	
主　　译	莫梦燕　汤文龙	
责任编辑	李　娟　杨　菲	
装帧设计	新纪元文化传播	
出版发行	**世界图书出版西安有限公司**	
地　　址	西安市雁塔区曲江新区汇新路 355 号	
邮　　编	710061	
电　　话	029-87214941　029-87233647（市场营销部）	
	029-87234767（总编室）	
网　　址	http://www.wpcxa.com	
邮　　箱	xast@wpcxa.com	
经　　销	新华书店	
印　　刷	西安雁展印务有限公司	
开　　本	889mm×1194mm　　1/32	
印　　张	9.75	
字　　数	300 千字	
版次印次	2023 年 6 月第 1 版　2023 年 6 月第 1 次印刷	
版权登记	25-2023-112	
国际书号	ISBN 978-7-5232-0312-5	
定　　价	128.00 元	

医学投稿　xastyx@163.com　‖ 029-87279745　029-87285296
☆如有印装错误，请寄回本公司更换☆

Jack I. Jallo, MD, PhD
Professor and Vice-Chair for Academic Services, Director
Division of Neurotrauma and Critical Care
Department of Neurological Surgery
Sidney Kimmel Medical College
Thomas Jefferson University
Philadelphia, Pennsylvania, USA

Jacqueline S. Urtecho, MD
Assistant Professor of Neurology and Neurological Surgery
Department of Neurological Surgery
Division of Neurotrauma and Critical Care
Sidney Kimmel Medical College
Thomas Jefferson University
Philadelphia, Pennsylvania, USA

i

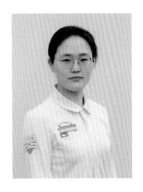

莫梦燕　护理学硕士，主管护师，长治医学院附属和平医院耳鼻咽喉头颈外科护士长。

中南大学湘雅护理学院硕士，曾于首都医科大学附属北京天坛医院进修神经重症护理。任山西省医师协会创伤外科分会理事、山西省护理学会第九届理事会外科护理专业委员会神经外科学组委员。

主持院级课题1项，发表核心期刊论文4篇，参与院级课题1项、中国生命关怀协会智慧照护与健康养生专委会课题1项。

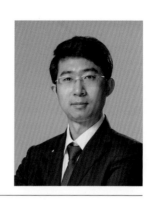

汤文龙 硕士研究生导师，长治医学院附属和平医院神经外科医师，长治医学院附属和平医院颅底外科研究所副所长，深圳市耳鼻咽喉研究所解剖研究室主任。

曾于意大利皮亚琴察 Gruppo Otologico 颅底中心访问学习，师从国际著名耳科及颅底外科专家 Mario Sanna 教授。任中国解剖学会耳鼻咽喉头颈外科学分会常委、中国解剖学会神经外科学分会常委、山西省医师协会神经外科分会委员等职务。

出版专著《侧颅底显微外科解剖图谱》《颞骨与侧颅底手术径路图谱》、*The Temporal Bone: Anatomical Dissection and Surgical Approaches*，主译英文著作《颞骨解剖与手术径路》《颞骨与侧颅底显微外科手术中面神经的处理》。发表 SCI 收录及核心期刊论文 8 篇，举办国家级和省级继续教育学习班 6 期。主持粤港澳大湾区等基础研究课题 3 项，参与国家自然科学基金联合研究项目 1 项。入选 2018 年首批"三晋英才"支持计划青年优秀人才，荣获第 19 届"山西青年五四奖章"。

主　译

莫梦燕　长治医学院附属和平医院耳鼻咽喉头颈外科

汤文龙　长治医学院附属和平医院神经外科

副主译

刘庆国　长治医学院附属和平医院神经外科

王　龙　长治医学院附属和平医院神经外科

王　蕊　长治医学院附属和平医院护理部

译　者（按姓氏笔画排序）

王　龙　长治医学院附属和平医院神经外科

王　蕊　长治医学院附属和平医院护理部

牛腾飞　长治医学院附属和济医院老年医学科

冯仰辉　浙江医院重症医学科

邢嫘嫘　韶关市第一人民医院脊柱骨病外科

乔晋晟　长治医学院附属和平医院神经外科

刘　红　长治医学院附属和平医院神经内科

刘文超　南方医科大学珠江医院神经外科

刘庆国　长治医学院附属和平医院神经外科

刘雪松　四川大学华西医院神经外科

汤文龙　长治医学院附属和平医院神经外科

苏常锐　长治医学院附属和平医院神经外科

苏燕东　海军军医大学附属长海医院神经外科

李付磊　江南大学无锡医学院创面修复与整形外科

李苗睿　长治医学院附属和平医院心脏大血管外科

李耀华　天津医科大学总医院神经外科

肖金凤　长治市人民医院内分泌科

吴旭鹏　长治医学院附属和平医院神经内科

陈　铭　上海交通大学医学院附属新华医院神经外科

孟　宇　天津医科大学总医院重症医学科

胡　滨　长治医学院附属和平医院神经外科

莫梦燕　长治医学院附属和平医院耳鼻咽喉头颈外科

唐寅达　上海交通大学医学院附属新华医院神经外科

詹昱新　华中科技大学同济医学院附属协和医院神经外科

Norman Ajiboye, MD
Assistant Professor of Neuroendovascular
  Surgery
Department of Surgery
Texas Chrisitan University
University of North Texas School of
  Medicine
Dallas-Fort Worth, Texas USA
Co-Medical Director
Neuroendovascular Surgery Fellowship,
Texas Stroke Institute
Dallas, Texas, USA

M. Kamran Athar, MD
Assistant Professor of Medicine and
  Neurological Surgery
Department of Neurological Surgery
Division of Neuro-Trauma and Critical
  Care
Sidney Kimmel Medical College
Thomas Jefferson University
Philadelphia, Pennsylvania, USA

Deena M. Athas, MD
Infectious Disease Specialist
Gundersen Health System
La Crosse, Wisconsin, USA

Yu Kan Au, MD
Assistant Professor of Neurology

University of Connecticut
Hartford, Connecticut, USA

Christian Bacheler, MD
Neurohospitalist, Vascular Neurologist
Memorial Healthcare System
Hollywood, Florida, USA

Rodney D. Bell, MD
Professor of Neurology
Lynne and Harold Honickman
Vice Chairman (Hospital Affairs)
Department of Neurology
Sidney Kimmel Medical College
Thomas Jefferson University
Philadelphia, Pennsylvania, USA

**Stephanie Dobak, MS, RD, LDN,
CNSC**
Clinical Dietitian III
Jefferson Weinberg ALS Center
Philadelphia, Pennsylvania, USA

Amandeep S. Dolla, MBBS, MD
Clinical Assistant Professor
Department of Neurology/Division of
  Neurocritical Care
Sidney Kimmel Medical College
Thomas Jefferson University
Philadelphia, Pennsylvania, USA

James J. Evans, MD
Professor of Neurological Surgery and
  Otolaryngology
Department of Neurological Surgery
Sidney Kimmel Medical College
Thomas Jefferson University
Philadelphia, Pennsylvania, USA

Christopher Farrell, MD
Assistant Professor
Department of Neurological Surgery
Sidney Kimmel Medical College
Thomas Jefferson University
Philadelphia, Pennsylvania, USA

Andres Fernandez, MD, MSEd
Assistant Professor
Department of Neurology
Sidney Kimmel Medical College
Thomas Jefferson University
Philadelphia, Pennsylvania, USA

Michelle Ghobrial, MD
Neurointensivist
Novant Health
Winston Salem, North Carolina, USA

Bhuvanesh Govind, MD
Staff Neurointensivist
Medical City Plano
Plano, Texas, USA

Catriona M. Harrop, MD, SFHM, FACP
Associate Chief Medical Officer, South
  Philadelphia
Medical Co-Director for Pre Admission
  Testing
Associate Professor of Clinical Medicine

Sidney Kimmel Medical College
Thomas Jefferson University
Philadelphia, Pennsylvania, USA

Sara Hefton, MD
Assistant Professor of Neurology and
  Neurological Surgery
Department of Neurological Surgery
Division of Neurotrauma and Critical Care
Sidney Kimmel Medical College
Thomas Jefferson University
Philadelphia, Pennsylvania, USA

Christian Hoelscher, MD
Clinical Assistant Professor of Neurosurgery
Sidney Kimmel Medical College
Thomas Jefferson University
Philadelphia, Pennsylvania, USA

Anna Karpenko, MD
Assistant Professor
Department of Neurology
Dartmouth Hitchcock Medical Center
Lebanon, New Hampshire, USA

Michael J. Lang, MD
Assistant Professor
Department of Neurosurgery
University of Pittsburgh Medical Center
Pittsburgh, Pennsylvania, USA

John W. Liang, MD
Director
Neurosciences ICU
Mount Sinai West
Assistant Professor
Departments of Neurosurgery & Neurology

Mount Sinai Health System
New York, USA

Ravichandra Madineni, MD
Neurosurgeon
Main Line Health Jefferson Neurosurgery
Bryn Mawr Hospital
Bryn Mawr, Pennsylvania, USA

Nikolaos Mouchtouris, MD
Resident Physician in Neurological
 Surgery
Sidney Kimmel Medical College
Thomas Jefferson University
Philadelphia, Pennsylvania, USA

Andrew Ng, MD
Assistant Professor of Anesthesiology and
 Physical Medicine and Rehabilitation
Program Director Pain Medicine Fellowship
Department of Anesthesiology, Jefferson
 Pain Center
Thomas Jefferson University
Philadelphia, Pennsylvania, USA

James Park, DO
Epileptologist
Pickup Family Neuroscience Institute
Hoag Hospital
Newport Beach/Irvine, California, USA

Akta Patel, PharmD, BCPS
Advanced Practice Pharmacist, Critical
 Care
Department of Pharmacy
Thomas Jefferson University
Philadelphia, Pennsylvania, USA

Maria Carissa C. Pineda, MD
Associate Professor
Department of Neurosciences
University of the Philippines
Manila, Philippines

Muaz Qayyum, MBBS
Research Fellow
Department of Neurological Surgery
Sidney Kimmel Medical College
Thomas Jefferson University
Philadelphia, Pennsylvania, USA

Richard F. Schmidt, MD
Clinical Assistant Professor
Department of Neurological Surgery
Sidney Kimmel Medical College
Thomas Jefferson University
Philadelphia, Pennsylvania, USA

Amy Shah, MD
Physician Neurosurgical Anesthesiologist
Valley Anesthesiology Consultants
Envision Physician Services
Phoenix, Arizona, USA

Syed Omar Shah, MD, MBA
Assistant Professor of Neurology and
 Neurological Surgery
Associate Fellowship Director Neurocritical
 Care
Department of Neurological Surgery
Sidney Kimmel Medical College
Thomas Jefferson University
Philadelphia, Pennsylvania, USA

Amna Sheikh, MBBS, MD
Intensivist

Department of Critical Care
Winchester Medical Center
Winchester, Virgina, USA

David F. Slottje, MD
Neurosurgeon
Sentara Martha Jefferson Neurosciences
Charlottesville, Virginia, USA

Jacqueline S. Urtecho, MD
Assistant Professor of Neurology and
  Neurological Surgery
Department of Neurological Surgery
Division of Neurotrauma and Critical Care
Sidney Kimmel Medical College
Thomas Jefferson University
Philadelphia, Pennsylvania, USA

Matthew Vibbert, MD
Assistant Professor
Neurology and Neurological Surgery
Director, Neurocritical Care
Sidney Kimmel Medical College
Thomas Jefferson University
Philadelphia, Pennsylvania, USA

Alison L. Walsh, MD
Assistant Professor
Morsani College of Medicine
University of South Florida
Tampa, Florida, USA

Division of Neurology
Lehigh Valley Health Network
Allentown, Pennsylvania, USA

Alan Wang, MD
Clinical Assistant Professor of Neurology
Department of Neurology
University of Arizona College of Medicine-
  Phoenix
Phoenix, Arizona, USA

Danielle Wilhour, MD
Assistant Professor
Department of Neurology
University of Colorado
Aurora, Colorado, USA

David A. Wyler, MD
Assistant Professor
Anesthesiology and Neurological Surgery
Director of Anesthesiology Neurocritical Care
Assistant Program Director
Anesthesiology Residency Program
Sidney Kimmel Medical College
Thomas Jefferson University
Philadelphia, Pennsylvania, USA

Sridhara S. Yaddanapudi, MBBS, MD
Neurohospitalist
ChristianaCare Medical Center
Newark, Delaware, USA

▲ 译 序 Foreword

　　近年来，神经重症监护在神经外科的诊断与治疗中发挥着越来越重要的作用，且已成为业内共识。众所周知，神经外科手术难度系数大、风险高，预后因子复杂多变。一台成功的神经外科手术不仅取决于医生娴熟的手术技术，更离不开高质量的术后监护和管理。及时、有效、高质量的神经重症监护可大大降低患者的死亡率、残疾率，改善预后。

　　神经重症监护是神经外科学、神经内科学、麻醉医学、重症医学、急诊医学、护理学、康复学等领域的交叉学科，需多学科协作，这就对神经重症监护医护人员的多学科知识储备提出了更高要求。因此，引进神经重症监护的相关书籍尤为急迫。

　　机缘之下，我拜读了 *The Jefferson Manual for Neurocritical Care*。该书结构严谨、内容翔实，理论性与操作性并重：首先，有条理地列出了神经重症监护中的常见问题和疑难问题，参考性很强，使我深受启迪；其次，从专业角度答疑解惑，能够为临床医生提供早期预警和明确指导，是值得反复阅读的神经重症监护指南。全书共19章，涵盖了脑卒中、脑水肿、创伤、脑死亡等常见急症，谵妄、颅内压增高、发热、代谢紊乱、疼痛等常见临床表现，抗凝、抗感染、抗癫痫、营养支持、机械通气等规范诊疗流程，血流动力学、神经影像学等辅助检查，为神经重症患者的诊治和监护提供了系统、专业、实用的指导。

　　感谢世界图书出版西安有限公司与德国 Thieme 出版集团的高效沟通，迅速取得本书的中文版出版权。我们有幸主持翻译工作，邀请到众多不同专业背景的优秀译者，力求忠于原著，深挖原著作背后的专业内涵，以确保翻译文字精准、专业。因中英文语言表达的差异，书中可能存在疏漏或不妥，敬请不吝赐教。

衷心感谢为本书出版提供帮助的各位专家、朋友。

莫梦燕　汤文龙

2023 年 2 月 10 日

我们所做的一切，我们曾拥有的每一个想法，都由大脑产生。但它究竟如何运作，仍然是最大的谜题之一，似乎我们探索得越多，发现的惊喜就越多。

Neil deGrasse Tyson

这本手册旨在分享 Thomas Jefferson 大学在神经重症监护方面的知识和经验。对于很多专业人士来说，大脑仍然是一个"黑匣子"，在这个不断发展的领域，我们对专业知识的需求达到了一个前所未有的高度。作为一所大型顶级医疗中心，我们拥有 40 张神经危重症床位和 8 位获得认证的神经重症专科医师，在神经外科各种病症（缺血性脑卒中、脑出血、蛛网膜下腔出血、急性脊髓损伤、创伤性脑损伤、脑炎／脑膜炎、重症肌无力、吉兰－巴雷综合征）的诊疗方面拥有丰富的经验。参考最新相关指南和 Thomas Jefferson 大学的诊疗方案，我们以更简明的呈现方式编写了神经重症监护病房常见疾病的诊断和治疗流程，方便专业人员床头查阅。随着对大脑秘密的进一步探索，我们将持续推进神经重症监护技术的发展，不断更新本手册。

感谢所有撰稿人，这本手册的出版离不开他们的奉献和努力。

Jack I. Jallo, MD, PhD
Jacqueline S. Urtecho, MD

郑重声明

由于医学是不断更新和拓展的学科，因此相关实践操作、治疗方法及药物应用都有可能改变，希望读者审查书中提供的信息资料及相关手术的适应证和禁忌证。作者、编辑、出版者或经销商不对书中的错误或疏漏以及应用其中信息产生的任何后果负责，关于出版物的内容不作任何明确或暗示的保证。作者、编辑、出版者和经销商不就由本出版物所造成的人身或财产损害承担任何责任。

◥ **目 录** Contents

第1章 脑病与谵妄

Catriona M. Harrop

摘 要 美国国立神经系统疾病和卒中研究所（NINDS）将脑病定义为"任何改变脑功能或结构的大脑弥漫性疾病"[1]。脑病可分为急性或慢性。本章回顾了脑病的定义、诊断和治疗，以及最常见的症状之一——谵妄。

关键词 脑病 谵妄 意识障碍 躁动 觉醒性 Ramsay 评分 Riker 镇静躁动量表

1.1 脑 病

1.1.1 定 义

NINDS 将脑病定义为"任何改变脑功能或结构的大脑弥漫性疾病"[1]。脑病的标志是精神状态的改变。脑病可以按病程分为以下两类。

- 急性。
  - 中毒：由药物、非法物质或毒素引起。
  - 代谢：由代谢紊乱引起。
  - 有毒代谢：由以上二者共同引起。
- 慢性：以精神状态缓慢进行性改变为特征，由大脑内的永久性结构变化导致[2]。

1.1.2 病 因 [3]

见表 1.1。

表 1.1　脑病的常见原因

药物和毒素	特发性
	戒断状态
	药物副作用
	毒物
感染	败血症
	系统性感染
	发热
代谢紊乱	电解质
	内分泌失调
	高碳酸血症
	高血糖和低血糖
	高渗和低渗状态
	低氧血症
	先天性代谢紊乱
	营养失调
脑部疾病	中枢神经系统感染
	癫痫发作
	颅脑外伤
	高血压脑病
	精神病
全身器官衰竭	心力衰竭
	血液病
	肝性脑病
	呼吸衰竭
	肾衰竭

CNS：中枢神经系统

1.1.3　诊　断

脑病的诊断以患者的病史和体格检查为依据，视病情而定。

- 实验室检查。
  - 血清电解质。
  - 肾功能。
  - 葡萄糖。
  - 血钙。
  - 全血细胞计数。

○尿液分析。

○肝功能。

○甲状腺功能。

○药物水平（如果使用了药物），即苯妥英钠。

○吸毒。

○维生素 B_{12} 水平、叶酸。

○动脉血气分析。

● 影像学检查。

○CT。

○MRI。

1.1.4　治　疗

● 急性脑病。

○基于潜在的病理生理学治疗，即败血症和甲状腺功能减退的治疗有可能逆转脑病。

● 慢性脑病。

○通常不宜接受治疗，因为已引起永久性脑部改变，即缺氧性脑病。

1.1.5　与谵妄的关系

谵妄是潜在的以大脑功能异常为特征的症状，即脑病[2]。

1.2　谵　妄

谵妄是住院患者的一种常见疾病，对社会和经济都有重大影响[4]。据报道，与谵妄相关的住院死亡率为 22%~33%[5-6]。目前，65 岁及以上的患者占接受医院护理人群的 48% 以上；因此，随着人口的老龄化，谵妄对住院患者的影响将继续扩大[4]。

1.2.1　定　义

《精神疾病诊断和统计手册》第 5 版（DSM 5）定义了神经认知障碍[7]患者的谵妄，要点是"主要临床缺陷在于认知功能障碍，是后天因素而非发展性疾病引起的一组疾病"。诊断标准如下：

● 注意力不集中（即引导、集中、维持和转移注意力的能力降低）和意识障碍（对环境的定向力减弱）。

- 神经认知障碍会在很短的时间内（通常从数小时到数天）发展，代表了基线注意力和意识的变化，并且在同一天中的严重程度往往会有所波动。
- 其他认知障碍（例如，记忆力减退，迷失方向，语言、视觉空间能力或知觉障碍）。
- 另一种既存的、已建立的或正在发展的神经认知障碍不能解释这些障碍，并且在严重降低唤醒水平（如昏迷）的情况下也不会发生这种障碍。
- 从病史、体格检查或实验室检查结果中可以看出，神经认知障碍是另一种医学状态，是药物中毒、停药（例如，由药物滥用或药物戒断反应引起）或暴露于毒素的直接生理后果，或是由于多种病因造成的。

如 DSM 5 所述，谵妄病因可进一步细分为以下几种：

- 药物中毒。
- 药物戒断。
- 药物诱导。
- 其他医疗状况。
- 多种病因引起。

1.2.2 症状持续时间

- 急性：持续数小时或数天。
- 持续性：持续数周或数月。

1.2.3 活跃程度（表 1.2）

- 躁动型：患者精神运动活动过度活跃，可能伴有情绪不稳定、躁动和（或）拒绝配合治疗。
- 安静型：患者精神运动活动水平低下，可能伴随呆滞和嗜睡甚至昏昏欲睡。
- 混合型：即使患者注意力和意识受到干扰，其精神运动的活跃程度也正常，包括活跃程度快速波动病例。

根据 DSM 5 标准，对患者的描述可能为"由于败血症引起的急性、安静型谵妄"。

表 1.2　谵妄的类型

	描述	RASS 评分	患病率 [8]
过度活跃	焦虑和躁动不安	1 + ~4 +	少见（1.6%）
机能减退	反应能力下降，孤僻，冷漠	0~3	ICU 常见（43.5%）

ICU：重症监护病房；RASS：Richmond 躁动 – 镇静量表

1.2.4　危险因素

谵妄的危险因素复杂，包括患者入院时一些严重威胁生命的紧急状态、意识障碍及住院期间发生的侵入性医疗活动 [9]（表 1.3）。

表 1.3　谵妄的危险因素

诱发因素 [10]	发展因素 [11]	针对性干预 [12]
·认知障碍 ·严重的基础疾病 ·高龄 ·功能障碍 ·慢性肾功能不全 ·脱水 ·营养不良 ·抑郁 ·药物滥用 ·视力或听力障碍	·身体约束 ·营养不良 ·超过 3 种药物 ·使用导尿管 ·精神类药物的使用 ·任何医源性事件 ·固定 ·脱水	·降噪 ·定向力锻炼 ·早期运动 ·尽量减少用药 ·提供视觉辅助设备和助听器 ·补液和适当的营养治疗 ·优化非药物治疗

1.2.5　临床评估

从 ICU 设定觉醒目标开始评估，从患者安静到躁动状态，第一步评估意识水平，第二步评估意识内容 [13]。

【评估工具】

● Richmond 躁动 – 镇静量表（RASS）：RASS 为 10 分制的评分表，评分范围为 4 分至 –5 分，可评估进入 ICU 的成年患者的镇静和躁动情况。RASS 评分为 0 分表示患者保持清醒且平静。RASS 评分为正数表示阳性或进攻性症状。RASS 评分为负数，表示在对口令的响应（–1~–3 分）和物理刺激（–4~–5 分）之间有所区别 [3]（表 1.4）。

● Ramsay 评分量表：分值从 1 分（患者焦虑、烦躁或不安）到 6 分（持续镇静，患者完全无反应），该表定义了意识状态 [14]（表 1.5）。

● Riker 镇静躁动评分量表（SAS）：于 1999 年制定，其目的是明确定义并提供比 Ramsay 评分更细致的镇静和躁动评估方法[15]（表 1.6）。

表 1.4 Richmond 躁动 – 镇静量表

分值		表现
+4	攻击行为	明显的攻击或暴力行为，对医务人员构成直接威胁
+3	极度躁动不安	扯动或拔除各种引流管或导管，或表示出对医务人员攻击的行为
+2	躁动不安	频繁出现无目的动作，或人机不同步
+1	焦虑不安	焦虑或担忧，但动作不强烈或无攻击性
0	清醒且平静	
–1	嗜睡	不完全清醒，但对声音刺激能够维持大于 10s 的清醒，并有视觉接触
–2	轻度镇静	对声音刺激能够有短时间的清醒（小于 10s），且有视觉接触
–3	中度镇静	对声音刺激有运动反应（非视觉接触）
–4	深度镇静	对声音刺激无反应，但对身体刺激有运动反应
–5	不可唤醒	对语言或身体刺激均无任何反应

表 1.5 Ramsay 评分量表

分值	表现
1	焦虑、烦躁、躁动不安
2	安静、配合，有定向力
3	仅对指令有反应
4	对轻拍眉间或大声听觉刺激有敏捷反应
5	对轻拍眉间或大声听觉刺激有迟钝反应
6	对轻拍眉间或大声听觉刺激无反应

表 1.6 Riker 镇静躁动评分量表

分值		表现
7	危险躁动	拉拽气管插管，试图拔除各种导管，翻越床栏，攻击医务人员，在床上辗转挣扎
6	非常躁动	需要保护性约束并需反复语言提示劝阻，咬气管导管
5	躁动	焦虑或身体躁动，经言语提示劝阻可安静
4	安静合作	安静，容易唤醒，服从指令
3	镇静	嗜睡、语言刺激或轻轻摇动可唤醒并能服从简单指令，但又迅速入睡
2	非常镇静	对躯体刺激有反应，不能交流及服从指令，有自主运动
1	不能唤醒	对恶性刺激没有反应或仅有轻微反应，不能交流及服从指令

【谵妄的评估】

ICU 意识模糊评估法（CAM-ICU）：评估内容包括精神状态突然改变，注意力障碍，思维无序，意识程度变化[16]（图 1.1）。

ICU 意识模糊评分法（CAM-ICU）评估流程

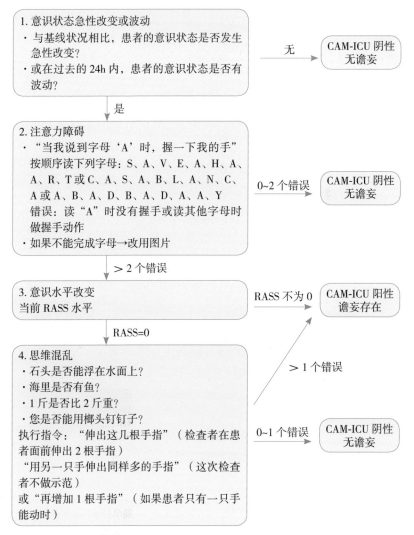

图 1.1 ICU 意识模糊评估法（CAM-ICU）评估流程。版权归属范德堡大学医学博士、公共卫生硕士 E. Wesley Ely，保留所有权利。RASS：Richmond 躁动 – 镇静量表

7

1.3 治 疗

1.3.1 躁动的药物治疗 [3]

参见表 1.7。

表 1.7 躁动的药物治疗

种类	机制	优点	副作用
咪达唑仑	增加 GABA 活性	起效迅速 代谢清除率高	呼吸抑制 低血压
劳拉西泮	增加 GABA 活性	中等起效速度 代谢清除率中等	呼吸抑制 低血压 丙二醇相关性酸中毒 肾毒性
地西泮	增加 GABA 活性	起效迅速 半衰期长（10~20h）	呼吸抑制 低血压 静脉炎
丙泊酚	增加 GABA 活性	起效迅速 代谢清除率高	注射部位疼痛 低血压 呼吸抑制 高甘油三酯血症 胰腺炎 过敏反应 丙泊酚输注综合征
右美托咪定	α_2 肾上腺素受体激动剂	具有镇静作用 无抑制呼吸风险	心动过缓 低血压 暂时性高血压 气道反射消失

GABA：γ–氨基丁酸

1.3.2 多动性谵妄和躁动的药物治疗

参见表 1.8。

表 1.8　谵妄的药物治疗机制

	机制	优点	副作用
· 典型抗精神病药物 · 氟哌啶醇 · 氯丙嗪 · 硫利达嗪	对神经元5-HT$_{2a}$、α_1、组胺和毒蕈碱受体产生不同效应的多巴胺 D$_2$ 受体的突触后阻滞[17]	抗胆碱能效应较少，活性代谢产物少，最低限度镇静，能够改善幻觉、妄想和无结构思维模式[18]	锥体外系副作用和迟发性运动障碍的风险显著增加，可导致认知障碍和焦虑，锥体外系副作用，神经阻滞剂恶性综合征，肌张力障碍，室性心律失常，尖端扭转型室性心动过速，心脏停搏，QT 间期延长[17]
· 非典型抗精神病药物 · 奥氮平 · 利培酮 · 喹硫平 · 齐拉西酮	对神经元5-HT$_{2a}$、α_1、组胺和毒蕈碱受体产生不同效应的多巴胺 D$_2$ 受体的突触后阻滞，5-HT$_2$ 受体对多巴胺 D$_2$ 受体的亲和力大于其释放能力	一般而言，与第一代抗精神病药相比，它们的锥体外系副作用和迟发性运动障碍风险较低[19]	可引起体重增加及相关的代谢效应、低血压、镇静、抗胆碱能症状、高催乳素血症、锥体外系症状、心脏相关副作用、心肌疾病、白内障和性功能障碍，使用奥氮平、喹硫平和氯氮平时，抗胆碱能作用最显著
· 苯二氮䓬类药物 · 咪达唑仑 · 劳拉西泮 · 地西泮	与 γ-氨基丁酸受体复合物中的特异性受体结合，从而增强其结合能力	低剂量即可达到抗焦虑作用；快速起效；持续时间各不相同，可通过持续输注维持稳定	镇静、呼吸和心血管抑制，出现以激动、不安和敌意为特征的矛盾反应[20]

1.3.3　谵妄的非药物治疗[21]

- 使用标识、时钟和日历重新定位。
- 解决脱水和便秘。
- 及时发现低氧血症并优化血氧饱和度。
- 评估潜在感染。
- 避免不必要的留置管路。
- 尽早活动。
- 镇痛。

- 药物评估。
- 营养评估。
- 使用眼镜和助听器解决可逆的视觉和听觉障碍。
- 恢复生物节律。

（冯仰辉 译，汤文龙 校）

参考文献

[1] Encephalopathy Information Page | National Institute of Neurological Disorders and Stroke. https://www/ninds.nih.gov/Disorders/All-Disorders/Encephalopathy-Infomation-Page. Published 2018. Accessed.

[2] Pinson, R. Encephalopathy: Clinicians often struggle with the distinction between delirium and encephalopathy. Coding Corner, 2015. https://acphospitalist.org/archives/2015/01/coding.htm.

[3] Barr J, Fraser GL, Puntillo K, et al. American College of Critical Care Medicine. Clinical practice guidelines for the management of pain, agitation, and delirium in adult patients in the intensive care unit. Crit Care Med. 2013; 41(1):263–306.

[4] Leslie DL, Marcantonio ER, Zhang Y, et al. One-year health care costs associated with delirium in the elderly population. Arch Intern Med, 2008, 168(1):27–32.

[5] Pandharipande P, Jackson J, Ely EW. Delirium: acute cognitive dysfunction in the critically ill. Curr Opin Crit Care, 2005, 11(4):360–368.

[6] Inouye SK, Schlesinger MJ, Lydon TJ. Delirium: a symptom of how hospital care is failing older persons and a window to improve quality of hospital care. Am J Med, 1999, 106(5):565–573.

[7] Diagnostic and Statistical Manual of Mental Disorders, Fifth Edition.https://dsm.psychiatryon-line.org/doi/book/10.1176/appi.books.9780890425596.

[8] Peterson JF, Pun BT, Dittus RS, et al. Delirium and its motoric subtypes: a study of 614 critically ill patients. J Am Geriatr Soc, 2006, 54(3):479–484.

[9] Inouye SK. Prevention of delirium in hospitalized older patients: risk factors and targeted intervention strategies. Ann Med, 2000, 32(4):257–263.

[10] Dubois MJ, Bergeron N, Dumont M, Dial S, Skrobik Y. Delirium in an intensive care unit: a study of risk factors. Intensive Care Med, 2001, 27(8):1297–1304.

[11] Girard TD, Pandharipande PP, Ely EW. Delirium in the intensive care unit. Crit Care, 2008, 12 (Suppl 3):S3.

[12] Elie M, Cole MG, Primeau FJ, er al. Delirium risk factors in elderly hospitalized patients. J Gen Intern Med, 1998, 13(3):204–212.

[13] Khan BA, Guzman O, Campbell NL, et al. Comparison and agreement between the Richmond agitation-sedation scale and the Riker sedation-agitation scale in evaluating patients' eligibility for delirium assessment in the ICU. Chest, 2012, 142(1):48–54.

[14] Ramsay MA, Savege TM, Simpson BR, et al. Controlled sedation with alphaxalone-alphadolone. BMJ, 1974, 2(5920):656–659.

[15] Jacobi J, Fraser GL, Coursin DB, et al. Task Force of the American College of Critical Care Medicine(ACCM), of the Society of Critical Care Medicine (SCCM), American Society of Health-System Pharmacists (ASHP), American College of Chest Physicians.

Clinical practice guidelines for the sustained use of sedatives and analgesics in the critically ill adult. Crit Care Med, 2002, 30(1):119–141.

[16] Inouye SK, van Dyck CH, Alessi CA, et al. Clarifying confusion: the confusion assessment method. A new method for detection of delirium. Ann Intern Med, 1990, 113 (12):941–948.

[17] Skrobik YK, Bergeron N, Dumont M, et al. Olanzapine vs haloperidol: treating delirium in a critical care setting. Intensive Care Med, 2004, 30(3):444–449.

[18] Kalisvaart KJ, de Jonghe JF, Bogaards MJ, et al. Haloperidol prophylaxis for elderly hip-surgery patients at risk for delirium: a randomized placebo-controlled study. J Am Geriatr Soc, 2005, 53 (10):1658–1666.

[19] Schwartz TL, Masand PS. The role of atypical antipsychotics in the treatment of delirium. Psychosomatics, 2002, 43(3):171–174.

[20] Pandharipande P, Shintani A, Peterson J, et al. Lorazepam is an independent risk factor for transitioning to delirium in intensive care unit patients. Anesthesiology, 2006, 104(1):21–26.

[21] O'Mahony R, Murthy L, Akunne A, et al. Synopsis of the National Institute for Health and Clinical Excellence guideline for prevention of delirium. Ann Intern Med, 2011, 154(11):746–751.

第2章 脑血管病急症：急性脑卒中的诊断与治疗

Maria Carissa C. Pineda, Sridhara S. Yaddanapudi, Norman Ajiboye

摘 要 脑卒中是美国致残的主要原因之一。组织型纤溶酶原激活物（tPA）静脉溶栓和血管内治疗等及时干预已经改变了急性脑卒中护理的格局。拥有一个有组织且高效的护理系统对于提供急性脑卒中的护理极为重要。本章详细介绍了从急诊室至神经重症监护病房的急性脑卒中护理的各个组成部分。涵盖了 tPA 静脉溶栓、血管内治疗前后的护理及神经重症监护病房的脑卒中后并发症的治疗

关键词 急性脑卒中 tPA 静脉溶栓 血管内治疗 神经重症监护

2.1 流行病学

- 脑卒中是北美地区第五大致死病因。
- 脑卒中是致残的主要原因。
- 北美地区每年新发病例约 79.5 万人。

2.2 病 因

2.2.1 不可干预的危险因素

- 年龄。
- 性别。
- 种族。
- 家族遗传史。

2.2.2 可干预的危险因素

- 高血压。
- 糖尿病。

- 高脂血症。
- 吸烟。
- 酗酒。
- 阻塞性睡眠呼吸暂停。

2.2.3　脑卒中分型

根据 TOAST[9] 分型可将缺血性脑卒中分为 5 种亚型：

- 大动脉粥样硬化型。
- 心源性栓塞型。
- 小动脉闭塞（腔隙性梗死）型。
- 有其他明确病因型。
  - 机械瓣膜。
  - 心房颤动或心房扑动。
  - 左心房附壁血栓。
  - 左心室血栓。
  - 近期心肌梗死。
  - 扩张型心肌病。
  - 心内膜炎或感染。
  - 卵圆孔未闭。
  - 房间隔动脉瘤。
  - 充血性心力衰竭。
  - 血管疾病。
  - 高凝状态。
- 不明原因型。

2.3　常见临床表现

不同脑血管病变的临床特点参见表 2.1。

"快速识别"原则（"FAST"原则）是识别早期脑卒中最主要相关症状的首字母的缩写。

F= 面部无力

A= 肢体无力

S= 言语不清

T= 立即拨打急救电话

进入急诊科后，需使用美国国立卫生研究院卒中量表（NIHSS）进行更全面的评估（表 2.2a~b）。

表 2.1　不同脑血管病变的常见临床表现

脑血管病变	临床表现
大脑中动脉	对侧面瘫、肢体偏瘫和感觉缺失（上肢>下肢）、失语、忽视、对侧同向性偏盲、病灶侧凝视
大脑前动脉	对侧偏瘫（下肢>面部和上肢）、意志缺乏症、强直、步态共济失调、尿失禁
大脑后动脉	对侧同向性偏盲、失读、对侧感觉缺失、皮质盲、视幻视、视觉性共济失调、凝视失用
皮质支	对侧偏瘫或偏侧感觉缺失（通常面部=上肢=下肢），通常无皮层受累（失语、忽视），丘脑卒中可伴失语、谵妄或其他皮层特征
基底动脉	脑神经麻痹、交叉性感觉障碍、头晕、复视、构音障碍、吞咽困难、眩晕、恶心或呕吐、呃逆、对侧偏瘫、共济失调、眼球震颤、昏迷

2.4　急性缺血性脑卒中的鉴别诊断

- 脑出血（ICH）。
- 蛛网膜下腔出血（SAH）。
- 有先兆偏头痛（先兆症状大多持续不超过 60min，且不会出现功能丧失）。
- 短暂性全面遗忘症。
- 发作后托德（Todd）瘫痪（癫痫病史或 Todd 瘫痪病史，病程短，症状可改善）。
- 低血糖症（通过葡萄糖纠正可快速改善）[2]。

2.5　急性脑卒中的诊断、治疗与管理 [4]

2.5.1　脑卒中通道启动（图 2.1）

- ABC：气道、呼吸、循环。
- 血氧饱和度>94%（如患者无缺氧表现，不建议吸氧）。
- 指尖血糖>50mg/dL（1mmol/L ≈ 18mg/dL）。
- 静脉通路。

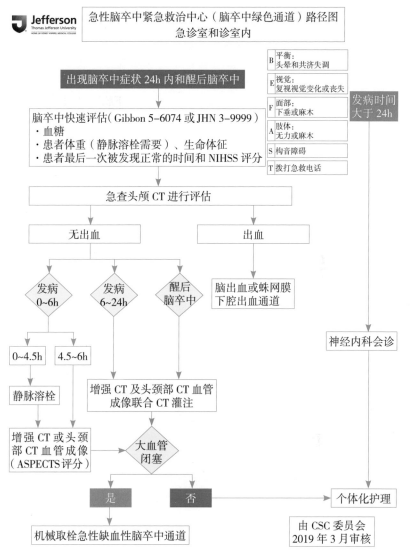

图 2.1　Thomas Jefferson 大学诊室和急诊室急性脑卒中通道路径图。NIHSS：美国国立卫生研究院卒中量表

- 病史：既往疾病史、手术史及药物史（是否有抗血小板聚集和抗凝药物使用）。
- 心电图检查：排除急性 ST 段抬高型心肌梗死。
- 急查实验室检查指标：凝血系列和血小板。
- 应用 NIHSS 评分行脑卒中重点检查（表 2.2b 显示了表 2.2a 中第 9 题和第 10 题使用的图片和语句）。

表 2.2a　美国国立卫生研究院卒中量表（NIHSS）

评定内容	标准	评分
1a. 意识水平	0= 清醒 1= 嗜睡 2= 昏睡 3= 昏迷	
1b. 意识水平提问	0= 都正确 1= 正确回答一个 2= 都不正确	
2. 凝视	0= 正常 1= 部分凝视麻痹 2= 完全凝视麻痹	
3. 视野	0= 无视野缺失 1= 部分偏盲 2= 完全偏盲 3= 双侧偏盲	
4. 面瘫	0= 无面瘫 1= 轻微面瘫 2= 部分面瘫 3= 完全面瘫	
5a. 左上肢运动	0= 无下落 1= 晃动 2= 不能对抗重力 3= 不能抵抗重力 4= 无运动 UN= 截肢或关节融合	
5b. 右上肢运动	0= 无下落 1= 晃动 2= 不能对抗重力 3= 不能抵抗重力 4= 无运动 UN= 截肢或关节融合	

评定内容	标准	评分
6a. 左下肢运动	0= 无下落 1= 晃动 2= 不能对抗重力 3= 不能抵抗重力 4= 无运动 UN= 截肢或关节融合	
6b. 右下肢运动	0= 无下落 1= 晃动 2= 不能对抗重力 3= 不能抵抗重力 4= 无运动 UN= 截肢或关节融合	
7. 肢体共济失调	0= 无共济失调 1=1 个肢体有 2=2 个肢体有	
8. 感觉	0= 正常 1= 部分缺失 2= 重度缺失	
9. 最佳语言功能 [a]	0= 无失语 1= 轻到中度失语 2= 重度失语 3= 哑	
10. 构音障碍 [b]	0= 正常发音 1= 轻到中度构音障碍 2= 不能被理解 3= 气管插管或其他物理障碍	
11. 感觉忽视	0= 无忽视 1= 部分忽视 3= 完全忽视	
	总分	

a 请患者说出物品名称、描述图片、阅读句子，插管患者应尽可能写下回答
b 通过要求患者重复列出的单词来评估言语清晰度

表 2.2b NIHSS 中对确定语言和言语缺陷的问题 9 和 10 的补充

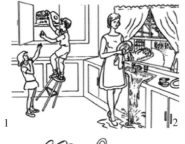

你知道怎么做
脚踏实地
我下班回家
靠近餐厅的桌子
昨晚他们在收音机里听到他讲话

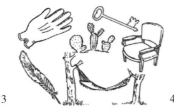

妈妈
踢－踏
五十－五十
感谢
哈克贝利
棒球运动员

1~3. 失语症评估。1. 描述图片。2. 阅读短句。3. 对列出的对象命名。4. 评估构音障碍患者需重复的词语（经美国国立神经疾病和脑卒中研究所许可转载）

- 急查头部 CT（图 2.2）。
  - 排除出血。
  - 排除大面积脑梗死。

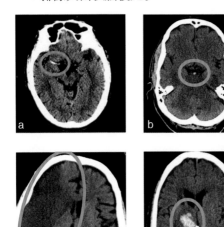

图 2.2 （a，b）急性血栓形成致动脉闭塞示例。（a）右侧大脑中动脉闭塞；（b）基底动脉闭塞。（c，d）患者 tPA 静脉溶栓禁忌证的 CT 结果示例。（c）右侧大脑中动脉供血区大面积脑梗死。（d）右侧丘脑出血

○ 鉴别急性大脑中动脉或基底动脉闭塞。

● 评估静脉注射 tPA 的用量（表 2.3，图 2.3）。

表 2.3　静脉溶栓（阿替普酶）的适应证、相对禁忌证和禁忌证

3h 时间窗的适应证	推荐用于重度卒中和轻度但致残的脑卒中
	年龄≥ 18 岁，发病 3h 内
3h 时间窗的相对禁忌证	临床表现与缺血性脑卒中不符（类似脑卒中）
	近期颅内出血病史
3h 时间窗的禁忌证	活动性颅内出血（包括硬膜下血肿、硬膜外血肿、蛛网膜下腔出血或自发性脑出血等）
	活动性内脏出血
	临床表现提示脑动脉瘤破裂和（或）蛛网膜下腔出血
	患者到达延迟、发病时间不明和（或）"醒后"脑卒中
	难以控制的高血压（收缩压＞ 185mmHg 或舒张压＞ 110mmHg）
	存在可能增加出血风险的颅内疾病（原发性或转移性肿瘤、脑动静脉畸形等）
	感染性心内膜炎所致的缺血性脑卒中
	近 3 个月内有颅内或椎管内手术（7d 内腰椎穿刺者不适用）
	近 3 个月内有严重的头颅外伤或创伤后脑卒中病史
	有结构性胃肠道恶性肿瘤或近期（3 周内）有胃肠道出血病史
	已知或疑似主动脉夹层
	出血倾向 / 凝血功能异常或血小板减少症，包括但不限于：
	·INR ＞ 1.7 和（或）PT ＞ 15s
	·24h 内接受过治疗剂量的肝素或低分子量肝素、aPTT 升高＞ 40s
	·血小板计数＜ 100 ×10⁹/L
	·肾功能正常的情况下，48h 内使用凝血酶抑制剂或 Xa 因子抑制剂
3~4.5h 时间窗的适应证	年龄＜ 80 岁
	无脑卒中及糖尿病史
	NIHSS 评分＜ 25 分
	未使用抗凝药
	无证据表明 1/3 以上大脑中动脉供血区域缺血
3~4.5h 时间窗的补充相对禁忌证 [a]	年龄＞ 80 岁
	既往脑卒中及糖尿病史
	NIHSS 评分＞ 25 分
3~4.5h 时间窗的补充禁忌证	使用抗凝药物和（或）INR ＞ 1.7
	影像学证据提示患者缺血范围超过 1/3 的大脑中动脉供血区

改编自 AHA/ASA2018 年急性缺血性脑卒中患者早期管理指南 [3]

aPTT：活化部分凝血活酶时间；INR：国际标准化比值；NIHSS：（美国）国立卫生研究院卒中量表；PT：凝血酶原时间

a Ⅱ b 类推荐（可能的收益大于风险），弱推荐

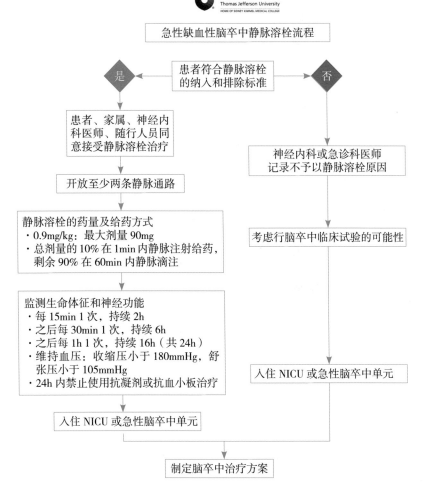

图 2.3 Thomas Jefferson 大学关于缺血性脑卒中和静脉溶栓（阿替普酶）的路径图。Fred Rincon 博士和 CSC 委员会于 2019 年 3 月审核和更新

- ○ 如符合条件，tPA 的剂量为 0.9mg/kg，最大剂量为 90mg。
- ○ 其中 10% 在最初 1min 内静脉注射，其余持续静脉滴注 1h。
- ○ 如患者不能接受 tPA，则应口服 325mg 阿司匹林或直肠给药 300mg 阿司匹林（头部 CT 检查无出血）。
- 血压目标（图 2.4）。

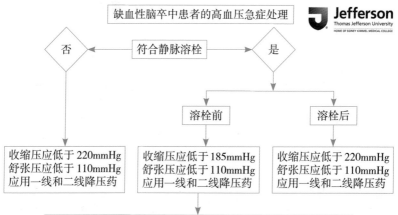

图 2.4　Thomas Jefferson 大学关于急性缺血性脑卒中患者高血压急症的处理流程。CSC 委员会于 2019 年 3 月审核

○ 在静脉溶栓前必须控制血压，以尽量降低出血风险。血压应 < 185/110mmHg。

○ 静脉溶栓时，血压维持在 180/105mmHg 以下。

○ 如不能溶栓，发病 24h 内血压应维持在 220/110mmHg 以上。

○ 避免使用扩血管类降压药，如肼屈嗪、硝普钠和硝酸甘油等药物。

● 图 2.1 为疑似大血管闭塞或重度狭窄的患者头部 CT 平扫后需进一步完善的影像学检查。头颈部 CT 血管成像（CTA）可识别动脉闭塞，CT 灌注可评估核心梗死灶和缺血半暗带的大小（图 2.5）。

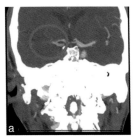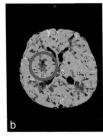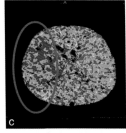

图 2.5　疑似大血管闭塞患者的进一步影像学检查。（a）CT 血管造影示右侧大脑中动脉闭塞，血流信号"中断"。（b，c）示 CT 灌注图像。（b）脑血流量示右侧基底神经节区血流量下降。（c）平均通过时间（MTT）示灌注时间延长。MTT 有助于区分"处于危险中"的组织（缺血半暗带）和梗死区

2.6　血管内治疗的指征

2013 年发表的早期研究（IMS–Ⅲ、SYNTHESIS 和 MR RESCUE）未能显示血管内治疗对急性缺血性脑卒中的益处 [6-8]。

2015—2018 年，多项研究显示了无论是否行静脉溶栓，血管内治疗对急性缺血性脑卒中均有益 [1,10-12]。基于这些研究成果，美国心脏协会 / 美国卒中协会于 2018 年发布了血管内支架介入治疗的新指南，血管内治疗的适应证如下 [4]。

● 年龄 ≥ 18 岁。

● 脑卒中前改良 Rankin 评分（mRS）0~1 分。

● 责任血管是颈内动脉或大脑中动脉近段（M1）。颈内动脉或大脑中动脉近段等大血管闭塞应进一步完善 CTA 或磁共振血管成像（MRA）。

- IHSS ≥ 6 分。
- Alberta 卒中项目早期 CT 评分（ASPECTS）≥ 6 分。
- 应在发病 6h 内启动血管内治疗。

此外，最新指南推荐对末次正常时间在 16~24h 内、有前循环大血管闭塞迹象且符合 DAWN[11] 和 DEFUSE 3 临床试验标准的患者行机械取栓术[12]。

2.6.1　缺血性脑卒中的神经重症管理

对于急性脑卒中患者，在给予适当的治疗后，需要解决一些重要的临床管理问题。研究表明，脑卒中病房或神经重症监护病房的及时护理显示出更好的结果，尤其是在使用脑卒中评估工具的情况下。

- 溶栓后并发症。
- 溶栓后治疗。
- 取栓术后管理。
- 脑卒中评估和危险因素管理。
- 脑卒中后并发症。
- 脑卒中的外科治疗。

【溶栓后并发症】

- 出血。
  - 静脉溶栓引起症状性出血的风险为 6.4%。
  - 患者出现急性神经功能恶化（NIHSS 增加 4 分及以上）、头痛、恶心、呕吐或急性血压升高。
  - 溶栓术后出血的管理。
    - 停止溶栓药物输注。
    - 控制血压降至 < 140/90mmHg。
    - 立即检测全血细胞计数、凝血系列、纤维蛋白原等。
    - 急查头部 CT。
    - 若头部 CT 显示出血：
      - 纤维蛋白原 < 200g/L，则在 10~30min 内给予冷沉淀物 10 个单位。
      - 氨甲环酸 1g，静脉注射持续 10min 以上。

    —或 E- 氨基己酸每小时给予 5g，然后静脉注射 1g，直至出血被控制。

  ► 连续监测纤维蛋白原水平目标＞ 200g/L。

  ► 急请神经外科会诊。

- 血管性水肿。
  - 尽管相对罕见，但在使用溶栓药物后会出现血管性水肿和过敏反应。据估计，约 5% 的患者会出现血管性水肿（服用 ACEI 类药物的患者风险增加）。一旦需要治疗：
    - ► 静脉注射苯海拉明。
    - ► 或静脉注射甲泼尼龙。
    - ► 或静脉注射雷尼替丁。
    - ► 肾上腺素可用于严重过敏反应。

【溶栓后治疗】

- 血压控制目标 140~180/105mmHg。避免各种因素引起的极端血压，这会导致出血或加重缺血。
- 24h 内不推荐使用抗血小板药、抗凝药或药物预防深静脉血栓形成（DVT）。
- 溶栓后 24h 复查头部 CT 或 MRI 发现出血性转化 [13] 或大面积脑卒中，则延迟启动抗血小板或抗凝治疗（表 2.4）。

表 2.4 缺血性脑卒中出血性转化的影像学分型

出血类型	影像学表现
出血性脑梗死 1 型（HI1）	梗死边缘点状出血
出血性脑梗死 2 型（HI2）	梗死区内片状出血，无占位效应
脑实质出血 1 型（PH1）	血肿小于等于梗死面积的 30%，占位效应轻
脑实质出血 2 型（PH2）	血肿大于梗死面积的 30%，明显占位效应

改编自 Demaerschalk BM, Kleindorfer DO, Adeoye OM 等 [5]

【取栓术后管理（图 2.6）】

- 股动脉穿刺点：监测血肿形成和远端足背动脉搏动减弱。
  - 第 1 小时内，每 15min 检查 1 次远端足背动脉搏动，随后 4h 每 30min 检查 1 次，然后在 24h 内，每小时检查 1 次。
  - 若未触及动脉搏动，立即通知血管内治疗团队，可能需再次行取栓术。

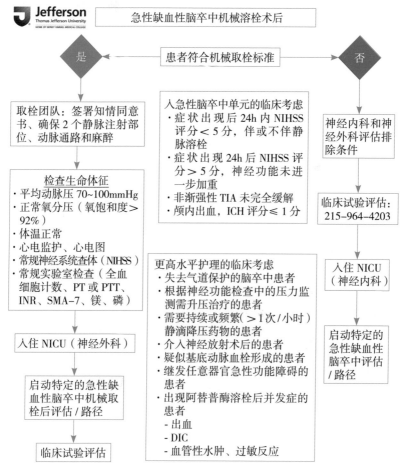

图 2.6　Thomas Jefferson 大学关于取栓术后患者的管理流程。由 CSC 委员会 2019 年 3 月审核。NIHSS：美国国立卫生研究院卒中量表；INR：国际标准比值；PT：凝血酶原时间；PTT：部分凝血活酶时间；NICU：神经重症监护病房；TIA：短暂性脑缺血发作；ICH：脑出血；DIC：弥散性血管内凝血

○ 若出现腹股沟血肿,进一步检查腹部和骨盆CT以排除腹膜后出血。

● 桡动脉部位: 监测桡动脉加压带。

　　○ 手术后继续完全充气加压 1h。

　　○ 在 1h 后,每间隔 10min 将加压带缓慢放气 5cm[3]。

● 血压。

　　○ 脑梗死溶栓分级 (TICI) ≥ 2b[10] 提示取栓术成功。

　　　► 收缩压保持在 140~160mmHg 或平均动脉压保持在 70~90mmHg。

　　○ TICI ≤ 2a[11] 提示取栓失败。

　　　► 血压控制目标与急性缺血性脑卒中指南相同。

　　　—未静脉溶栓,血压 < 220/110mmHg。

　　　—静脉溶栓,血压 < 180/105mmHg。

2.7　脑卒中的评估与治疗

根据相关的危险因素管理,脑卒中评估可能包括以下任何一项:

● 头部 MRI 或头颈部 MRA 检查(未行 CTA 检查)。

● 经胸超声心动图发泡试验。

● 某些患者人群可行经食管超声心动图。

● 如怀疑静脉血栓形成,需行磁共振静脉血管造影。

● 下肢多普勒。

● 无法行 CTA 或 MRA 检查的患者可完善颈动脉超声。

● 如床旁吞咽筛查试验未通过,则需应用标准吞咽功能评估量表评估吞咽困难程度。

　　○ 如无法及时获得正常的吞咽功能评估结果,可考虑放置鼻胃管进行肠内营养。

　　○ 如在住院期间有经皮胃造瘘指征,需留出时间改善吞咽功能。

● 贫血。

　　○ 避免不必要的输血。

　　○ 血红蛋白 ≤ 7mg/100mL[3] 时需输血,除非存在显著的心血管危险因素,这种情况下血红蛋白目标为 > 80mg/L。

● 血压控制。

　　○ 最初的 24h 内控制血压以保护缺血半暗带。

○ 一旦完成评估并确定病因，在数天至数周内缓慢降低血压（至血压正常）以促进侧支血管形成是合理的。

○ 侧支血管发育不良和（或）颅内血管狭窄明显的患者，病情可能会随着血压正常而恶化。当发生这种情况时，可能需要诱导高血压以确保脑灌注的实施。

○ 当实施诱导性高血压时，目标是将收缩压增加 25% 并完善检查。如果在 1~2h 内检查没有完善，血压可以恢复到基线并复查增强 CT 以评估脑卒中进展。

○ 如果检查因诱导性高血压而改善，则继续使用目前方法保持诱导血压 3~5d，然后在监测症状恶化的同时缓慢降压。

○ 血压应结合患者相关合并症行个体化调整。

○ 有时为了维持脑灌注，必须在发病 24h 后升压。诱导性高血压可用于将收缩压增加 25% 并在检查后进行。如症状有所缓解，则保持新的血压值。如没有改善，则患者血压可以恢复到基线值。

● 血脂。

○ 所有急性脑卒中患者均应强化他汀类药物治疗。

  ► 阿托伐他汀 40mg 或瑞舒伐他汀 20mg。

  ► 低密度脂蛋白的长期控制目标是 < 100mg/dL，在动脉粥样硬化性心血管疾病患者中控制目标是 < 70mg/dL。如果入院时低密度脂蛋白得到控制，则继续进行门诊调药是合理的。

● 抗血小板或抗凝。

○ 药物选择应基于患者既往用药史和脑卒中病因（栓塞与血栓形成）。药物：阿司匹林、氯吡格雷或阿司匹林双嘧达莫联合制剂。

● 抗凝：目前尚未达成共识，主要取决于以下几方面：

○ 梗死灶大小。

  ► 范围最小的腔隙性梗死 24~48h 内启动。

  ► 无出血的中等范围大小梗死 3~7d 启动。

  ► 范围较大的梗死 14~21d 启动。

○ 发生梗死后出血性转化。

  ► 点状出血时 3~5d 启动。

  ► 中度出血时 5~7d 启动。

- ► 大量出血时 ≥ 14d 启动。
  - ○ 合并心房颤动，脑卒中有进一步加重的风险。
  - ○ 抗凝治疗的出血风险。
  - ○ 因为肝素可以被严格控制和逆转，通常在口服药物之前开始输注。
  - ○ 新型口服抗凝剂：利伐沙班、阿哌沙班、达比加群酯和艾多沙班仅被批准用于非瓣膜性房颤和深静脉血栓或肺栓塞时。
  - ○ 在癌症患者和孕妇发生脑卒中时，依诺肝素优于华法林。
- 深静脉血栓形成的预防。
  - ○ 所有患者都必须进行药物预防筛查。
  - ○ 所有患者均适用于间歇充气加压装置。
  - ○ 如未行静脉溶栓或取栓失败，可在入院时即开始药物预防。
  - ○ 行静脉溶栓或成功取栓者，药物预防将持续 24h，直到复查头 CT 排除显著出血。
- 血糖控制。
  - ○ 血清葡萄糖维持在 1 400~1 800mg/L[3]。
  - ○ 应避免使用含有葡萄糖的液体。
  - ○ 如 Accu-Chek 检测系统连续监测血清葡萄糖 > 2 500mg/L，可能需要输注胰岛素。

2.7.1　脑卒中后并发症

- 脑水肿。
  - ○ 几乎没有证据表明预防性治疗脑水肿可改善预后。
  - ○ 脑水肿通常在脑卒中后 3~5d 达到高峰。
  - ○ 恶性脑水肿[14]是指影像学表现可见脑组织受压或中线移位的水肿。
  - ○ 恶性脑水肿是导致卒脑中后早期死亡的主要原因[14]。
  - ○ 发生恶性水肿的危险因素包括[14]以下 3 个方面：
    - ► 年龄小。
    - ► 入院 NIHSS 评分高。
    - ► 头 CT 示梗死面积 > 50%。
  - ○ 小脑卒中时因组织肿胀压迫第四脑室导致阻塞性脑积水，因而脑水肿发生风险较高。这类患者需神经外科密切随访，病情变化时及时行枕下开颅手术。

- 恶性水肿的治疗。
  - 出现意识水平下降（格拉斯哥昏迷评分 ≤ 8 分）或明显延髓麻痹的患者需行气管插管。
  - 床头抬高 30°。
  - 避免预防性使用高渗疗法 [15]。
    - ▶ 高渗盐水治疗脑水肿。
      - 建立中心静脉通路。
      - 使用 3% 高渗盐水将 Na^+ 浓度维持在 145~155mmol/L。
      - 弹丸式输注 3% 高渗盐水 $250cm^3$，或继以 30mL/h 的速率输注。
      - 每 6h 复查一次血清 Na^+。如没有达标，再次弹丸式输注并增加输液速度。
      - 避免使用其他等渗液体。
      - 如果出现脑疝迹象，可给予 30mL 23.4% 缓慢静脉注射（若给药速度过快，会导致严重的心动过缓和低血压）。
      - 注：HTS 是一种扩容剂，会加重心力衰竭。
    - ▶ 甘露醇。
      - 根据病情需要，每公斤体重每 4~6h 给予 0.25~1g。
      - 使血清渗透压（SOsm）> 320mOsm 或渗透压间隙（Osm Gap）> 10mOsm。
      - 每 6h 检测 1 次 Chem 7、SOsm 和（或）渗透压间隙。
        - ·渗透压 =2（Na）+ 葡萄糖 /18 + 血尿素氮 /2.8。
        - ·间隙增加可能由酒精、劳拉西泮、地西泮、咪达唑仑、苯巴比妥或苯巴比妥（丙二醇载体）引起。
      - 甘露醇引起低血压和血容量不足时，可用等渗液代替（0.9% 氯化钠溶液或 Plasmalyte™）。
- 发热。
  - 大面积脑卒中后常见，是死亡和病情加重的重要原因。
  - 应排除感染性发热。
  - 体温应保持不高于 37℃。
  - 当体温 > 38℃，应积极退热处理。

> ► 对乙酰氨基酚。
>> —用量：每 4~6h 口服 650mg，每 6h 口服 975mg 或静脉滴注 1g。
> ► 物理降温。
>> — Arctic Sun® 或 BrainCool® 生产的体温控制机可用于降温治疗。
> ► 血管内冷却。
>> — Thermogard XP® 血管内温度管理系统提供上半身和下半身所需各种导管，可以非常有效地维持正常体温。
> ► 对于任何物理或血管内冷却装置，都必须防止寒战发生。

● 癫痫发作。
  ○ 不推荐预防性治疗。
  ○ 癫痫发生率通常与出血性转化相关，发生率为 4%~8%。
  ○ 临床表现或脑电图提示癫痫发作时可以开始使用抗癫痫药物。
● 心脏损伤。
  ○ 无论患者既往是否有冠状动脉疾病，脑卒中后均有发生不良心脏事件的风险：急性心肌梗死、急性心力衰竭、心律失常。
  ○ 所有脑卒中患者入院时均应完善心电图及肌钙蛋白检测。
  ○ 急性脑卒中患者常见的心电图改变包括以下几方面 [16]。
    ► T 波异常。
    ► QTc 间期延长。
    ► U 波。
    ► ST 段压低或改变。
  ○ 心律失常 [17]。
    ► 心房颤动。
    ► 窦性心动过速。
    ► 室性早搏。
    ► 莫式 II 型房室传导阻滞。
  ○ 肌钙蛋白升高。
    ► 缺血性心脏病的标志物。
    ► 不良预后指标 [18]。
    ► 提示可能与脑卒中栓子来源有关 [19]。
  ○ 管理。

- ► 连续监测肌钙蛋白。
- ► 早期心血管科干预，对危险因素制定长期管理计划。
- ► 在脑卒中后高血压的治疗中，通常会缓慢加用 β 受体阻滞剂或钙离子通道阻滞剂类药物。如果患者发生恶性心律失常或急性 ST 段抬高型心肌梗死的风险较大，可在发病 24h 内加用，注意监测血压。
- ► 急性期应避免抗凝（见上文）。

- 脑卒中的外科治疗。
  - ○ 去骨瓣减压术 [20-21]。
    - ► 可挽救生命，但患者通常会遗留严重的残疾（偏瘫，所有日常活动都需要帮助）。
    - ► 可获益的患者如下。
      - —年龄 < 60 岁。
      - —每搏输出量 > 50%。
      - — NIHSS 评分 > 16 分。
      - —应在症状出现 48h 内进行手术。
    - ► 如果在症状出现 48h 后进行手术，则无获益。
    - ► 不能改善 60 岁以上患者的预后。
    - ► 研究表明优势半球和非优势半球颅骨切除术后效果无明显差异。
  - ○ 枕下开颅术。
    - ► 应在出现临床症状恶化迹象之前进行手术减压。
      - —头痛、恶心、呕吐、嗜睡。
      - —瞳孔对光反射消失（固定和扩张）。
      - —出现新的脑神经麻痹症状。
    - ► 脑室外引流可与颅骨切除术和小脑切除术一起进行。
    - ► 急查头部 CT 显示：
      - —第四脑室受影响。
      - —梗阻性脑积水。
      - —脑干受压。
  - ○ 颈动脉内膜剥脱术 [22]。
    - ► 症状性颈动脉狭窄 > 70%。

➤ 血运重建应推迟至脑卒中发病 48h 后。

➤ 将手术推迟到脑卒中后 8~14d 可降低术后脑卒中和死亡的发生率。

（牛腾飞　译，汤文龙　校）

参考文献

[1] Mozaffarian D, Benjamin EJ, Go AS, et al. American Heart Association Statistics Committee and Stroke Statistics Subcommittee. Heart disease and stroke statistics—2015 update: a report from the American Heart Association. Circulation, 2015, 131(4):e29-e322.

[2] Fernandes PM, Whiteley WN, Hart SR, et al. Strokes: mimics and chameleons. Pract Neurol. 2013, 13(1):21–28.

[3] Powers WJ, Rabinstein AA, Ackerson T, et al. American Heart Association Stroke Council. 2018 Guidelines for the early management of patients with acute ischemic stroke. A guideline for healthcare professionals from the American Heart Association/American Stroke Association.Stroke, 2018, 49:e46–e99.

[4] Powers WJ, Derdeyn CP, Biller J, et al. et al. 2015 American Heart Association/American Stroke Association focused update of the 2013 guidelines for the early management of patients with acute ischemic stroke regarding endovascular treatment. A guideline for healthcare professionals from the American Heart Association/American Stroke Association. Stroke, 2015, 46:3020–3035.

[5] Demaerschalk BM, Kleindorfer DO, Adeoye OM, et al. American Heart Association Stroke Council and Council on Epidemiology and Prevention. Scientific rationale for the inclusion and exclusion criteria for intravenous alteplase in acute ischemic stroke: a statement for healthcare profession-als from the American Heart Association/American Stroke Association. Stroke, 2016, 47(2):581–641.

[6] Broderick JP, Palesch YY, Demchuk AM, et al. Interventional Management of Stroke (IMS) III Inves- tigators. Endovascular therapy after intravenous tPA versus tPA alone for stroke. N Engl J Med, 2013, 368(10):893–903.

[7] Ciccone A, Valvassori L, Nichelatti M, et al. SYNTHESIS Expansion Investigators. Endovascular treatment for acute ischemic stroke. N Engl J Med, 2013, 368(10):904–913.

[8] Kidwell CS, Jahan R, Gornbein J, et al. MR RESCUE Investigators. A trial of imaging selection and endovascular treatment for ischemic stroke. N Engl J Med, 2013, 368(10):914–923.

[9] Adams HP Jr, Bendixen BH, Kappelle LJ, et al. Classification of subtype of acute ischemic stroke: definition for use in a multicenter clinical trial. Trial of Org 10172 in Acute Stroke Treatment. Stroke, 1993, 24:35–41.

[10] Jovin TG, Chamorro A, Cobo E, et al. REVASCAT Trial Investigators. Thrombectomy within 8 hours after symptom onset in ischemic stroke. N Engl J Med, 2015, 372(24):2296–2306.

[11] Nogueira RG, Jadhav AP, Haussen DC, et al. DAWN Trial Investigators. Thrombectomy 6 to 24 hours after stroke with a mismatch between deficit and infarct. N Engl J Med, 2018, 378(1):11–21.

[12] Albers GW, Marks MP, Kemp S, et al. DEFUSE 3 Investigators. Thrombectomy for stroke at 6 to 16 hours with selection by perfusion imaging. N Engl J Med, 2018, 378(8):708–718.

[13] Fiorelli M, Bastianello S, von Kummer R, et al. Hemorrhagic transformation within 36 hours of a cerebral infarct: relationships with early clinical deterioration and 3-month outcome in the Euro- pean Cooperative Acute Stroke Study I (ECASS I) cohort. Stroke, 1999, 30(11):2280–2284.

[14] Wu S, Yuan R, Wang Y, et al. Early prediction of malignant brain edema after ischemic stroke: a systematic review and meta-analysis. Stroke, 2018, 49(12):2918–2927.

[15] Simard JM, Sahuquillo J, Sheth KN, et al. Managing malignant cerebral infarction. Curr Treat Options Neurol, 2011, 13(2):217–229.

[16] Togha M, Sharifpour A, Ashraf H, et al. Electrocardiographic abnormalities in acute cerebrovascular events in patients with/without cardiovascular disease. Ann Indian Acad Neurol, 2013, 16(1):66–71.

[17] Kallmünzer B, Breuer L, Kahl N, et al. Serious cardiac arrhythmias after stroke: incidence, time course, and predictors—a systematic, prospective analysis. Stroke, 2012, 43(11):2892–2897.

[18] Jensen JK, Atar D, Mickley H. Mechanism of troponin elevations in patients with acute ischemic stroke. Am J Cardiol, 2007, 99(6):867–870.

[19] Yaghi S, Chang AD, Ricci BA, et al. Early elevated troponin levels after ischemic stroke suggests a cardioembolic source. Stroke, 2018, 49(1):121–126.

[20] Alexander P, Heels-Ansdell D, Siemieniuk R, et al. Hemicraniectomy versus medical treatment with large MCA infarct: a review and meta-analysis. BMJ Open, 2016, 6(11):e014390.

[21] Jüttler E, Unterberg A, Woitzik J, et al. DESTINY II Investigators. Hemicraniectomy in older patients with extensive middle-cerebral-artery stroke. N Engl J Med, 2014, 370(12):1091–1100.

[22] Tanious A, Pothof AB, Boi, et al. Timing of carotid endarterectomy after stroke: retrospective review of prospectively collected national database. Ann Surg, 2018, 268(3):449–456.

第3章　脑血管病急症：自发性脑出血

摘　要　自发性脑出血仍是全球范围内致残和致死的重要原因之一。本章主要阐述其病因、临床表现和治疗。

关键词　脑出血　出血　高血压　淀粉样蛋白　逆转

3.1　流行病学

- 自发性脑出血患者 30d 内死亡率为 40%~80%，50% 的死亡发生于起病后的 48h 内 [1]。
- 发病率为 12~31/10 万人，且患病人数随着年龄的增长而增加，35 岁以后每过 10 年发病率会增加 1 倍 [2-3]。
- 最好发人种为亚洲人，非洲裔美国人次之，白种人相对较少 [4]。
- 危险因素有高血压、年龄、饮酒、极低密度脂蛋白水平和胆固醇水平 [5]。

3.2　病因与鉴别诊断

- 高血压是最常见病因。
- 脑淀粉样血管病（年龄 > 60 岁的老年人）。
- 血管畸形。
- 创伤。
- 凝血障碍。
- 动脉瘤。
- 梗死的出血性转化。
- 肿瘤。
- 赘生物。
- 静脉窦血栓形成。
- 毒品——可卡因和食欲抑制剂。

3.3　常见临床表现

- 头痛、癫痫、呕吐、格拉斯哥昏迷评分降低。
- 根据出血的部位和出血量大小，神经功能的恶化可能逐渐进展，且可迅速进展。
- 高血压性出血易发生在以下部位（图 3.1）。
  - 基底节或丘脑＞脑叶＞小脑＞脑桥。
  - 定位症状。
    - 基底节 / 丘脑：偏身感觉丧失、偏瘫、失语症、同向性偏盲、同侧凝视，但极少数情况下，眼球向对侧凝视、上视麻痹。
    - 脑叶：癫痫发作、同向性偏盲、肢体明显瘫痪或轻度瘫痪，下肢比上肢更常见。
    - 小脑：共济失调、眼球震颤、顽固性呕吐、脑积水。
    - 脑桥：针尖样瞳孔、四肢瘫痪、昏迷、闭锁综合征。
- 淀粉样出血多发生于脑叶。
- 脑血管畸形（如海绵状畸形、动静脉畸形、硬脑膜动静脉瘘）可发生于任何部位。

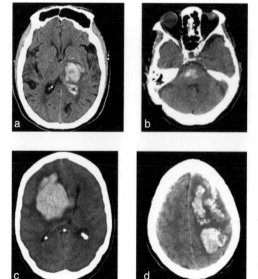

图 3.1　（a）高血压引起基底节出血。（b）高血压或海绵状血管瘤引起脑桥出血。（c）淀粉样血管病变致右侧额叶出血。（d）抗凝治疗导致左侧大脑半球出血

3.4 神经影像学

- 入院 24h 内，尽快完成非增强的头颅 CT 扫描。如果患者正在接受抗凝治疗，在凝血障碍逆转过程中，可能需要多次复查头颅 CT（如 12h 和 24h 时）动态观察。
- 通常不需要常规进行头颈部 CT 血管成像（CTA）。然而，CTA 可能有助于排除下列情况。
  - 动脉瘤所致的蛛网膜下腔出血。
  - 动静脉畸形或海绵状血管瘤。
  - 出血性脑肿瘤。
- CT 扫描显示脑出血中有液平提示，存在凝血障碍。
- 出血量评估：ABC/2 法估算。

$$\frac{A（CT 片最大出血层面的最大长径，单位：cm）\times B（与 A 成 90° 的最大宽径）\times C（层距为 1cm 的 CT 横断面的数量）}{2}$$

- 可使用 ABC/2 法计算华法林继发脑出血的出血量。
- 如果未确定病因（出血后 4~6 周），可使用或不使用对比剂进行大脑 MRI 检查评估潜在脑肿瘤。
- 脑出血在 MRI 检查中的表现（表 3.1）。

表 3.1 血液在 MRI 检查中的表现

分期	时间	T1	T2
超急性	< 12h	等信号	高信号
急性	12h~3d	等信号	低信号
早期亚急性	3~7d	高信号	低信号
晚期亚急性	7~14d	高信号	高信号
慢性	> 14d	低信号	低信号

助记符："I Bring itty bitty baby doo doo"（I–B, I–D, B–D, B–B, D–D）

3.5 治 疗

- 血压（图 3.2）。
  - 血压升高与血肿扩大、神经功能恶化、死亡和自理能力差有关[6]。早期控制血压至关重要。

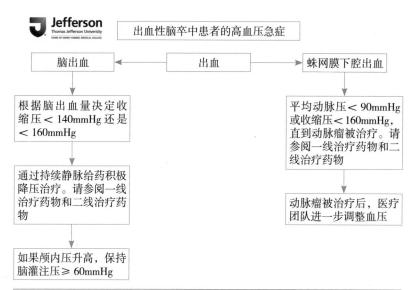

降压药物		
药物	**静脉推注剂量**	**持续输注速度**
一线药物		
拉贝洛尔	遵医嘱给药。推荐静脉推注 10mg，持续 2min	遵医嘱输注以维持目标收缩压。建议初剂量为 1mg/min，最大剂量为 2mg/min
尼卡地平	未提供	遵医嘱输注以维持目标收缩压。建议以 5mg/h 开始，最大剂量为 15mg/h
氯维地平	未提供	遵医嘱输注以维持目标收缩压。建议以 1mg/h 开始，最大剂量为 21mg/h
二线药物		
艾司洛尔	遵医嘱给药。建议 1min 内静脉推注 500μg/kg	遵医嘱输注以维持目标收缩压。建议以 50μg/（kg·min）开始，最大剂量为 200μg/（kg·min）
依那普利	遵医嘱给药。建议静脉推注 1.25mg	未提供
肼酞嗪	遵医嘱给药。建议 3min 内静脉注射 10~20mg	未提供

图 3.2 Thomas Jefferson 大学关于出血性脑卒中患者高血压急症管理策略。由 CSC 委员会审核（2019 年 3 月）

○ 脑出血急性期降压治疗和脑出血急性期强化降压治疗发现收缩压 < 140mmHg 的降低程度是安全的 [7-8]。

○ INTERACT2 研究显示早期高强度降压导致的死亡或严重不良事件没有增加 [9]。

○ 对于收缩压为 150~220mmHg 且无急性降压禁忌的脑出血患者，收缩压紧急降至 140mmHg 是安全的，可有效改善功能预后 [6]。

3.5.1 积极降低收缩压至 140mmHg

- 置动脉导管和外周静脉药物。
- 使用持续静脉注射药物。
  ○ 氯维地平，4~6mg/h（初始剂量 1~2mg/h）。
  ○ 拉贝洛尔，2mg/min（每天最大剂量 300mg）。
  ○ 尼卡地平，5~15mg/h（初始剂量 5mg/h）。

3.5.2 癫 痫

- 16% 的患者在脑出血后 1 周内可能出现癫痫，且多数发生在起病时 [10]。
- 临床应使用静脉给药途径进行抗癫痫治疗。
- 对存在抑郁状态的患者进行持续脑电图监测可减少意外受伤的比例。
- 不建议预防性使用抗癫痫药物 [6]。

3.5.3 颅内压

见第 6 章。

3.5.4 医疗问题

- 避免低血糖和高血糖。
- 保持体温正常。
- 出血停止后，对于发病后 1~4d 且活动能力不足的患者，应该考虑皮下注射肝素预防静脉血栓栓塞 [6]。
  ○ 在 Thomas Jefferson 大学（美国宾夕法尼亚州费城 Thomas Jefferson 大学，通常简称 Jefferson 大学），经反复 CT 扫描显示出血稳定的患者，出血后 24~48h 内常规开始皮下注射肝素。

3.5.5 凝血治疗

当紧急外科手术时，逆转抗凝剂和抗血小板药物通常是减少再出血或防止出血的必要措施。相关特定逆转剂的详细信息参见表 3.2 和图 3.3。

表 3.2 逆转抗凝剂和抗血小板药物

药物	逆转剂	剂量	最大输注速率
华法林	维生素 K	10mg，静脉推注	N/A
	凝血酶原复合物	25~50IU/kg，静脉注射	2mL/min
	基因重组活化凝血因子Ⅶ	不推荐	
普通肝素或低分子量肝素	鱼精蛋白	·如果剂量 ≤ 8h，静脉注射 1mg/100U 肝素（最大剂量 50mg） ·8~12h，0.5mg 鱼精蛋白 / 100U 肝素，口服 ·> 12h，0.25mg 鱼精蛋白 /100U 肝素，口服	5mg/min
达比加群酯	活性炭（如果摄入 < 2h）		
	依达赛珠单抗	2.5g/50mL，5min 内缓慢静脉推注，共 2 次	2mL/min
阿哌沙班、利伐沙班	活性炭（如果摄入 < 2h）		
	4 因子凝血酶原复合物浓缩物	25~50IU/kg，静脉推注，50IU/kg，静脉推注（最大剂量 5 000U）	2mL/min
	Andexxa（Xa 抑制剂解毒剂）	剂量和剂量效应依赖剂量以末次口服剂量的时间为准，具体剂量请联系药师	
阿加曲班	无		
比伐芦定	考虑基因重组活化凝血因子Ⅶ a	90μg/kg	
阿替普酶（tPA）	冷沉淀氨甲环酸 E- 氨基己酸	如果纤维蛋白原< 200mg/dL，超过 10~30min 可重新给药 10U，10min 以上静脉注射 1 000mg，1h 以上静脉注射 5mg，再静脉注射 1g，直到出血得到控制	
抗血小板药	血小板	一个供体单采单位（相当于 5 个集合单位）用于接受神经外科手术的患者	

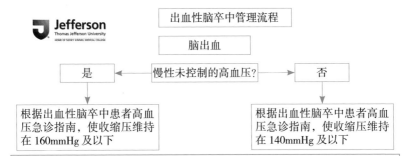

双 / 单抗血小板和抗凝剂，并根据下列建议考虑逆转治疗
抗血小板
血小板
为神经外科手术（包括放置颅内监测装置）患者输注 1 个单供体单采单位（相当于每 10kg 体重 5 个集合单位或 1 个随机供体单位）
除非患者接受神经外科手术，否则请勿输注血小板
请勿为口服非甾体抗炎药或 GP2b/3a 抑制剂相关药物的脑出血患者输注血小板
DDAVP
如果患者入院时血清钠 ≥ 135mmol/L，考虑给予与阿司匹林或者 COX-1 和 COX-2 或者 ADP 受体抑制剂（如肠溶阿司匹林、氯吡格雷、普拉格雷、替格瑞洛）有关的脑出血患者 DDAVP（0.4µg/kg，静脉注射）
考虑在接受神经外科手术的患者中同时使用 DDAVP 和血小板
考虑患者是否患有肾功能障碍 [血尿素氮 > 20mmol/L 和（或）血清肌酐 > 2mg/dL]
华法林
维生素 K 10mg 静脉注射 10min 以上，最大给药速率为 1mg/min
2 ≤ INR < 4 维生素 K 10mg 静脉推注，加用 Kcentra(首选 4PCC)25U/kg 静脉推注，最大剂量 2 500，给药速率为 0.12mL/（kg·min）；或有肝素过敏史或肝素诱导性血小板减少症，静脉推注 Profilnine 25 U/kg*
4 ≤ INR ≤ 6 首选维生素 K 10mg 静脉推注加 Kcentra（4PCC），35U/kg 静脉推注，最大剂量 3 500U，速率为 0.12mL/（kg·min）；或者有肝素过敏史或肝素诱导性血小板减少症，给药 Profilnine 50U/kg*
INR > 6 首选维生素 K 10mg 静脉推注加 Kcentra（4PCC），50U/kg 静脉推注，最大剂量 5 000U，速率为 0.12 mL/（kg·min）；或者有肝素过敏史或肝素诱导性血小板减少症，给药 Profilnine 50 U/kg*
根据 INR 值服用 Profilnine（3 因子人凝血酶原复合物）*，如下所示：
如果 INR < 4: 静脉推注 Profilnine 25U/kg，持续 2~5min
如果 INR ≥ 4: 静脉推注 Profilnine 50U/kg，持续 2~5min，4h 复查
必要时，重复使用 Profilnine。遵循 INR，12h 内复查，如必要，重复给予维生素 K 或 Profilnine
如果 INR 维持在 10~20mL/kg 水平，则考虑使用新鲜冰冻血浆

图 3.3 Thomas Jefferson 大学急性出血性脑卒中抗凝剂或抗血小板药物逆转治疗。由 CSC 委员会 2019 年 3 月审核。INR: 国际标准化比值。* 说明外使用；DDAVP: 去氨加压素；4PCC: 4 因子人凝血酶原复合物

直接 X a 因子抑制剂阿哌沙班（Eligis）、利伐沙班（Xarelto）、贝曲沙班*（Bevyxxa）、依度沙班（Savaysa）*
摄入 5h 内服用活性炭
如果最后一次剂量在 24h 内，则首选 Andexanet
如果应用逆转剂 Andexanet，凝血酶原时间不符合标准，可以使用非特异性逆转剂作为替代品
非特异性替代方案：首选 Kcentra（4PCC），50U/kg 静脉推注，最大剂量 5 000U，给药速率为 0.12mL/（kg·min）
如有肝素过敏史或肝素诱导性血小板减少症，服用 50U/kg Profilnine*
如血小板减少症患者输注血小板（目标值 > 50×10^9/L），没有测定凝血酶原时间的特定检测方法可能是有帮助的（如有抗 Xa）
可考虑选择凝血酶原复合物，但没有证据支持凝血酶原复合物可逆转 Xa 抑制剂

直接凝血酶抑制剂达比加群酯（Pradaxa）
依达赛珠单抗（Praxbind）静脉推注，以 2.5g/50mL 剂量连续两次给药（每次 5min 以上）
通过专用的外周通路给予依达赛珠单抗
如果患者临床神经系统症状恶化，重复进行头颅 CT 扫描
如果头颅 CT 扫描显示出血加重，重复剂量
作为治疗持续出血的最后手段，在 2~5min 内通过静脉注射 Profilnine* 50 U/kg（不特异逆转达比加群酯）
如果出现血小板减少症，输注血小板（目标值 > 50×10^9/L）

组织型纤溶酶原激活剂
10~30min 内冷沉淀 10 个单位。如果纤维蛋白原 < 2 000mg/L，给予额外剂量
氨甲环酸 1 000mg 静脉注射 10min 或以上
E- 氨基己酸 5g 静脉滴注 1h，再静脉注射 1g 直至出血得到控制

图 3.3（续）

3.5.6 手术的选择

- 脑室内注入组织型纤溶酶原激活物（tPA）。
- 血栓溶解：评估脑室内出血的加速消退试验表明，脑室内注射 tPA 可降低颅内压和脑室外引流阻塞，并缩短脑室外引流持续时间，但死亡率和改良 Rankin 量表无差异[11]。
- 3 期随机对照试验 CLEAR Ⅲ 正在进行中。
- 该治疗的有效性和安全性尚不确定[6]。

3.5.7　开颅术

- 脑内血肿国际外科治疗试验（STICH）发现，接受早期手术的患者在死亡率、功能结局方面无显著统计学差异[12]。
  - 亚组分析表明，大脑皮质 1cm 内的脑叶出血患者可能会从手术中获益。
- STICH–Ⅱ试验表明，大脑皮质 1cm 内的浅表性脑叶出血且无脑室内出血的患者，未获益[13]。
- 一项最新分析显示，当考虑所有患者时，手术具备优势，但数据存在显著异质性。
- 小脑出血患者如果出现神经功能恶化或脑干受压和（或）脑积水，应尽快手术清除血肿[6]。
  - 建议对这类患者的首选治疗是手术清除血肿而不是进行脑室引流。
- 对于大多数浅表性脑出血患者来说，手术的有效性尚未得到很好的证实[6]。
  - 手术是病情恶化的患者挽救生命的一种措施。

3.5.8　颅骨切除术

- 无大型随机对照试验。
- 可能会降低昏迷、明显中线移位的大血肿或对药物治疗无效的颅内高压患者的死亡率[6]。

3.5.9　微创清除术

- 血肿微创抽吸术。
- 微创手术联合重组 tPA 用于脑出血抽吸试验Ⅱ（MISTIE Ⅱ）显示微创手术联合 tPA 治疗的患者血肿周围水肿明显减轻，预后有改善趋势[14]。
- MISTIE Ⅲ目前正在进行中。
- 这一程序的有效性仍不确定。

3.6　预　后

- 即使采用上述治疗，脑出血患者的死亡率仍无明显变化[1]。
- 自发性脑出血评分。
  - 简单的临床分级量表，可在发病时判断预后（表 3.3）[15]。
  - 最终得分代表 30 日死亡风险（表 3.4）。

表 3.3　脑出血评分

项目	分数
格拉斯哥昏迷评分	
3~4 分	2 分
5~12 分	1 分
13~15 分	0 分
脑出血体积	
≥ 30cm^3	1 分
< 30cm^3	0 分
脑室内出血	
是	1 分
否	0 分
位置	
幕下的	1 分
幕上的	0 分
年龄	
年龄 ≥ 80 岁	1 分
年龄 < 80 岁	0 分
总分	

表 3.4　基于脑出血评分的死亡风险

ICH 评分	死亡率
0	0%
1	13%
2	26%
3	72%
4	97%
5	100%
6	100%

（莫梦燕　译，汤文龙　校）

参考文献

[1] Rincon F, Mayer SA. The epidemiology of intracerebral hemorrhage in the United States from 1979 to 2008. Neurocrit Care, 2013, 19(1):95–102.

[2] Stein M, Misselwitz B, Hamann GF, et al. Intracerebral hemorrhage in the very old: future demographic trends of an aging population. Stroke, 2012, 43 (4):1126–1128.

[3] van Asch CJ, Luitse MJ, Rinkel GJ, et al. Incidence, case fatality, and functional outcome of intracerebral haemorrhage over time, according to age, sex, and ethnic origin: a systematic review and meta-analysis. Lancet Neurol, 2010, 9(2):167–176.

[4] Labovitz DL, Halim A, Boden-Albala B, et al. The incidence of deep and lobar intracerebral hemorrhage in whites, blacks, and Hispanics. Neurology, 2005, 65(4):518–522.

[5] Ariesen MJ, Claus SP, Rinkel GJ, et al. Risk factors for intracerebral hemorrhage in the general population: a systematic review. Stroke, 2003, 34(8):2060–2065.

[6] Hemphill JC III, Greenberg SM, Anderson CS, et al. American Heart Association Stroke Council, Council on Cardiovascular and Stroke Nursing, Council on Clinical Cardiology. Guidelines for the management of spontaneous intracerebral hemorrhage: a guideline for healthcare professionals from the American Heart Association/American Stroke Association. Stroke, 2015, 46(7):2032–2060.

[7] Qureshi AI, Palesch YY, Martin R, et al. Antihypertensive Treatment of Acute Cerebral Hemorrhage Study Investigators. Effect of systolic blood pressure reduction on hematoma expansion, perihematomal edema, and 3-month outcome among patients with intracerebral hemorrhage: results from the antihypertensive treatment of acute cerebral hemorrhage study. Arch Neurol, 2010, 67 (5):570–576.

[8] Arima H, Huang Y, Wang JG, et al. INTERACT1 Investigators. Earlier blood pressure-lowering and greater attenuation of hematoma growth in acute intracerebral hemorrhage: INTERACT pilot phase. Stroke, 2012, 43(8):2236–2238.

[9] Anderson CS, Heeley E, Huang Y, et al. INTERACT2 Investigators. Rapid blood-pressure lowering in patients with acute intracerebral hemorrhage. N Engl J Med, 2013, 368(25):2355–2365.

[10] De Herdt V, Dumont F, Hénon H, et al. Early seizures in intracerebral hemorrhage: incidence, associated factors, and outcome. Neurology, 2011, 77(20):1794–1800.

[11] Naff N, Williams MA, Keyl PM, et al. Low-dose recombinant tissue-type plasminogen activator enhances clot resolution in brain hemorrhage: the intraventricular hemorrhage thrombolysis trial. Stroke, 2011, 42(11):3009–3016.

[12] Mendelow AD, Gregson BA, Fernandes HM, et al. STICH investigators. Early surgery versus initial conservative treatment in patients with spontaneous supratentorial intracerebral haematomas in the International Surgical Trial in Intracerebral Haemorrhage (STICH): a randomised trial. Lancet, 2005, 365(9457):387–397.

[13] Mendelow AD, Gregson BA, Rowan EN, et al. Early surgery versus initial conservative treatment in patients with spontaneous supratentorial lobar intracerebral haematomas (STICH II): a randomised trial. Lancet, 2013, 382(9890):397–408.

[14] Mould WA, Carhuapoma JR, Muschelli J, et al. MISTIE Investigators. Minimally invasive surgery plus recombinant tissue-type plasminogen activator for intracerebral hemorrhage evacuation decreases perihematomal edema. Stroke, 2013, 44(3):627–634.

[15] Hemphill JC III, Bonovich DC, Besmertis L, et al. The ICH score: a simple, reliable grading scale for intracerebral hemorrhage. Stroke, 2001, 32(4):891–897.

第4章　脑血管病急症：动脉瘤性蛛网膜下腔出血

Norman Ajiboye, Yu Kan Au, Syed Omar Shah

摘　要　动脉瘤性蛛网膜下腔出血（SAH）是一种破坏性的神经系统疾病，应早期发现以便患者得到最佳的治疗效果。如果不及早发现并进行恰当的治疗，其死亡率非常高。本章为蛛网膜下腔出血患者的早期诊断和正确治疗提供了快速指南，讨论了早期诊断的障碍，并提供了管理此类患者所需的工具，以及处理蛛网膜下腔出血常见并发症的治疗方案。此外，本章还提供了一个可用于评估和管理 SAH 患者的简洁算法。

关键词　蛛网膜下腔出血　再出血　迟发性脑出血　血管痉挛　脑积水

4.1　流行病学 [1-3]

- 美国的发病率为 10~15/10 万。
- 平均发病年龄为 50 岁。
- 在美国，该病每年影响 3 万余人。
- 住院死亡率为 18%~21.5%。
- 总死亡率继续下降，但仍高达 40%~70%。

4.2　危险因素 [1,4]

见表 4.1。

表 4.1　动脉瘤形成的危险因素

不可控因素	可控因素
曾发生过 SAH	高血压
有动脉瘤家族史	吸烟
遗传综合征，如 PCKD、埃勒斯 – 当洛（Ehlers-Danlos）综合征	饮酒
女性	使用拟交感神经药物
黑人或西班牙裔人群	

常染色体显性多囊肾病、纤维肌发育不良、埃勒斯 – 当洛综合征 Ⅳ 型、镰状细胞病、遗传性出血性毛细血管扩张（Osler-Weber-Rendu 综合征）、动静脉畸形。
PCKD：多囊肾病；SAH：蛛网膜下腔出血

4.3　诊　断 [1,4–5]

- 当患者出现剧烈头痛（爆炸样头痛）时，应高度怀疑此病。80% 的蛛网膜下腔出血患者会发生这种症状。前哨性头痛是一种较轻的头痛，可能发生在动脉瘤破裂之前，发生率约为 20%。
- 可能出现恶心和(或)呕吐、颈部僵硬、意识丧失或局部神经功能缺损。
- 前 12h 内头颅 CT 诊断的灵敏度约为 95%。因此，如果初始头颅 CT 检查结果为阴性，而临床高度怀疑此病，进行腰椎穿刺是必要的。
- 动脉瘤破裂后 12h 左右可见被黄染的脑脊液（脑脊液变为黄色）。
- 动脉瘤性蛛网膜下腔出血的检查应考虑行 CT 血管成像（CTA）。如果 CTA 检查呈阴性，建议进一步行数字减影血管造影（DSA）。
- 误诊或延误诊断会使死亡率或致残率的风险增加 4 倍。

4.4　分级系统

　　有两种分级量表用于描述出血的严重程度。该量表有助于判断预后，但是，不应将其绝对化。出血的分级基于该病的临床表现或格拉斯哥昏迷评分，以及是否存在运动障碍。

4.4.1　Hunt-Hess 分级 [6]

　　见表 4.2。

表 4.2　Hunt-Hess 分级

1 级	无症状或轻度头痛、轻度颈项强直
2 级	中至重度头痛、颈项强直，除脑神经麻痹外无神经功能缺损
3 级	嗜睡、意识模糊，轻度局灶性神经功能缺失
4 级	木僵、中至重度偏瘫
5 级	深昏迷、去大脑强直、濒死状态

4.4.2　世界神经外科医师联盟分级 [7]

见表 4.3。

表 4.3　世界神经外科医师联盟分级

WFNS 分级	GCS 评分	运动障碍
Ⅰ级	15 分	不存在
Ⅱ级	13~14 分	不存在
Ⅲ级	13~14 分	存在
Ⅳ级	7~12 分	存在或不存在
Ⅴ级	3~6 分	存在或不存在

WFNS：世界神经外科医师联盟分级；GCS：格拉斯哥昏迷评分

4.4.3　改良 Fisher 评分 [8-9]

2001 年首次发表的改良 Fisher 评分用于预测动脉瘤破裂后出现症状性血管痉挛的风险（表 4.4）。

表 4.4　改良 Fisher 评分

分级	检查结果	有症状性血管痉挛的比率
1 级	局灶或弥漫的轻微 SAH，无 IVH	24%
2 级	局灶或弥漫的轻微 SAH，伴 IVH	33%
3 级	出现明显的 SAH，无 IVH	33%
4 级	出现明显的 SAH，无 IVH	40%

IVH：脑室内出血；SAH：蛛网膜下腔出血

4.5 治 疗

动脉瘤性蛛网膜下腔出血的治疗分为两个阶段 [10]。

● 早期阶段包括防止再出血、保持动脉瘤稳定、处理即时并发症。

● 后期阶段包括维持代谢稳态及监测和预防迟发性脑缺血。

图 4.1 详细介绍了 Thomas Jefferson 大学的蛛网膜下腔出血治疗方案。

4.5.1 早期阶段

【再出血 [10] 】

● 如果出现早期恶化情况，应怀疑再出血。根据报道，死亡率高达 80%。

● 如果患者有严重的蛛网膜下腔出血、前哨性头痛或大动脉瘤，则有较高的再出血风险。

● 12~24h 内再出血的风险最高，估计 3h 内再出血发生率为 30%，6h 内再出血发生率为 50%，前 24h 再出血发生率为 4%~13%。及时治疗至关重要。

● 为了在固定动脉瘤之前将再出血的风险降至最低，目前的建议包括以下几方面 [11]。

　○ 条件允许时，进行早期夹闭（ >破裂后 6h）。

　○ 控制血压，收缩压< 160mmHg 或平均动脉压< 110mmHg；应注意避免任何方向的极端情况。

　○ 从入院到动脉瘤固定期间可以考虑早期使用抗纤溶药物。由于有再出血的危险，抗纤溶药物的使用时间不应超过 48h 或超过 72h [4,10-11]。

　○ 任何接受抗纤溶药物治疗的患者都应该进行深静脉血栓的筛查。

　● 目前，在动脉瘤夹闭之前，尚无关于血压管理的共识。建议收缩压< 160mmHg 或平均动脉压 < 110mmHg。

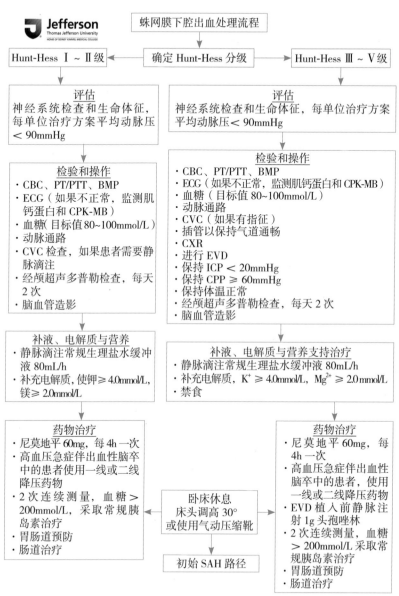

图 4.1 Thomas Jefferson 大学急性动脉瘤性蛛网膜下腔出血的早期治疗方案。CBC：全血细胞计数；CPK-MB：肌酸激酶同功酶；PT：凝血酶原时间；PTT：部分凝血活酶时间；ECG：心电图；EVD：脑室外引流术；ICP：颅内压；CPP：脑灌注压；SAH：蛛网膜下腔出血；BMP：每分钟心跳次数；CVC：中心静脉导管；CXR：胸部 X 线检查

【动脉瘤的治疗】

目前有两种固定动脉瘤的方法：手术夹闭或血管内弹簧圈栓塞。动脉瘤治疗的细节超出了本书的范围。

【脑积水 [4-5,12]】

- 急性脑积水发病率约为 30%，但发病率波动范围很大，从 15% 到 87%。脑室外引流（EVD）与神经功能状态改善密切相关。
- 在最近一项比较 EVD 管理的研究中，大多数机构倾向于在未固定动脉瘤和固定动脉瘤中保持 EVD 持续开放（分别为 81% 和 94%）[13]。
- 大多数机构倾向于逐渐摆脱依赖（96h），而不是快速摆脱依赖（< 24h）。分流选择的位置与两种摆脱依赖的方法都没有明显的关联 [5,12]。

【癫痫发作和预防性抗癫痫药物的使用 [11,14]】

- 高达 26% 的 SAH 患者会发生癫痫样发作。
- 危险因素包括年龄 > 65 岁、蛛网膜下腔出血量大、脑实质内出血、再出血和脑梗死。
- 目前尚无应用预防性抗癫痫药物治疗 SAH 的随机对照试验。
- 在 10%~20% 的昏迷性蛛网膜下腔出血患者中可发现非抽搐性癫痫发作。
- 目前建议包括：
  - 苯妥英钠用于常规预防治疗的预后较差，不应用于预防治疗，其他抗惊厥药物可考虑用于预防治疗。
  - 对于无癫痫病史的患者，可考虑短期服用抗惊厥药物（3~7d）。不建议长期应用抗惊厥药物。
  - 对于入院时癫痫发作的患者，医生可自主决定是否继续服用抗惊厥药物。
  - 对重度蛛网膜下腔出血昏迷患者和急性神经功能减退患者应考虑连续行脑电图（EEG）监测。

【心肺并发症 [11,14-15]】

- 交感神经刺激和儿茶酚胺升高可导致心肌损伤。
  - 肌钙蛋白升高者占 35%，心律失常者占 35%，室壁运动异常者占 25%。

- 神经源性应激性心肌病或心肌顿抑。
  - 胸痛、呼吸困难、低氧血症和心源性休克综合征。
  - 在动脉瘤破裂后数小时内发生。
  - 约 12% 的患者有猝死的风险。
  - 症状是暂时的，可在 1~3d 内恢复。
  - 支持性治疗。
- 迟发性脑缺血患者发生心脏异常，预后更差。
- 有症状的肺部并发症可能发生在约 20% 的患者中，而高达 80% 的患者可能伴氧合受损。
  - 神经源性或心源性肺水肿。
  - 急性肺损伤。
  - 急性呼吸窘迫综合征。
- 肺部并发症可导致更严重的蛛网膜下腔出血，和高死亡率有关。
- 目前建议包括：
  - 入院时必须进行基线心电图、经胸超声心动图和心肌酶检查。
  - 目标体液平衡：如果存在肺水肿，则应考虑避免增加液体入量并谨慎使用利尿剂。
  - 尽管调节血压和脑灌注压的目标是维持神经系统的稳定，但心力衰竭的标准治疗是必要的。

4.5.2 晚期治疗

【 容量评估和管理 [11,15–16] 】

- 维持正常的血容量平衡。
- 避免血容量减少，血容量减少可导致脑梗死和预后不良。
- 建议使用等渗液体进行容量置换。
- 避免使用低渗液体。
- 必要时，可以通过使用无创或有创监测技术，对临床数据和血容量状态进行定期评估。
- 不建议常规使用肺动脉导管，也不建议将中心静脉压监测作为容量状态的唯一监测方式。
- 对于持续维持液体负平衡的患者，可考虑使用氟氢可的松或氢化可的松。

【血糖管理 [11,17]】

- 在蛛网膜下腔出血患者中尚无严格和自由控制血糖的随机对照试验。
- 低血糖和高血糖都与血管痉挛有关。
- 高血糖是 SAH 严重程度和感染风险的标志。
- 建议血糖水平维持在 80~200mg/dL（1mg/dL ≈ 18mmol/L）。

【体温管理 [11,18]】

- 40%~70% 的 SAH 患者可出现发热。
- 发热是指体温 ≥ 38.3℃（101°F），与继发性脑损伤，如脑梗死有关。
- 重度蛛网膜下腔出血、出血量大和（或）脑室内出血的患者更易发热。
- 使用冰袋、风扇、冷盐水灌注和冰毯治疗尚未被证明是有效的。
- 表面和血管内冷却装置在控制发热方面更有效。
- 对发热的患者建议如下：
  - 体温升高可由感染性和非感染性病因引起。必须排除和（或）治疗感染。
  - 对乙酰氨基酚（静脉注射或口服）或布洛芬（静脉注射或口服）应作为一线治疗。
  - 当退热剂不能使体温维持在 37℃时，可使用表面冷却或血管内冷却设备。
  - 当使用表面冷却或血管内冷却设备时，应用床旁颤抖评估量表（BSAS）[19] 进行监测，实施先期治疗是至关重要的。
  - 当使用表面冷却设备时，应每 2~4h 进行一次定期皮肤评估，以避免潜在的烧伤。
  - 对于已患有皮肤病或需要多种血管升压药治疗的血管扩张性休克患者，应避免进行表面冷却或血管内冷却。

【预防深静脉血栓形成 [10-11]】

- 蛛网膜下腔出血通过诱发血栓前状态增加了患者发生深静脉血栓形成的风险。
- 深静脉血栓形成的发病率为 1.5%~18%，波动范围很大，其中重度蛛网膜下腔出血的发病率最高。

- 所有蛛网膜下腔出血患者均应预防深静脉血栓形成。
- 使用顺序压缩设备为初步预防措施之一。
- 应在动脉瘤夹闭后 24h 内停止药物预防。
- 尽管低分子量肝素与脑内和非脑内小出血的高风险相关，但它在预防深静脉血栓方面显示出与序贯加压装置及普通肝素相似的效果。

【镁和他汀类药物 [10,16]】

- 镁是非竞争性钙拮抗剂。它具有多种血管作用，可能通过以下方式发挥神经保护作用：
  - 阻断电压门控钙通道促进血管舒张。
  - 减少谷氨酸的释放，减少进入细胞的钙。
  - 减轻内皮素 –1 的影响。
  - 阻止活性氧的形成。
- 建议使血镁浓度保持正常。
- 没有确凿的证据支持他汀类药物可用于减轻血管痉挛和迟发性脑缺血（DCI）。
- STASH 试验 [20] 没有显示出长期或短期的好处。
- SAH 入院前服用他汀类药物的患者应继续服用。
- 未使用他汀类药物的患者应避免常规使用他汀类药物。

4.6　血管痉挛、迟发性神经功能恶化和迟发性脑缺血 [4,11,16]

- 血管痉挛是指蛛网膜下腔出血后的动脉狭窄，可以通过 CTA 或经颅多普勒超声（TCD）观察到。
- 血管痉挛可通过减少血流量和氧输送而导致脑缺血或脑梗死。一般发生在出血后第 3~7 天。
- 血管痉挛可在出血后第 3 天开始，在第 7~10 天达到峰值，至第 21 天基本缓解。
- 迟发性神经功能恶化（DND）是指神经功能在初步稳定后（不包括再出血）出现临床恶化。DND 的常见病因包括脑积水、脑水肿、癫痫、发热、代谢紊乱和血管痉挛或 DCI。
- DCI 是指所有与脑血管痉挛引起的缺血有关的神经系统恶化，症状持续 1h 以上，无明确诱因，如发热、癫痫等。

- DCI 和血管痉挛可能有症状，也可能无症状。
- 继发于血管痉挛的 DCI 是死亡和致残的主要原因，发生在 15%~20% 的患者中。

4.6.1 血管痉挛和 DCI 的诊断和治疗 [10-11,14-16]

【血管痉挛的诊断】

- DSA 被认为是诊断大血管痉挛的金标准。
- CTA 的特异度高达 87%~95%，可用于 DSA 前的筛查。
- TCD 评估大脑中动脉的灵敏度为 90%，特异度为 71%。
- TCD 可根据平均血流量和 Lindegaard 比率对血管痉挛的严重程度进行分类（表 4.5）。
- TCD 具有高度的特异度和中度的灵敏度。流速＞ 200cm/s 或快速增加及 Lindegaard 比率（大脑中动脉 / 颈内动脉）＞ 6，考虑存在血管痉挛。
- 脑电图显示 α 波变异性降低。

表 4.5 经颅多普勒血流速度与 Lindegaard 比率

脑血管痉挛的标准和严重程度		
血管痉挛的严重程度	MCA 平均流速（cm/s）	Lindegaard 比率（MCA/ICA）
正常	＜ 90	＜ 3
轻度	＜ 120	＜ 3
中度	120~150	3~4.5
重度	150~200	4.5~6
非常严重	＞ 200	＞ 6

ICA：颈内动脉；MCA：大脑中动脉

【血管痉挛的治疗】

- 所有蛛网膜下腔出血的患者均应口服尼莫地平，除非自入院之日起有禁忌证。推荐剂量为每 4h 60mg，21d 已显示出改善神经系统的结果，但不是脑血管痉挛。如因低血压不能耐受，可减至每 2h 30mg。
- 伴有或不伴有 DCI，经 CTA、TCD 或 DSA 放射学检查诊断为血管痉挛的患者，初步治疗方法是试验诱导高血压以增加脑血流量和氧输送。虽然目前还没有关于最佳目标血压的指南，但人们普遍认为，在密切监测患者的同时，采用逐步升高血压的方法是合适的。

- 苯肾上腺素和去甲肾上腺素是治疗诱导性高血压的一线药物。对可能有潜在心脏病的患者应慎用。
- 在仔细监测心指数和心输出量的前提下，可考虑使用正性肌力药物，如米力农或多巴酚丁胺。
- 不建议血容量过多，虽然用补液的方式启动诱导性高血压是合理的。
- 如果对药物治疗无反应或联合药物治疗无反应，应考虑血管内血管扩张和（或）血管成形术。
- 无症状梗死可在 10%~20% 的 CT 扫描和 23% 的 MRI 图像中被发现。

【DCI 的治疗】

- 凡有以下情况的患者应开始进行药物治疗：① CTA 或 DSA 显示有血管痉挛或 DCI；②或临床表现为 DCI 的高危患者。
- 如果对药物治疗无反应或加用药物治疗无效，可考虑使用动脉内钙通道阻滞剂、动脉内血管扩张剂或球囊血管成形术进行血管内治疗。
- 重度蛛网膜下腔出血患者可能不会出现临床恶化。血管痉挛和 DCI 可以通过多种神经监测方式（CTA、TCD、EEG、$PbtO_2$、脑微透析）单独或同时监测。

【贫血和输血 [4,11,21]】

- 贫血在蛛网膜下腔出血患者中很常见，约有 50% 的患者发生贫血。通常发生在发作后 3~4d。
- 使血红蛋白浓度维持在 80~100g/L 以上，以改善大脑供氧。
- 在有症状的血管痉挛或 DCI 患者中，输注血红蛋白使其维持在 ≥ 100g/L 是合理的。
- 如果患者轻度蛛网膜下腔出血，没有血管痉挛或 DCI 迹象，应权衡输血的风险和益处。
- 预防医源性贫血的策略包括：
  ○ 减少不必要的抽血。
  ○ 使用儿科导管。

○ 如果需要系列实验室，则使用护理点测试。

○ 使用 Edwards LifeSciences 公司 VAMP 系统（静脉 – 动脉血液管理和保护）减少采样过程中的失血。

4.7 低钠血症和内分泌失调 [4,10−11]

4.7.1 低钠血症

● 低钠血症是蛛网膜下腔出血中最常见的电解质异常，在 30%~50% 的患者中可被发现。

● 开始治疗的触发因素是血清 Na^+ < 135mmol/L，或者 Na^+ 减少引起神经系统改变。

● 容量状态的评估对于区分低钠血症的病因很重要。

○ 抗利尿激素分泌失调综合征（SIADH）与正常血容量或高血容量有关。

○ 脑耗盐综合征与低血容量有关。

● 治疗包括：

○ 使血钠浓度维持在 1 350~1 450mmol/L 的正常范围。

○ 自由水限制。

○ 高渗盐水。

○ 早期使用氟氢可的松或氢化可的松可能有助于缓解尿钠增多和低钠血症，特别注意血糖和血钾的水平。

○ 氯化钠片。

○ 升压素受体拮抗剂（托伐普坦或考尼伐坦）。

4.7.2 内分泌功能障碍

● 在蛛网膜下腔出血的超急性期，皮质醇水平升高是正常的。

● 可能发生肾上腺皮质功能不全，但由于原因复杂，在重症监护病房（ICU）仍然是一个困难的诊断。

● 应激剂量类固醇可能对有症状的、对血管升压药无反应的血管痉挛患者有用。

● 不建议常规使用大剂量类固醇。

（汤文龙　译，莫梦燕　校）

参考文献

[1] Lantigua H, Ortega-Gutierrez S, Schmidt JM, et al. Subarachnoid hemorrhage: who dies, and why? Crit Care, 2015, 19:309.

[2] Chan V, Lindsay P, McQuiggan J, et al. Declining admission and mortality rates for subarachnoid hemorrhage in Canada between 2004 and 2015. Stroke, 2019, 50(1):181–184.

[3] Grasso G, Alafaci C, Macdonald RL. Management of aneurysmal subarachnoid hemorrhage: state of the art and future perspectives. Surg Neurol Int, 2017, 8:11.

[4] Connolly ES Jr, Rabinstein AA, Carhuapoma JR, et al. American heart association stroke council, council on cardiovascular radiology and intervention, council on cardiovascular nursing, council on cardiovascular surgery and anesthesia, council on clinical cardiology. Guidelines for the man-agement of aneurysmal subarachnoid hemorrhage: a guideline for healthcare professionals from the American Heart Association/American Stroke Association. Stroke, 2012, 43(6):1711–1737.

[5] Edlow JA, Figaji A, Samuels O. Emergency neurological life support: subarachnoid hemorrhage. Neurocrit Care, 2015, 23: S103–S109.

[6] Hunt WE, Hess RM. Surgical risk as related to time of intervention in the repair of intracranial aneurysms. J Neurosurg, 1968, 28(1):14–20.

[7] Drake CG, Hunt WE, Sano K, et al. Report of World Federation of Neurological Surgeons Committee on a universal subarachnoid hemorrhage grading scale. J Neurosurg, 1988, 68(6):985–986.

[8] Frontera JA, Claassen J, Schmidt JM, et al. Prediction of symptomatic vasospasm after subarach-noid hemorrhage: the modified fisher scale. Neurosurgery. 2006, 59(1):21-27, discussion 21–27.

[9] Fisher CM, Kistler JP, Davis JM. Relation of cerebral vasospasm to subarachnoid hemorrhage visu-alized by computerized tomographic scanning. Neurosurgery, 1980, 6(1):1–9.

[10] Seder DB, Mayer SA. Critical care management of subarachnoid hemorrhage and ischemic stroke. Clin Chest Med, 2009, 30(1):103–122, viii-ix.

[11] Diringer MN, Bleck TP, Claude Hemphill J III, et al. Neurocritical Care Society. Critical care man-agement of patients following aneurysmal subarachnoid hemorrhage: recommendations from the Neurocritical Care Society's Multidisciplinary Consensus Conference. Neurocrit Care, 2011, 15 (2):211–240.

[12] Klopfenstein JD, Kim LJ, Feiz-Erfan I, et al. Comparison of rapid and gradual weaning from external ventricular drainage in patients with aneurysmal subarachnoid hemorrhage: a prospective ran-domized trial. J Neurosurg, 2004, 100(2):225–229.

[13] Chung DY, Leslie-Mazwi TM, Patel AB, Rordorf GA. Management of external ventricular drains after subarachnoid hemorrhage: a multi-institutional survey. Neurocrit Care, 2017, 26(3):356–361.

[14] Muench E, Horn P, Bauhuf C, et al. Effects of hypervolemia and hypertension on regional cerebral blood flow, intracranial pressure, and brain tissue oxygenation after subarachnoid hemorrhage. Crit Care Med, 2007, 35(8):1844-1851, quiz 1852.

[15] Lennihan L, Mayer SA, Fink ME, et al. Effect of hypervolemic therapy on cerebral blood flow after subarachnoid hemorrhage: a randomized controlled trial. Stroke, 2000, 31(2):383–391.

[16] Egge A, Waterloo K, Sjøholm H, et al. Prophylactic hyperdynamic postoperative fluid therapy after aneurysmal subarachnoid hemorrhage: a clinical, prospective, randomized, controlled study. Neurosurgery, 2001, 49(3):593-605, discussion 605–606.

[17] Schlenk F, Graetz D, Nagel A, et al. Insulin-related decrease in cerebral glucose despite normoglycemia in aneurysmal subarachnoid hemorrhage. Crit Care, 2008, 12(1):R9.

[18] Fernandez A, Schmidt JM, Claassen J, et al. Fever after subarachnoid hemorrhage: risk factors and impact on outcome. Neurology, 2007, 68(13):1013–1019.

[19] Badjatia N, Strongilis E, Gordon E, et al. Metabolic impact of shivering during therapeutic temper- ature modulation: the Bedside Shivering Assessment Scale. Stroke, 2008, 39(12):3242–3247.

[20] Kirkpatrick PJ, Turner CL, Smith C, et al. Simvastatin in aneurysmal subarachnoid haemorrhage (STASH): a multicentre randomised phase 3 trial. Lancet Neurol, 2014, 13(7):666–675.

[21] Oddo M, Milby A, Chen I, et al. Hemoglobin concentration and cerebral metabolism in patients with aneurysmal subarachnoid hemorrhage. Stroke, 2009, 40(4):1275–1281.

第5章 输血医学与抗凝

Bhuvanesh Govind, Matthew Vibbert

摘　要　危重症贫血、血栓形成和凝血障碍是神经重症监护病房（ICU）的常见并发症。应采取适当的方法，在优化组织供氧、恢复凝血障碍稳态平衡及治疗动脉或静脉血栓的同时考虑治疗风险，以改善预后。本章将讨论神经重症监护病房中输血相关的要点，包括对常用抗凝药物的药理学和逆转的阐述。

关键词　输血　凝血障碍　抗凝　深静脉血栓形成　静脉血栓栓塞症

5.1　引　言

贫血在危重症患者中很常见。据估计，高达95%的患者在住院3天内会出现贫血[1]。据研究显示，在ICU，通过静脉切开术，患者每天可丢失40~60mL血液[1]。贫血的病因多种多样，下文列出一些最常见的病因。给予神经损伤患者输注红细胞通常基于潜在的脑损伤、手术指征和优化大脑代谢需求。

5.2　ICU贫血

- ICU贫血定义为红细胞数量减少。
- 贫血发生机制超出本章的讨论范围，但其病因可能与红细胞的产生、存活或被破坏有关。
- 大多ICU贫血患者的共同特征是：ICU贫血往往由多种病因引起[2]。
  - 出血。
  - 频繁进行静脉切开术。
  - 液体复苏后血液稀释。
  - 危重症贫血。
    - ▶ 红细胞生成和存活率降低。
    - ▶ 急性炎症状态下铁蛋白升高导致的铁隔离。

5.3　红细胞输注

一个单位的红细胞可使血红蛋白增加约 1g/dL，红细胞压积增加约 3%。在用于输血的血液中，大部分血浆成分被去除，将红细胞成分与约 100mL 营养液混合，以延长血液储存期。其他常用的红细胞制品如下。

5.3.1　白细胞减少指征

减少多次输血者或经产妇的发热性非溶血性输血反应，特别是术后患者的人白细胞抗原同种异体免疫或输血相关的免疫调节。

5.3.2　洗涤红细胞

减少严重过敏反应、IgA 缺乏症过敏反应。

5.3.3　辐　照

降低某些高危人群如新生儿、血液系统恶性肿瘤患者、干细胞移植患者、先天性免疫缺陷患者发生输血相关移植物抗宿主病的罕见和致命风险。

5.3.4　红细胞输注的并发症

- 轻微过敏反应。
- 急性或迟发性溶血反应。
- 发热。
- 输血相关急性肺损伤。
- 输血相关循环超负荷。
- 病毒传播，如乙型肝炎病毒、丙型肝炎病毒、人类免疫缺陷病毒。
- 感染、肺炎和败血症风险增加。

5.3.5　输血的益处

- 急性失血需快速扩容。失血性休克的症状通常不明显，直至失血量约 1 500mL 才会出现症状。表 5.1 为急性失血的症状。
- 血红蛋白增加。

表 5.1 失血性休克分级^[7]

	1（代偿）	2（轻度）	3（中度）	4（重度）
失血量（mL）	< 750	750~1 500	1 500~2 000	> 2 000
脉搏（次 / 分）	< 100	> 100	> 120	> 140
血压	正常	下降	显著下降	大幅下降
尿量（mL/h）	> 30	20~30	5~15	无尿
呼吸频率	正常	轻度增加	中度增加	呼吸非常急促
中枢神经系统症状	警惕	焦虑	精神恍惚	昏睡、迟钝

5.4 血红蛋白"触发器"

- 红细胞输注呈剂量依赖性，是危重成人创伤和手术患者死亡率的独立预测因素，尽管有病前贫血 [14-16]。
- 危重患者输血要求试验（TRICC）规定失血的危重患者至少需输注 7mg/dL 血红蛋白 [3]。
- 考虑到原发性神经损伤患者只占 TRICC 研究人群的一小部分，限制性输血可能无法在重度脑损伤患者中推广，因为这些患者组织缺氧的体征和症状可能难以检测。
- 某些证据表明，应根据患者病情制定个体化血红蛋白输注目标。尽管没有强有力的证据表明治疗结果有显著改善，但医生可根据病情输注 80~100mg/L 血红蛋白 [4-6]。
  - 重度蛛网膜下腔出血。
  - 大面积缺血性脑卒中（大脑中动脉面积的 2/3 以上）。
  - 严重创伤性脑损伤。
- 除大量输血的患者外，其他患者输血应每次进行一个单位，并重新评估。

5.5 血小板减少症

血小板减少症是住院患者的另一个主要问题。约 60% 以上的 ICU 患者会发生血小板减少症。在危重症患者中，血小板减少症与多种病因有关。住院期间监测血小板计数非常重要，有助于早期发现危及生命的情况，如肝素诱导的血小板减少症（HIT）。血小板减少症的常见原因包括以下几个方面：

- 药物（表 5.2）。

表 5.2　与血小板减少相关的药物

抗生素	万古霉素、青霉素、甲氧苄啶－磺胺甲噁唑、哌拉西林
抗惊厥药	卡马西平、苯妥英钠、丙戊酸钠、左乙拉西坦
抗炎药	非甾体抗炎药、萘普生、对乙酰氨基酚
心血管用药	胺碘酮、奎尼丁、呋塞米、地高辛
H_2 受体阻滞剂	法莫替丁、雷尼替丁、西咪替丁
其他	辛伐他汀、氟哌啶醇、肝素、依诺肝素、锂剂

- 败血症。
- 弥散性血管内凝血（DIC）。
- 急性呼吸窘迫综合征。
- 心肺复苏。
- 大出血。
- 多因素病因。

　　无论是预防性输血还是特定情况下治疗活动性出血，都必须考虑输血的风险。

- 与红细胞输注的风险相似。
- 输血不适用于肝素诱导的血小板减少症、血栓性血小板减少性紫癜或自身免疫性血小板减少性紫癜，除非发生严重出血。

5.6　血小板预防性输注阈值 [2,20-22]

　　血小板预防性输注阈值参见表 5.3。

表 5.3　血小板输注的阈值

计划性侵入性操作（腰椎穿刺、中心静脉穿刺）	$> 50 \times 10^9$/L 最近有数据表明，中心静脉导管置入的阈值可低至 20×10^9/L，这可能成为参考标准，由经验丰富的操作人员动脉穿刺风险较低，且能安全放置 [19,22]
支气管镜灌洗（无活检）	$> 20 \times 10^9$/L
主要手术目标因情况和手术方式而异（神经外科手术可能需要更高的目标）	$> 50 \times 10^9$/L

5.6.1 出血的治疗

- 使用抗凝血药（华法林、口服 Xa 因子抑制剂、直接凝血酶抑制剂）导致脑出血：> 50×10^9/L（机构阈值）。
- 目前美国心脏协会（AHA）和美国卒中协会（ASA）关于自发性脑出血的指南（2015 年）推荐重度血小板减少症患者接受血小板置换（IC 级推荐）[18]，但并未推荐血小板输注阈值。

5.7 颅内出血的抗血小板逆转治疗

- 我们医疗中心首先考虑出血的部位和严重程度，如果既往使用单抗或双抗血小板药物，和（或）早期出现血肿扩大迹象，血小板输注目标值 > 50×10^9/L（图 5.1）。
  - 如果接受神经外科手术，血小板输注目标值 > （80~100）× 10^9/L[20-21]。
- 不推荐具体的替代方案，我们医疗机构的治疗方案因抗血小板药物不同而有差异。

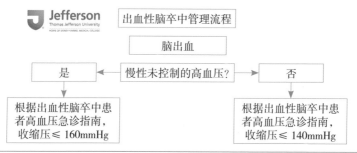

图 5.1　Thomas Jefferson 大学出血性脑卒中管理流程。由 CSC 委员会 2019 年 3 月审核。DDAVP：去氨加压素；4PCC：4 因子人凝血酶原复合物；INR：国际标准化比值。*说明外使用

华法林

维生素 K 10mg 静脉注射 10min 以上，最大速率为 1mg/min：

2 ≤ INR < 4 维生素 K 10mg 静脉推注，加 Kcentra（首选 4PCC）25U/kg 静脉推注，最大剂量 2 500U，给药速率为 0.12mL/min）；或有肝素过敏史或肝素诱导性血小板减少症，静脉注射 Profilnine 25U/kg[*]

4 ≤ INR ≤ 6 首选维生素 K 10mg 静脉推注加 Kcentra（4PCC），35U/kg 静脉推注，最大剂量 3 500U，速率为 0.12mL/（kg·min）；或有肝素过敏史或肝素诱导性血小板减少症，给药 Profilnine 50U/kg[*]

INR > 6 首选维生素 K 10mg 静脉推注加 Kcentra（4PCC），50U/kg 静脉推注，最大剂量 5 000U，给药速率为 0.12mL/（kg·min）；或有肝素过敏史或肝素诱导性血小板减少症，给药 Profilnine 50U/kg[*]

根据 INR 值服用 Profilnine（3 因子人凝血酶原复合物），如下所示 *：

如果 INR < 4：静脉推注 Profilnine 25U/kg，持续 2~5min

如果 INR ≥ 4：静脉推注 Profilnine 50U/kg，持续 2~5min，4h 内复查

必要时，重复使用 Profilnine。遵循 INR，在 12h 再次检查。如必要，重复给予维生素 K 或 Profilnine。

如果 INR 维持在 10~20mL/kg 水平，则考虑使用新鲜冰冻血浆

如果存在血小板减少，输注血小板（目标值 > 50×10^9/L）

直接 Xa 因子抑制剂阿哌沙班(Eligis)、利伐沙班(Xarelto)、贝曲沙班[*](Bevyxxa)、依度沙班（Savaysa）[*]

摄入后 2h 内服用活性炭

如果最后一次给药在 24h 内，则首选 Andexanet

如果应用逆转剂 Andexanet，凝血酶原时间不符合标准，可以使用非特异性逆转剂作为替代品

非特异性替代方案：首选 Kcentra（4PCC），50U/kg 静脉推注，最大剂量 5 000U，给药速率为 0.12mL/（kg·min）

或如有肝素过敏史或肝素诱导性血小板减少症，服用 50U/kgProfilnine[*]

如血小板减少症患者输注血小板（目标值 > 50×10^9/L），没有测定凝血酶原时间的特定检测方法可能会有帮助（如果有抗 Xa）

可以考虑和选择凝血酶原复合物，但没有证据支持凝血酶原复合物逆转 Xa 抑制剂[*]

直接凝血酶抑制剂达比加群酯（Pradaxa）

依达赛珠单抗（Praxbind）静脉推注，以 2.5g/50mL 剂量连续两次给药（每次给药 5min 以上）

通过专用的外周通路给予依达赛珠单抗

如果患者的临床神经系统症状恶化，重复进行头颅 CT 扫描

如果头部 CT 扫描显示出血加重，重复剂量

作为持续出血的最后治疗手段，在 2~5min 内静脉推注 Profilnine 50U/kg[*]（不特异逆转达比加群酯的剂量）

如果出现血小板减少症，输注血小板（目标 > 50×10^9/L）

组织型纤溶酶原激活剂

10~30min 内冷沉淀 10 个单位。如果纤维蛋白原 < 2 000mg/L，则额外给药

静脉注射氨甲环酸 1 000mg，持续 10min 以上

静脉注射 E- 氨基己酸 5g，持续 1h，再静脉注射 1g，直至出血得到控制

图 5.1（续）

○ 阿司匹林：每次 10U 血小板。

○ 氯吡格雷、普拉格雷、替格瑞洛、噻氯匹定：每次 10U 血小板，但可每 8h 重复 1 次，直至影像学检查显示出血稳定 48h 以上。

积极进行血小板输注目前缺乏有力的证据支持[18]。PATCH 试验和神经重症监护学会指南所审查的其他研究证据对自发性脑出血的患者仅因既往使用过抗血小板药物而输注血小板的治疗提出了质疑，并提示未接受神经外科手术的患者若曾使用抗血小板药物或出现出血，输注血小板无明确益处[17-22]。

5.8 凝血级联反应和抗凝血药

● 动脉血栓和静脉血栓是脑损伤后致残和致死的重要原因。

● 预防和治疗血栓形成（图 5.2）是神经危重症患者护理管理中的重要预防因素。

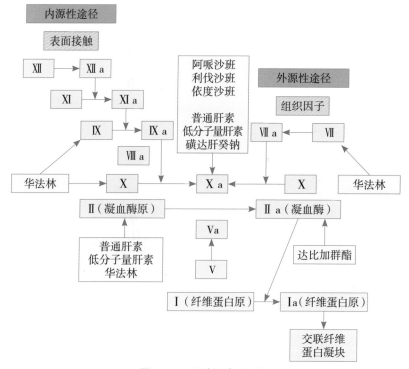

图 5.2 抗凝药物作用机制

● 适应证可能包括缺血性脑卒中、颈动脉闭塞、心脏血栓和肺栓塞等。

5.9 抗凝剂

5.9.1 华法林

● 适应证：广泛的血栓栓塞症、心脏瓣膜病和心脏疾病状态。

● 给药：个体化给药取决于以下两个方面。

  ○ 肝功能损害、营养状况、年龄、心脏功能、出血风险、CYP2C9 或 VKORC1 酶的遗传变异及同时使用酶诱导药物。

  ○ 治疗性国际标准化比值（INR）水平一般为 2.0~3.0。但某些情况如机械二尖瓣、机械主动脉瓣附加危险因素，以及主动脉瓣和二尖瓣部位的机械瓣膜等，INR 可以为 2.5~3.5。

● 作用机制：抑制维生素 K 依赖性凝血因子（Ⅱ、Ⅶ、Ⅸ、Ⅹ、蛋白质 C、蛋白质 S）的合成。

● 代谢特点：经 CYP 代谢，$t_{1/2}$=20~60h，吸收迅速，达峰时间为 4h，达到完全治疗效果可能需要数天。

● 优点：建立了逆转剂，长期治疗的经济成本非常低。

● 缺点：多种药物相互作用，难以维持治疗性 INR，需长期监测。

● 不良反应。

  ○ 出血罕见：过敏反应、钙化、动脉粥样硬化斑块或胆固醇微栓子、皮肤坏死或坏疽。

  ○ 因抑制蛋白质 C，HIT 活性状态下禁用，蛋白质 C 可恶化血栓形成过程。

● 逆转。

  ○ 维生素 K 10mg 静脉注射附加剂。

  ○ 3 因子或 4 因子凝血酶原复合物浓缩物（PCC）2~5min 内静脉注射 25~50U/kg（剂量取决于 INR、PCC 类型）。

  ○ 或新鲜冷冻血浆 10~15mL/kg。根据所需的单元数，存在导致容量过载的风险。

  ○ 在人凝血酶原复合物（PCC）给药和静脉注射维生素 K 后 2~4h 检测 INR。如果没有改善，可重复使用 PCC，6~12h 后复查 INR。

5.10　口服 Xa 因子抑制剂

5.10.1　阿哌沙班、利伐沙班、依度沙班

- 适应证：非瓣膜性房颤患者脑卒中的预防（一级或二级预防），深静脉血栓形成和肺栓塞治疗（阿哌沙班、依度沙班），髋、膝关节术后血栓的预防（阿哌沙班、利伐沙班）。

- 作用机制：抑制 Xa 因子。

- 代谢特点。
  - 阿哌沙班：经 CYP3A4/5 代谢，$t_{1/2}$=12h，吸收迅速，达峰时间为 3~4h。
  - 利伐沙班：经 CYPA4/5 和 CYP2J2 代谢，$t_{1/2}$=5~9h，吸收迅速，达峰时间为 2~4h。
  - 依度沙班：CYP3A4 代谢程度低，$t_{1/2}$=10~14h，吸收迅速，达峰时间为 1~2h。
  - 肾脏清除：肌酐清除率为 15~50mL/min 时减少剂量。肌酐清除率＜ 15mL/min 时不推荐使用。透析可缓解不良反应。

- 优点：无须长期进行血液检查，治疗深静脉血栓形成或肺栓塞时不劣于华法林。

- 缺点：其应用和半衰期肾清除率受损、中重度肝损害（Child-PughB 级和 C 级）、体重指数（BMI）显著升高，药物费用较高。

- 逆转。
  - Andexanet 说明和给药方法见图 5.3。
  - 血小板减少 50×10^9/L 以上的患者输血。
  - 如果在 2h 内摄入，口服活性炭 50g。
  - 3PCC 或 4PCC 50U/kg 静脉注射，可逆转抗凝剂活性。

Andexanet 用于阿哌沙班或利伐沙班相关性脑出血

最后一次阿哌沙班或利伐沙班给药时间 ≤ 24h，选择 PCC（Kcentra，Profilnine）

纳入标准

以下纳入标准可协助临床医生确定潜在使用范围

与浓缩凝血酶原复合物相比，根据主治医师的建议个体化应用 Andexanet

- 仅限于危及生命、可挽救的阿哌沙班或利伐沙班相关的中枢神经系统出血（颅内或椎管内）
- 既往无 Andexanet 接触史
- 无脓毒血症或感染性休克

如果患者不符合纳入标准，可选择其他治疗方案

如果最后一次给药＞24h，则使用 4PCC（Kcentra），4PCC 还可用于其他非中枢神经系统严重及危及生命的出血。如果没有 4PCC，替代治疗为 3PCC（Profilnine）和（或）新鲜冷冻血浆。更多详细信息请参阅脑出血算法

排除标准

患者必须行头部 CT 或 MRI 扫描，判断是否有新发或扩大的颅内出血证据，根据临床试验标准，如果存在以下任何情况，则排除：

- ICH 前基线改良 Rankin 评分＞4 分
- 格拉斯哥昏迷评分＜7 分
- 根据 CT 容积公式 ABC/2 法评估，脑内血肿体积＞60mL（见下文*）
- 硬膜下血肿：最大厚度＞10mm，中线移位＞5mm
- 蛛网膜下腔出血，有脑积水迹象
- 阿哌沙班或利伐沙班引发的缺血性脑血管意外的出血性转化
- 幕下脑出血
- 硬膜外血肿
- 脑室扩大出血

*ABC/2 公式：A 为 CT 显示的最大出血层面的最大长径，B 为与 A 和 C 成 90° 的最大宽径

Andexanet 测定

最后一次 DOAC 给药时间＜3h：使用高剂量方案

最后一次 DOAC 给药时间＞8h，且＜24h：使用低剂量方案

如果 DOAC 给药时间＜2h，考虑同时给予活性炭联合抗血小板治疗

除了直接 Xa 因子反转算法之外，参照脑出血算法中的抗血小板治疗逆转指南，联合抗血小板治疗

FXa 抑制剂	FXa 抑制剂最后剂量	在 Andexanet alfa 使用前最后一次服用 FXa 抑制剂的时间	
		＜8h 或剂量未知	≥ 8h
利伐沙班	≤ 10mg	低剂量	低剂量
	＞10mg 或剂量未知	高剂量	
阿哌沙班	≤ 5mg	低剂量	
	＞5mg 或剂量未知	高剂量	

管理

总输液时间 21/4~21/2h，使用 0.22μm 过滤器

Andexanet 静脉推注和输注速率

图 5.3　Andexanet 用于阿哌沙班或利福沙班相关性脑出血。ICH：脑出血；DOAC：直接口服抗凝药；FXa：活化凝血因子 Xa

剂量 *	初始静脉推注	后续静脉输注
低剂量	400mg，目标速率为 30mg/min	4mg/min，120min 480mg
高剂量	800mg，目标速率为 30mg/min	8mg/min，120min 960mg

* 建议在给药后 6h 和 24h 复查头部 CT，以重新评估。没有迹象表明在初次给药后需重新给药。更多相关信息请参阅 Andexanet 说明书

图 5.3（续）

5.11 凝血酶抑制剂

5.11.1 口服剂

【达比加群酯】

- 适应证：非瓣膜性房颤患者脑卒中的预防（一级或二级预防）、深静脉血栓形成和肺栓塞治疗以及髋、膝关节术后血栓的预防。
- 作用机制：抑制凝血酶（Ⅱ a）。
- 代谢特点：肝酯酶不是 P450 系统的底物，$t_{1/2}$ 为 12~17h；老年人 $t_{1/2}$ 为 14~17h；肝脏代谢；快速吸收；达峰时间为 1h。
- 逆转：依达赛珠单抗 5g 静脉注射（2.5g 给药剂量）。
  ○ 若在 2h 内摄入，口服活性炭 50g。
  ○ 若出血严重，可考虑选择 3PCC 或 4PCC 50U/kg 静脉注射，以及血液透析以逆转抗凝活性。
- 优点：无须长期监测，不次于华法林。
- 缺点：肾清除率受损、严重肝损害和体重指数（BMI）> 40kg/m² 的患者慎用。据报告，不良反应包括出血和胃肠炎（消化不良和胃食管反流病样症状）。

5.11.2 静脉注射剂

【阿加曲班】

- 适应证：预防或治疗 HIT。
- 作用机制：抑制纤维蛋白形成、Ⅴ / Ⅷ / Ⅻ /C 蛋白质活化，以及血小板聚集。
- 代谢特点：通过羟基化和芳香化作用在肝脏代谢，$t_{1/2}$=39~51min（中

重度肝损伤时需 181min），达峰时间为 1~3h。

- 优点：在半衰期较短的情况下，停止输注能迅速逆转效果（除非中重度肝损伤）。

- 缺点。
  - 难以滴定至治疗窗。
  - 可能引起广泛的心血管效应：胸痛、低血压、心动过缓、室性心动过速和冠状动脉血栓形成。
  - 可能导致头痛、疼痛、皮疹、恶心、呕吐、腹泻、呼吸困难、咳嗽、腹痛。
  - 错误地提高了血浆测试的 INR。
  - 将阿加曲班更换为华法林，需要考虑当前 INR 和阿加曲班的输注速率。

- 逆转：没有特定的直接逆转剂。

5.12 肝 素

5.12.1 普通肝素

- 适应证：静脉血栓栓塞（深静脉血栓形成、肺栓塞、脑静脉窦血栓）、非 ST 段抬高型心肌梗死、心源性血栓，在某些情况下以移动性血栓（心源性或动脉性）为基础的病例。

- 皮下注射肝素用于静脉血栓栓塞的化学预防剂（剂量见"深静脉血栓形成的预防"）。

- 作用机制：超大分子量肝素（3 000~30 000Da）通过凝血酶抑制剂和丝氨酸蛋白酶抑制剂抗凝血酶 III（AT III）激活因子 IIa、Xa、IXa 和 XIIa 失活而发挥作用。

- 代谢特点：通过网状内皮系统代谢，$t_{1/2}$ 为 1.5h。

- 低体重可能需要调整剂量。

- 优点：普通肝素是脑损伤患者的理想选择。由于半衰期短，如果抗凝，对于严重出血或恶化的高风险患者，则可相对快速地逆转抗凝效果。

- 缺点：不良反应包括出血、血小板减少或 HIT、超敏反应、药物热、寒战。

- 逆转。

- 大多数情况下，由于普通肝素半衰期较短，停止输液即可（需等待至少 4 个半衰期，即约 6h 左右，相当于肝素效应被部分凝血活酶时间完全逆转）。
- 对于严重出血的患者，逆转剂为硫酸鱼精蛋白。前 2~3h，1mg 肝素（100U）静脉注射，最大剂量为 50mg。

5.12.2　低分子量肝素

- 适应证：静脉血栓栓塞（深静脉血栓形成或肺栓塞）、膝关节或髋关节置换术的预防和急性冠状动脉综合征，包括不稳定型心绞痛和急性 ST 段抬高型心肌梗死。
- 作用机制：2 000~9 000Da 肝素可使 X a 因子失活，凝血酶抑制作用较小（大多数五糖链长度不足以诱导凝血酶抑制，但有一定作用）。
- 剂量调整：低体重患者需要进行剂量调整。
- 代谢特点：经肝代谢（CYP450）及尿排泄（40%），$t_{1/2}$=4.5~7h。
- 优点：与普通肝素相比，可预测药代动力学特点；必要时可通过抗 Xa 试验测定活性；无须血清检测以监测抗凝效果。
- 缺点：不良反应包括出血、脊髓或硬膜外血肿、人工心脏瓣膜血栓形成、血小板减少、HIT、过敏反应、皮肤坏死、高钾血症、肝毒性、注射部位反应、骨质疏松症（长期使用）、恶心、腹泻和药物热等。
- 逆转。
- 没有特定的直接逆转剂。
- 8h 内，每 1mg 依诺肝素给予硫酸鱼精蛋白 1mg。8~12h 内，每 1mg 依诺肝素给予 0.5mg 硫酸鱼精蛋白（最多 50mg）。
- 其他药物：8h 内，每 100U 达肝素或亭扎肝素，可给予 1mg 硫酸鱼精蛋白。

5.12.3　磺达肝癸钠

- 适应证：HIT 患者的预防或治疗。
- 皮下注射，与阿加曲班（静脉注射和直接凝血酶抑制剂）相比。
- 作用机制：X a 因子失活。
- 代谢特点：代谢途径不明确，尿液排泄，$t_{1/2}$=17~21h。
- 优点：皮下注射用于预防或治疗 HIT 患者，无须监测（一般不会增加部分凝血活酶时间）。

- 缺点：不良反应包括出血、硬膜外或脊髓血肿、血小板减少、过敏反应、注射部位反应（皮疹）、贫血和药物热。

- 调整剂量，可用于体重 < 50kg 的患者。如果同时进行髋部骨折、髋关节置换、膝关节置换或腹部手术，则禁用。

- 逆转：若出现严重出血，则使用重组因子Ⅶa，剂量为 90μg/kg。

5.13　深静脉血栓形成的预防

- 静脉血栓栓塞是静脉淤滞、内皮损伤和（或）高凝状态所致。与内科或外科 ICU 患者相比，脑损伤危重患者的静脉血栓栓塞事件发生率明显增加 [8-9]。

  ○ 继发于原发性脑损伤的内皮损伤和功能障碍导致组织因子过量释放，使稳态机制向血栓形成前状态转变 [9,11-13]。

- 筛查与症状评估因不同医疗机构而异。鉴于神经危重症患者与内科或外科 ICU 患者相比，更容易发生静脉血栓栓塞，我们常规通过下肢多普勒超声筛查，以排除深静脉血栓形成。

- 与静脉血栓栓塞发生风险增加相关的重要因素包括 [8-9] 以下几个方面。

  ○ 化学预防开始时间：急性重型脑损伤患者是静脉血栓栓塞高危人群；住院早期（3~6d），静脉血栓栓塞发生率增加 [9]。化学预防的开始时间取决于原发性损伤的类型和个体化损伤模式，但一般建议尽早进行皮下肝素注射，使用间歇充气加压装置预防。神经危重症护理协会近期声明摘要如下 [11]。

    ► 脑出血：一旦经临床医生或影像学检查确定脑损伤的出血风险在 48h 内稳定 [12]，则在 24h 内开始化学预防。

    ► 缺血性中风：如果给予组织型纤溶酶原激活物静脉溶栓（IV-tPA）治疗，则化学预防开始时间延迟 24h；若未进行 tPA，则尽快开始化学预防。

    ► 动脉瘤性蛛网膜下腔出血：动脉瘤被夹闭，之后 24h 内蛛网膜下腔出血的影像学检查结果稳定后，开始化学预防。

    ► 脊髓损伤：伤后 72h 内并在控制出血点后开始化学预防。

- ► 脑肿瘤：如果发生大出血的风险很低，并且没有出血迹象，尽早开始化学预防。
- ► 神经肌肉疾病：尽早开始。
- ○ 体重指数> 30kg/m^2。
- ○ 脑损伤严重程度逐渐加重 [12-13]。
- 没有强烈推荐任何一种药物及给药剂量和给药时间 [12-13]，我们的经验是，体重> 50kg 的患者，每 8h 皮下注射 5 000U 普通肝素；体重< 50kg 的患者，每 12h 皮下注射普通肝素 5 000U。

（李付磊　译，莫梦燕　校）

参考文献

[1] Pendem S, Rana S, Manno EM, et al. A review of red cell transfusion in the neurological intensive care unit. Neurocrit Care, 2006, 4(1):63–67.
[2] Hoffman R. Hematology: Basic Principles and Practice. 6th ed. Philadelphia: Churchill Livingstone.
[3] Hébert PC, Wells G, Blajchman MA, et al. A multicenter, randomized, controlled clinical trial of transfusion requirements in critical care. Transfusion requirements in critical care investigators, Canadian Critical Care Trials Group. N Engl J Med, 1999, 340(6):409–417.
[4] Oddo M, Milby A, Chen I, et al. Hemoglobin concentration and cerebral metabolism in patients with aneurysmal subarachnoid hemorrhage. Stroke, 2009, 40(4):1275–1281.
[5] Naidech AM, Jovanovic B, Wartenberg KE, et al. Higher hemoglobin is associated with improved outcome after subarachnoid hemorrhage. Crit Care Med, 2007, 35(10):2383–2389.
[6] Lelubre C, Bouzat P, Crippa IA, et al. Anemia management after acute brain injury. Crit Care, 2016, 20(1):152.
[7] Gutierrez G, Reines HD, Wulf-Gutierrez ME. Clinical review: hemorrhagic shock. Crit Care, 2004, 8(5):373–381.
[8] Skrifvars M, Bailey M, Presneill J, et al. Venous thromboembolic events in critically ill traumatic brain injury patients. Intensive Care Med, 2017, 43(3):419–428.
[9] Tracy BM, Dunne JR, O'Neal CM, et al. Venous thromboembolism prophylaxis in neurosurgical trauma patients. J Surg Res, 2016, 205(1):221–227.
[10] Abdel-Aziz H, Dunham CM, Malik RJ, et al. Timing for deep vein thrombosis chemoprophylaxis in traumatic brain injury: an evidence-based review. Crit Care, 2015, 19:96–105.
[11] Nyquist P, Bautista C, Jichici D, et al. Prophylaxis of venous thrombosis in neurocritical care patients: an evidence-based guideline: a statement for healthcare professionals from the neurocritical care society. Neurocrit Care, 2016, 24(1):47–60.
[12] Carney N, Totten A, O'Reilly C, et al. Guidelines for the Management of Severe Traumatic Brain Injury. 4th ed. Brain Trauma Foundation TBI Guidelines. Neurosurgery, 2016,0:1–10.
[13] McCully SP, Schreiber MA. Traumatic brain injury and its effect on coagulopathy. Semin Thromb Hemost, 2013, 39(8):896–901.

[14] Vincent JL, Baron JF, Reinhart K, et al. ABC (Anemia and Blood Transfusion in Critical Care) Investigators. Anemia and blood transfusion in critically ill patients. JAMA, 2002, 288(12):1499–1507.

[15] Marik PE, Corwin HL. Efficacy of red blood cell transfusion in the critically ill: a systematic review of the literature. Crit Care Med, 2008, 36(9):2667–2674.

[16] Kumar MA. Red blood cell transfusion in the neurological ICU. Neurotherapeutics, 2012, 9(1): 56–64.

[17] Baharoglu MI, Cordonnier C, Al-Shahi Salman R, et al. PATCH Investigators. Platelet transfusion versus standard care after acute stroke due to spontaneous cerebral haemorrhage associated with antiplatelet therapy (PATCH): a randomised, open-label, phase 3 trial. Lancet, 2016, 387 (10038):2605–2613.

[18] Hemphill JC III, Greenberg SM, Anderson CS, et al. American Heart Association Stroke Council, Council on Cardiovascular and Stroke Nursing, Council on Clinical Cardiology. Guidelines for the management of spontaneous intracerebral hemorrhage: a guideline for healthcare professionals from the American Heart Association/American Stroke Association. Stroke, 2015, 46 (7):2032–2060.

[19] Frontera JA, Lewin JJ III, Rabinstein AA, et al. Guideline for reversal of antithrombotics in intracranial hemorrhage: a statement for healthcare professionals from the Neurocritical Care Society and Society of Critical Care Medicine. Neurocrit Care, 2016, 24(1):6–46.

[20] Kaufman RM, Djulbegovic B, Gernsheimer T, et al. AABB. Platelet transfusion: a clinical practice guideline from the AABB. Ann Intern Med, 2015, 162(3):205–213.

[21] Reddy GD, Gopinath S, Robertson CS. Transfusion in traumatic brain injury. Curr Treat Options Neurol, 2015, 17(11):46.

[22] Kumar A, Mhaskar R, Grossman BJ, et al. AABB Platelet Transfusion Guidelines Panel. Platelet transfusion: a systematic review of the clinical evidence. Transfusion. 2015, 55(5):1116–1127, quiz 1115.

[23] Zeidler K, Arn K, Senn O, et al. Optimal preprocedural platelet transfusion threshold for central venous catheter insertions in patients with thrombocytopenia. Transfusion, 2011, 51(11):2269–2276.

第 6 章　脑水肿和颅内压增高

Anna Karpenko, Michelle Ghobrial

摘　要　颅内压增高是重症监护病房（ICU）中一种常见的情况，其与以下几种疾病的进行性加重关系密切，包括创伤性颅脑损伤、脑组织缺氧性损伤、大面积脑卒中、颅内出血、脑肿瘤、肝性脑病等。在本章中，我们将讨论颅内压增高的分步处理方式。
关键词　脑水肿　颅内压　脑灌注压　治疗　低温疗法　高渗疗法

6.1　基础理论

6.1.1　Monro-Kellie 学说（图 6.1）

- 颅腔内容积固定，其内容物包括：
  - 血液（动脉血和静脉血），占 10%。
  - 脑脊液，占 10%。
  - 脑实质，占 80%。
- 其中任何一种物质增加都会导致另外两种减少。
  - 例如，颅内肿瘤占据一定空间以牺牲脑脊液和血液为代价，这将会导致颅内压增高和脑血流量减少。

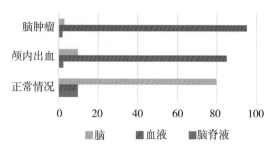

图 6.1　Monro-Kellie 学说指出，正常情况下颅腔内各部分的总体积是一定的。当发生颅内出血时，脑实质的总体积增加、脑脊液的总量减少，而脑血流量保持不变。当发生脑肿瘤时，肿块增加了脑实质的体积，但同时减少了脑脊液量和脑血流量

6.1.2 颅内压和脑灌注压

- 正常成人颅内压为 5~15mmHg。
- 脑脊液的产生和重吸收是一个持续不断的动态过程。人体每天大约产生 500mL 脑脊液。
- 脑灌注压 = 平均动脉压—颅内压。
- 正常脑灌注压为 50~90mmHg。
- 大脑自动调节（图 6.2）可以在一定的脑灌注压（50~150mmHg）下维持脑血流量。
- 颅内高压的定义为颅内压持续 > 20mmHg。
  - 颅内高压是脑外伤预后不良的独立危险因素 [5]。
  - 表 6.1 列出了一些导致颅内压增高的常见原因。
- 颅内压监测的适应证。
  - 梗阻性脑积水。

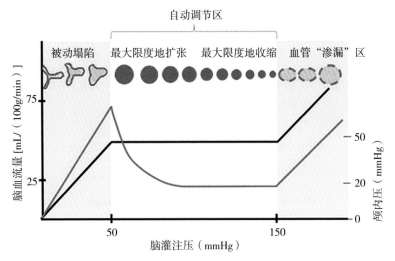

图 6.2 大脑自动调节曲线。在正常大脑中，血管直径的改变可在一定大小的脑灌注压下（50~150mmHg）使大脑保持一定的脑血流量。当脑灌注压高于 150mmHg 时（处于充血状态），血管就会出现"渗漏"。血脑屏障被破坏和血管内皮细胞损伤会引起脑水肿。而当脑灌注压低于 50mmHg 时（反应性血管舒张），血管最大限度地扩张，血流持续减少，造成灌注不足和局部缺血。当自动调节功能丧失后，上述两种极端情况下的颅内压都会增高。经 Rose JC 等许可引自 Optimizing blood pressure in neurological emergencies. Springer Nature Jan 1, 2004

表 6.1　颅内压增高相关疾病

脑肿瘤	脑膜炎或脑炎
创伤性颅脑损伤	暴发性肝衰竭
半球卒中	子痫
蛛网膜下腔出血	高血压脑病
缺氧性脑损伤	硬膜下出血、硬膜外出血、颅内出血

- ○ 交通性脑积水出现颅内压增高的早期迹象。
- ○ 严重的创伤性颅脑损伤患者。
- ○ 颅内压监测参见第 17 章。

6.1.3　颅内顺应性（图 6.3）

- 颅内顺应性的定义是颅内容物的体积变化与颅内压力变化的比值（$\Delta V/\Delta P$）[1]。

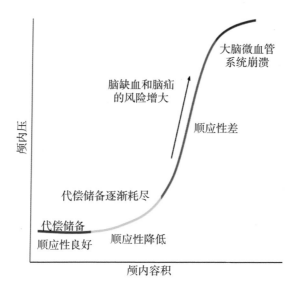

图 6.3　颅内顺应性曲线。压力容积曲线可分为四段。第一段：基础颅内容积，具有良好的代偿储备和顺应性（蓝色）。第二段：随着颅内容物体积的增加，代偿储备逐渐耗竭（黄色）。第三段：代偿储备不足，脑缺血和脑疝的风险增加（红色）。第四段：严重的颅内压增高导致大脑微血管系统崩溃和脑血管调节障碍（灰色）。引自 Hagay M. Intracranial pressure monitoring-review and avenues for development. Sensors, 2018,18(465):1−15

- 随着颅内容物体积的增加：
  - 颅内压缓慢增加。
  - 脑脊液转移至硬膜囊。
  - 大脑静脉受压导致静脉回流减少。
  - 如果不进行颅内压干预将会非常危险并有可能致命。

6.1.4　颅内压波形与脑疝

- 通过颅内压监测，通常可以在床旁查看波形。
- 颅内压波形由 3 个部分组成（图 6.4）。
  - P1：脉首波代表通过脉络丛传递到脑脊液的动脉搏动。
  - P2：潮汐波代表脑顺应性。
  - P3：重搏波代表主动脉瓣关闭（脑静脉血流出）。
- 当 P2 超过 P1 时，表明颅内顺应性较差（图 6.5）并且需要进行干预。
- 颅内压病理波形 [4-6]（Lundberg 波，图 6.6）：
  - 发生于颅内压增高及颅内顺应性降低时。
  - 可出现 3 种波形。
    - Lundberg A：颅内压持续增高，需要立即治疗。
    - Lundberg B：颅内压不稳定，需要积极干预。
    - Lundberg C：无临床意义。
- 脑疝综合征 [7-8]（表 6.2，图 6.7）。

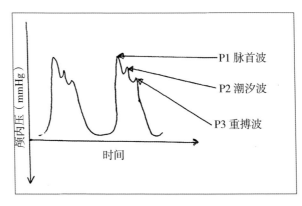

图 6.4　*正常颅内压波形*。改编自 Abraham M and Singhal V. Intracranial Pressure Monitoring. Journal of Neuroanaesthesiology and Critical Care. Thieme, 2015

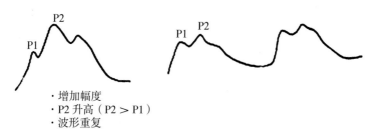

顺应性差

·增加幅度
·P2 升高（P2 > P1）
·波形重复

图 6.5　病理波形表明顺应性较差。改编自 Abraham M and Singhal V. Intracranial Pressure Monitoring. Journal of Neuroanaesthesiology and Critical Care. Thieme, 2015

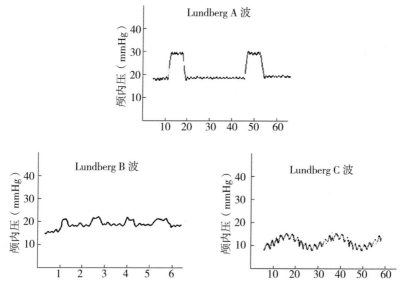

图 6.6　Lundberg 波。Lundberg A 波（高原波）表示颅内压突然增高至 20mmHg 以上且持续时间超过 5min，是即将脑疝的迹象。Lundberg B 波（压力波）表示在较短的时间内颅内压小幅度增加，其自限性与血管舒缩变化及颅内压不稳定有关。Lundberg C 波是低振幅周期波，该波每 4~8min 出现 1 次，意义不明。转自 Hirzallah MO, Choi HA. The Monitoring of Brain Edema and Intracranial Hypertension. J Neurocit Care, 2016, 9:92−104

表 6.2　脑疝综合征

脑疝分类	临床表现
颞叶钩回疝	动眼神经麻痹导致同侧瞳孔散大，对光反射消失 在瞳孔变化之前可能有谵妄或者烦躁的表现，以及对侧或者双侧运动姿势
大脑镰下疝（扣带回疝）	在大脑前动脉受压之前没有症状 精神状态变差 对侧下肢轻瘫
中心疝（双侧小脑幕切迹疝） · 此型脑疝有多个阶段 · 间脑期 · 中脑—脑桥上部期 · 脑桥—延髓上部期 · 脊髓（终末）期	垂体柄被切断引起的尿崩症 大脑后动脉受压引起的皮质盲 意识改变→昏迷 双侧瞳孔散大 伸肌运动姿势 呼吸改变（机械通气患者通常观察不到）
小脑幕切迹上疝	双侧瞳孔散大 伸肌姿势 意识改变→昏迷
小脑扁桃体下疝	意识改变→昏迷 呼吸骤停 心律失常
颅外疝或经颅骨疝 · 减压手术后 · 颅骨骨折	症状取决于受影响的区域

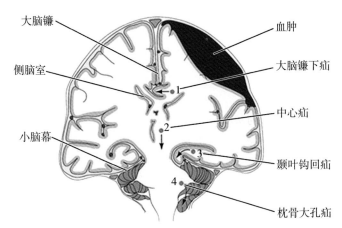

图 6.7　脑疝分型。（a）大脑镰下疝。（b）中心疝。（c）小脑幕裂孔疝，又称颞叶钩回疝。（d）小脑幕切迹上疝/枕骨大孔疝。经许可引自 Jallo G, Kothbauer K, Recinos V. Handbook of Pediatric Neurosurgery. 1st. Thieme, 2018

○ 当压力梯度导致脑实质移位并压迫周围组织、脑神经和血管时，就会发生脑疝。

○ 脑疝患者中大约有 1/3 不伴颅内压增高。

6.2 脑水肿

● 脑水肿是神经重症监护病房内患者的常见并发症。

● 约一半患者会出现颅内压增高或脑水肿，需要进行干预。

● 脑水肿有两种类型：

○ 血管源性脑水肿。

➤ 血脑屏障被破坏。

➤ 细胞外液聚集。

➤ 常见于：

—脑肿瘤。

—感染：脑膜炎、脑炎、脑脓肿。

—脑挫裂伤。

➤ 影响大脑白质而不是灰质，成像时可见大脑灰白交界区。

➤ 主要用糖皮质激素和甘露醇治疗。

○ 细胞毒性脑水肿。

➤ 细胞内液积聚，细胞内代谢改变。

➤ 细胞肿胀。

➤ 常见于：

— 脑卒中。

— 肝衰竭。

— 水中毒。

➤ 影响大脑白质与灰质，成像时灰白交界区消失。

➤ 主要用高渗药物治疗，糖皮质激素治疗无效。

6.3 颅内压增高的阶梯式治疗

参见图 6.8。

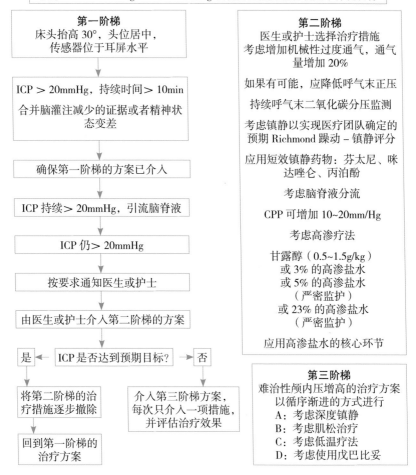

图 6.8　Thomas Jefferson 大学的颅内压增高管理流程。2019 年 3 月由 Matt Vibbert 博士和 CSC 委员会更新。ICP：颅内压；CPP：脑灌注压

6.4　颅内压增高的治疗

6.4.1　第一阶梯

- 保守措施。
  - 床头抬高 30°。
  - 头位居中。
  - 确保颅内压传感器位于耳屏水平。
  - 治疗发热。
  - 确保正常血容量。
  - 如果发现癫痫发作，及时治疗（如果怀疑有非惊厥性癫痫发作，可连接脑电图）。
- 如果颅内压持续高于 20mmHg 且脑灌注压低于 60mmHg，或者患者精神状态变差，则需要重新评估颅内压。
  - 引流脑脊液保持颅内压低于 20mmHg。
  - 如果采用这些方法后颅内压或脑灌注压没有改善，可进行第二阶梯治疗。

6.4.2　第二阶梯

- 以降低颅内压为目标，加用或者加量使用短效镇静药物（注意：可能需要加用或者加量使用升压药来维持脑灌注压）。
  - 丙泊酚。
  - 芬太尼。
  - 咪达唑仑。
- 考虑过度通气，将每分钟通气量增加 20%，以使动脉血二氧化碳分压达到 28~30mmHg。
  - 在使用高渗药物或糖皮质激素时，应将其作为临时措施。
    - ► 导致血管收缩。
    - ► 动脉血二氧化碳分压每下降 1mmHg，脑血流量就会减少 3%。
    - ► 长时间过度换气会增加缺血的风险。
    - ► 这些措施的目的是控制脑水肿、降低颅内压的同时维持平均动脉压 [9]。
- 通过将平均动脉压提高 10~20mmHg 来改善脑灌注压。

● 考虑加用高渗疗法。

  ○ 高渗疗法。

    ► 甘露醇 [10]。

      —渗透性利尿剂可通过扩充血浆容量以及通过改变红细胞的流变性降低血液黏度从而增加脑灌注压，加大脑血流量。

      — 20% 的甘露醇溶液以 0.25~1g/kg 剂量推注给药，每 6h 1 次。

      —监测血清渗透压，并且确保血清渗透压＞ 320mmol/L 或者血清渗透压间隙＞ 20mOsm/L。

      —利尿作用可引起血容量不足。

      —肾衰竭者慎用。

      —用等量的等渗溶液补充体液流失量。

      —长期使用可导致反弹性颅内高压。

      —长期使用后突然停药会增加反弹性脑水肿的风险。

    ► 3% 高渗盐水。

      —疗效与甘露醇相似 [11-12]，同时还具有扩充血容量、升高血压，从而维持脑灌注压的作用。

      —剂量。

        · 起始剂量为 18g 或者更大剂量，从外周静脉输注，但不能超过 30mL/h；不能从外周静脉推注给药。

        · 中心静脉通道：推注 250mL，持续 30min 以上。

        · 在结束静脉推注之后，开始以 30mL/h 的速度输注。

        · 每 6h 复查 1 次血清钠和血清渗透压。

        · 血清钠目标值为 150~155mmol/L。

        · 如果没有达到目标浓度，可以每隔 6h 再次推注并加大输液量。参见表 6.3 进行输注调节。

        · 最大输注速率为 100mL/h。

      —减量。

        · 24~48h 后缓慢停药以避免出现反弹性颅内压增高。

        · 继续每 6h 复查 1 次血清钠。

        · 避免每天钠离子输注量超过 8mmol/L（可以从高剂量重新开始，但是需要快速降低剂量）。

表 6.3　Na⁺ 浓度输注计划表（适用于 3% 氯化钠溶液的输注）

血清 Na⁺ 浓度 （mmol/L）	速率 （mL/h）	预期 △Na⁺ [mmol/（L·6h）]	复查 Na⁺
≤ 135	速率增加 40mL/h	6	6h
136~137	速率增加 35mL/h	6	6h
138~139	速率增加 30mL/h	5	6h
140~141	速率增加 25mL/h	5	6h
142~143	速率增加 20mL/h	4	6h
144~145	速率增加 15mL/h	4	6h
146~147	速率增加 10mL/h	3	6h
148~149	速率增加 5mL/h	3	6h
150~155	继续当前速率		6h
≥ 156	停止输注并通知主管医生		6h

—注意事项。

　·可能导致失代偿性心力衰竭。

　·如果渗出血管会导致组织坏死。

　·快速输注可能导致低血压。

　·可能导致血小板功能障碍，需监测血小板计数。

　·避免每天钠离子浓度增加超过 10mmol/L。

　·监测电解质。

　·可能导致高氯性代谢性酸中毒。

　·肾衰竭或进行血液透析的患者慎用。

　·血清钠低于 130mmol/L 的患者慎用，由于有导致渗透性髓鞘溶解的风险。

　·可能导致血栓性静脉炎。

▶ 高渗盐水代替剂量。

　— 5%NaCl：以 3mL/kg 的剂量推注 10~20min 以上。

— 7.5% NaCl：以 2mL/kg 的剂量推注 10~20min 以上。

— 23.4% NaCl 只能用于脑疝综合征，且仅能通过中心静脉推注 30mL，持续推注 3~5min 以上。

○ 重新评估颅内压，进行临床检查。如果颅内压没有改善，参考 6.4.3 "难治性颅内压增高的低温治疗"。

6.4.3 第三阶梯

【深度镇静】

- 增强镇静以诱导昏迷，Richmond 躁动镇静评分量表（RASS）评分应达到 –4 分。
- 如果颅内压内没有改善，应增加肌松药物。
- 用于缓解咳嗽、寒战、不自主运动、其他反射运动及腹部高压等可能导致颅内压增高的因素。
- 常用：
  ○ 罗库溴铵 0.6mg/kg 静脉推注给药，然后 0.3mg/（kg·h）持续滴注。
  ○ 西沙曲库 0.1mg/kg 静脉推注给药，然后 0.15mg/（kg·h）持续滴注。
- 监测 4 个连续刺激（按顺序电刺激面神经、尺神经或胫骨后神经），以监测到 1~2 次肌肉抽搐为宜。
- 长期神经肌肉阻滞与 ICU 获得性肌无力、深静脉血栓形成、角膜损伤、过敏反应、瘫痪，以及镇静不足时在麻醉期间意识清醒等密切相关。
- 指南不建议常规使用麻醉剂治疗颅内压增高。

【难治性颅内压增高的低温治疗】

原 理

通过降低氧消耗率从而降低脑血流量来降低颅内压。

禁忌证（＊表示相对禁忌证）

- 未复苏或未插管状态。
- 脑死亡。
- 由于皮肤问题不能使用冷却垫。
- 需要多种血管活性药物治疗的血管扩张性休克患者。
- 慢性肾衰竭。
- 心脏停搏前处于严重认知障碍持续状态，改良 Rankin 量表评分

（mRS）＞ 4 分或格拉斯哥预后评分（GOS）＜ 3 分。

- 患者能够遵循指令。
- 不可控的心律失常。
- 由昏迷、外伤、中毒等明显病因。
- 多器官功能障碍综合征。
- 明显的败血症。
- 出血或凝血功能障碍（国际标准化比值＞ 2.0，弥散性血管内凝血，血小板计数＜ 50×10^9/L）*。
- 休克*。
- 妊娠*。

方　案

- 检查基础项目包括基础代谢功能检查、部分凝血活酶时间、凝血酶原时间、血小板计数和动脉血气分析。
- 考虑进行动态脑电图监测和心电图监测（如果还未监测）。
- 可以使用体表或血管内降温的方法。
- 进行直肠、食管、肺动脉或膀胱测温。
- 根据方案，每小时检测 1 次生命体征，需要 A 线监测血压，进行输入量 / 输出量、患者体温和水温监测。
- 目标体温。
  - 正常体温（37℃），如果出现药物无法控制的发热。
  - 或 3h 内轻到中度低体温（33~36℃）。
- 使用床旁寒战评定量表每小时评估 1 次寒战迹象[13]（表 6.4）。
- 执行抗寒战方案[14]（表 6.5）。

表 6.4　床旁寒战评分

分数	寒战类型	部位
0	无寒战	触诊咬肌、颈部及胸壁时未触及寒战
1	轻度寒战	局限于颈部和胸部的寒战(可能只在心电监护仪上观察到)
2	中度寒战	除颈部和胸部外，可见上肢间断性寒战
3	重度寒战	全身寒战或者上肢持续性寒战

表 6.5　抗寒战方案

目标	干预措施	剂量	其他问题
收缩周围血管			
	升温毯调至最高温度(42℃)		如果有条件的话，可以佩戴手套、袜套
	硫酸镁	0.5~1mg/h 静脉滴注，mg^{2+} 目标浓度为 30~40mg/L，每 6h 给药 1 次	常规心电监护，每天测定 k^+、Ca^{2+} 浓度，监测药物毒性反应
	对乙酰氨基酚	650~1 000mg 口服或者每 4~6h 静脉给药 1 次	
中枢 α 受体激动剂			
	丁螺环酮	口服，每 8h 30mg	
	右美托咪定	0.2~1.5μg/(kg·h) 静脉滴注	
	或芬太尼	25μg/h 静脉滴注，剂量逐级微调	
	或哌替啶	25~50mg，根据情况进行静脉滴注或肌内注射（最大剂量为 600mg/24h）	禁忌证 ·肾功能不全（血清肌酐 > 106μmol/L） ·连续性静脉 – 静脉血液透析及血液透析 ·在 14d 内使用过单胺氧化酶抑制剂 ·活动性癫痫或者癫痫持续状态
抑制骨骼肌运动			
用于顽固性寒战，非常规使用	罗库溴铵	0.6mg/kg 静脉推注给药，之后给予 0.3 mg/(kg·h) 维持剂量静脉滴注	4 个成串刺激监测到 1~2 次肌肉抽搐
	或苯磺顺阿曲库铵	0.1mg/kg 静脉推注给药，之后给予 0.15mg/(kg·h) 维持剂量静脉滴注	4 个成串刺激监测到 1~2 次肌肉抽搐
	或丹曲林	2.5mg/kg 静脉滴注，每 6h 1 次	·不能连续使用超过 3d ·用药期间每天进行肝功能检查

【药物治疗】

苯巴比妥

- 通过降低大脑的代谢率来发挥作用。
- 进行动态脑电图检查，监测 2~3 个目标脉冲或屏幕的脉冲抑制。
- 每 15~30min 重复推注 3~5mg/kg 的负荷剂量，使颅内压 < 20mmHg。
- 维持剂量为每小时 1~4mg/kg。
- 并发症：低血压、肠梗阻。

（乔晋晟　苏常锐　译，汤文龙　校）

参考文献

[1] Harary M, Dolmans RGF, Gormley WB. Intracranial pressure monitoring-review and avenues for development. Sensors (Basel), 2018, 18(2):1–15.

[2] Abraham M, Singhal V. Intracranial pressure monitoring. J Neuroanaesth Crit Care, 2015, 2 (3):193–203.

[3] Balestreri M, Czosnyka M, Hutchinson P, et al. Impact of intracranial pressure and cerebral perfusion pressure on severe disability and mortality after head injury. Neurocrit Care. 2006, 4(1):8–13.

[4] Wijdicks EFM. Lundberg and his waves. Neurocrit Care. 2019, 31(3):546–549.

[5] Hirzallah MI, Choi HA. The monitoring of brain edema and intracranial hypertension. J Neurocrit Care. 2016, 9(2):92–104.

[6] Greenberg M. Handbook of Neurosurgery. 6th. Thieme Medicial Publishers, 2006.

[7] Stevens RD, Shoykhet M, Cadena R. Emergency neurological life support: intracranial hypertension and herniation. Neurocrit Care, 2015, 23 Suppl 2:S76–S82.

[8] Bhardwaj A, Mirski M. Handbook of Neurocritical Care. 2nd. Springer Publishing, 2011.

[9] Tyagi R, Donaldson K, Loftus CM, et al. Hypertonic saline: a clinical review. Neurosurg Rev, 2007, 30(4):277-289, discussion 289–290.

[10] Battison C, Andrews PJ, Graham C, et al. Randomized, controlled trial on the effect of a 20% mannitol solution and a 7.5% saline/6% dextran solution on increased intracranial pressure after brain injury. Crit Care Med, 2005, 33(1):196-202, discussion 257–258.

[11] Carney N, Totten AM, O'Reilly C, et al. Guidelines for the management of severe traumatic brain injury, Fourth Edition. Neurosurgery, 2017, 80(1):6–15.

[12] Francony G, Fauvage B, Falcon D, et al. Equimolar doses of mannitol and hypertonic saline in the treatment of increased intracranial pressure. Crit Care Med, 2008, 36(3):795–800.

[13] Choi HA, Ko S-B, Presciutti M, et al. Prevention of shivering during therapeutic temperature modulation: the Columbia anti-shivering protocol. Neurocrit Care, 2011, 14(3):389–394.

[14] Badjatia N, Strongilis E, Gordon E, et al. Metabolic impact of shivering during therapeutic temperature modulation: the bedside shivering assessment scale. Stroke, 2008, 39(12):3242–3247.

第7章　神经重症监护病房的发热与感染

Deena M. Athas, Amna Sheikh, Jacqueline S. Urtecho

摘　要　在神经重症监护病房（NICU）中，感染性和非感染性发热都很常见。本文将讨论 NICU 发热的一些最常见的感染性和非感染性原因的诊断和管理中的关键因素。
关键词　脑膜炎　艾滋病　弓形虫病　发热　感染和中枢性发热

7.1　大　脑

7.1.1　脑膜炎

脑膜炎是软脑膜的炎症，软脑膜是由覆盖着大脑和脊髓的 3 层脑膜（硬脑膜、蛛网膜和软脑膜）组成，脑膜炎的病因多样（表 7.1）。

【症状与体征】

大多数患者会有以下一种或多种症状。

- 头痛。
- 发热。

表 7.1　脑膜炎的病因

细菌	病毒	真菌	结核性	非感染性
·肺炎链球菌	·单纯疱疹病毒	·隐球菌属	·结核分	·恶性肿瘤
·脑膜炎奈瑟菌	·VZV 肠道病毒	·球孢子菌属	枝杆菌	·药物（非甾体
·流感嗜血杆菌	·HIV 虫媒病毒	·组织胞浆菌属		抗炎药、IVIg、
·单核细胞增生	（西尼罗病毒）	·曲霉属		抗生素、抗癫
李斯特菌	·淋巴细胞性脉			痫药物）
·需氧革兰氏阴	络丛脑膜炎			·自身免疫性疾病
性杆菌				

HIV：人类免疫缺陷病毒；IVIg：静脉注射免疫球蛋白；VZV：水痘－带状疱疹病毒

- 颈部僵硬。
- 恶心或呕吐。
- 皮疹（瘀斑或水疱）。
- 精神状态改变。
- 对光或声音敏感。
- 体格检查可发现：
  - 布鲁津斯基征：颈部屈曲时膝关节和双髋不自主屈曲。
  - 克尼格征：髋关节和膝关节成 90° 弯曲，将小腿上抬伸直时会引起疼痛和阻力。

【危险因素】

- 年龄。
- 生活环境。
- 医疗条件差及基础疾病。
- 暴露。
- 旅游。

【辅助检查】

实验室检查

- 全血细胞计数、化学物质、凝血功能、血培养和肝功能检查。
- 人类免疫缺陷病毒（HIV）、莱姆病、狼疮抗体、纯化蛋白衍生物，快速血浆反应素试验或荧光密螺旋体抗体吸附试验。
- 腰椎穿刺得到的细胞计数和细胞培养结果有助于缩小诊断范围（表 7.2）。对于服用除阿司匹林以外的抗凝剂或抗血小板药物的患者，建议进行逆转治疗之前进行血液科会诊。如果延迟腰椎穿刺，应继续使用抗生素。

影像学检查

　　在腰椎穿刺前不建议常规进行 CT 检查。根据美国传染病学会的规定，当出现以下任何一种情况时，应在腰椎穿刺前先进行 CT 扫描（表 7.3）。

表 7.2 脑脊液感染的常见原因

检验	正常脑脊液	细菌感染	病毒感染	真菌感染	结核分枝杆菌感染
外观	无色透明	脓性或无色透明	无色透明	无色透明或微浑浊	浑浊, 有网状纤维形成
开放压力	正常 $< 20mmHg$	升高	正常	正常或升高	正常或升高
白细胞计数	$0{\sim}8/mm^3$	$> 1\,000/mm^3$	$< 100{\sim}1\,000/mm^3$	$100{\sim}500/mm^3$	是变化的
细胞分化	淋巴细胞和单核细胞	以中性粒细胞为主	淋巴细胞	淋巴细胞	淋巴细胞
蛋白质	$150{\sim}450mg/L$	$1\,000{\sim}5\,000mg/L$	正常或升高至 $500{\sim}2\,500mg/L$	升高至 $1\,000{\sim}5\,000mg/L$	升高至 $1\,000{\sim}5\,000mg/L$
葡萄糖	$1000{\sim}5000mg/L$	$< 400mg/L$	$500{\sim}800mg/L$	$300{\sim}450mg/L$	$< 500mg/L$
脑脊液葡萄糖和血清葡萄糖比值	0.6	< 0.4	> 0.6	< 0.4	< 0.4
微生物	无	肺炎链球菌、奈瑟菌属、流感嗜血杆菌、李斯特菌、金黄色葡萄球菌、革兰氏阴性杆菌	2型单纯疱疹病毒、VZV、肠道病毒、HIV、西尼罗病毒	隐球菌属、球孢子菌属、组织胞浆菌属、曲霉菌属	分枝杆菌

HIV: 人类免疫缺陷病毒; VZV: 水痘 – 带状疱疹病毒

表 7.3　有以下情况的患者应在腰椎穿刺前先进行头部 CT 检查

患者情况	细节
神经学检查异常	瞳孔对光反应消失、上肢或下肢偏瘫、凝视偏差、脑神经麻痹、失语
精神状态改变	无法执行命令或回答问题
视神经乳头水肿	视神经乳头水肿提示颅内压增高
癫痫发作	1 周内
免疫功能不全	HIV/AIDS、癌症、任何免疫抑制疗法、移植术后
既往有 CNS 疾病史	肿块病灶（肿瘤或脓肿）、大面积脑卒中等

改编自 Tunkel 等 [3]。AIDS：获得性免疫缺陷综合征；CNS：中枢神经系统；HIV：人类免疫缺陷病毒

7.1.2　急性细菌性脑膜炎

【流行病学】

　　据美国疾控中心（CDC）报道，全球每年约有 4 000 人感染细菌性脑膜炎。常见的致病微生物包括肺炎链球菌（61%）、脑膜炎奈瑟菌（16%）、B 组链球菌（14%）、流感嗜血杆菌（7%）和单核细胞增生李斯特菌（2%）。

【诊　断】

　　所有疑似细菌性脑膜炎的患者应立即进行血液培养和腰椎穿刺，并立即开始使用抗生素。图 7.1 详细介绍了疑似细菌性脑膜炎患者的处理过程。

【治　疗】

　　应尽快开始经验性使用抗生素，最初应基于危险因素或年龄来选择广谱抗生素（表 7.4）。随着特定病原体的确定，抗生素的选择范围应该缩小。当怀疑为肺炎球菌性脑膜炎时，应在首次使用抗生素前 10~20min 开始使用地塞米松（每 6h 10mg 静脉注射）。确诊为肺炎球菌性脑膜炎时，应继续使用类固醇类药物 2~4d。如果腰椎穿刺结果与细菌性脑膜炎的诊断不一致，应停止使用类固醇。抗生素可继续使用至血液培养完成。

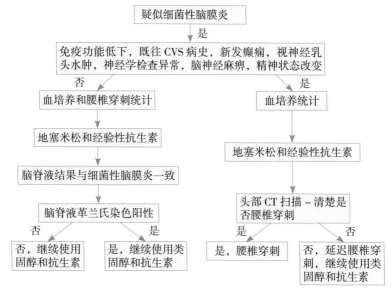

图 7.1　成人疑似细菌性脑膜炎的处理 [3]。改编自 Tunkel 等的细菌性脑膜炎管理实践指南

表 7.4　针对脑膜炎诱因的抗生素治疗

诱因	常见细菌	一线抗生素疗法	替代抗生素疗法
年龄：2~50 周岁	·脑膜炎奈瑟菌 ·肺炎链球菌	·第三代头孢菌素 ·万古霉素 + 第三代头孢菌素（头孢曲松钠或头孢噻肟）	·青霉素 G ·氨苄西林 ·氯霉素 ·氟喹诺酮或氨曲南 ·美罗培南 ·氟喹诺酮
年龄：> 50 周岁	·肺炎链球菌 ·脑膜炎奈瑟菌 ·单核细胞增生李斯特菌 ·需氧革兰氏阴性杆菌	·万古霉素 + 氨苄青霉素 + 第三代头孢菌素（头孢曲松钠或头孢噻肟）	
颅底骨折穿透伤	·肺炎链球菌 ·流感嗜血杆菌 ·A 族 β 溶血性链球菌 ·金黄色葡萄球菌 ·凝固酶阴性葡萄球菌 ·需氧革兰氏阴性杆菌（包括铜绿假单胞菌）	·万古霉素 + 第三代头孢菌素 ·万古霉素 + 头孢吡肟或万古霉素 + 头孢他啶或万古霉素 + 美罗培南	

诱因	常见细菌	一线抗生素疗法	替代抗生素疗法
神经 外科 术后	·需氧革兰阴性杆菌 （包括铜绿假单胞菌） ·金黄色葡萄球菌 ·凝固酶阴性葡萄球菌 （尤其是表皮葡萄球菌）	万古霉素 + 头孢吡肟或 万古霉素 + 头孢他啶或 万古霉素 + 美罗培南	
脑脊 液分 流	·凝固酶阴性葡萄球菌 （尤其是表皮葡萄球菌） ·金黄色葡萄球菌 ·需氧革兰氏阴性杆菌 （包括铜绿假胞菌） ·痤疮丙酸杆菌	万古霉素 + 头孢吡肟或 万古霉素 + 头孢他啶或 万古霉素 + 美罗培南	

改编自细菌性脑膜炎实践指南 [3]

7.1.3 无菌性脑膜炎

无菌性脑膜炎是指有临床症状但细菌培养呈阴性的脑膜炎。引起无菌性脑膜炎的常见原因包括以下几个方面。

- 病毒: 肠道病毒、HIV、单纯疱疹病毒、腮腺炎、EB 病毒、巨细胞病毒、人类疱疹病毒 6 型和腺病毒。
- 真菌感染：隐球菌感染和球霉菌感染。
- 螺旋体：莱姆病和梅毒。
- 软脑膜肿瘤。
- 药源性无菌性脑膜炎：非甾体抗炎药、静脉注射免疫球蛋白、抗生素和抗癫痫药。

【诊　断】

所有疑似脑膜炎的患者都应进行腰椎穿刺（图 7.1）。

【治　疗】

疑似脑膜炎的患者都应使用抗生素，直至排除细菌感染。

7.1.4 病毒性脑膜炎

与细菌性脑膜炎相比，病毒性脑膜炎症状较轻，但是最常见。夏季和秋季出现的肠道病毒（柯萨奇病毒、艾柯病毒、非脊髓灰质炎肠道病毒）是其最常见的病因。

【治 疗】

多数病例具有自限性并且会在 7~10d 内自愈。一般情况下，对大多数患者可以采取对症治疗（退热、静脉输液、止痛药等）。某些病毒，如 2 型单纯疱疹病毒和水痘 – 带状疱疹病毒需要采用阿昔洛韦抗病毒药物治疗，艾滋病毒则需采用抗逆转录病毒药物治疗。

7.1.5　真菌性脑膜炎

真菌性脑膜炎在美国相对罕见，可发生在免疫功能低下的患者中。危险因素包括器官移植、化疗或长期使用类固醇药物，常以亚急性或慢性方式出现。真菌性脑膜炎不会发生人传人现象，但是被患者吸入的孢子会从肺部传播到大脑或脊髓。应特别注意最近搬家的患者和可能已经暴露的患者。根据 CDC 的报道，表 7.5 列出了一些真菌性脑膜炎常见致病真菌。

表 7.5　真菌性脑膜炎常见致病真菌及治疗

真菌	传播	治疗
隐球菌属	土壤 鸟粪 腐烂的木材	静脉注射两性霉素 B + 5– 氟胞嘧啶 2 周后口服氟康唑
球孢子菌属	美国西南部，中美洲和南美洲的土壤	口服氟康唑诱导 静脉注射氟康唑和两性霉素 B（对口服治疗无效的患者）
组织胞浆菌属	鸟、蝙蝠粪便 美国中部和东部	静注两性霉素 B，转为口服伊曲康唑或氟康唑
曲霉属真菌	鼻窦炎，静脉药物滥用者	静脉注射伏立康唑或两性霉素 B
芽生菌属	潮湿的土壤 腐烂的木材和叶子 美国中西部、中南部和东南部	静脉注射两性霉素 B
念珠菌属	寄生于身体中 血液传播	两性霉素 B 联合 5– 氟胞嘧啶

7.1.6　脑室感染

由感染引起的脑室室管膜炎症被称为脑室感染。

【病　因】

● 病因包括脑膜炎、脑脓肿、外伤、脑室外引流、脑室内分流和鞘内化疗[31]。

● 常见的致病微生物包括葡萄球菌属、革兰氏阳性皮肤菌群、革兰氏阴性杆菌和肺炎链球菌。

【发病率】

脑室置管后，脑室感染的发生率为 0~45%[25]。

【临床表现】

脑室腹腔分流术患者可能出现发热、癫痫发作、颈项强直、新发头痛[1]、畏光、恶心、嗜睡、精神状态改变、红斑和导管压痛。脑室胸腔分流术后感染者可能出现胸膜炎，脑室腹腔分流术后感染者可能出现腹膜炎、腹痛和腹腔积水[2-3]。脑室心房分流术术后感染者可能出现血液感染和心内膜炎。

【诊　断】

● 根据美国感染病学会（IDSA）脑脊液引流感染诊断标准如下[1]：
　○ 单次或多次脑脊液培养阳性伴脑脊液细胞增多、低糖血症和细胞计数增加，临床症状为脑室感染和脑膜炎。

● 然而，脑脊液细胞计数和葡萄糖或蛋白质异常可能不是感染的可靠指标，而脑脊液正常也不能排除感染。

● 对于生长缓慢的微生物，如果最初脑脊液培养呈阴性，应至少观察10d。

● 如果脑脊液相关设备（包括分流器、鞘内泵、深部脑刺激器、迷走神经刺激器或相关硬件）受到感染，目前的建议是移除被感染的设备。所有被移除的设备或分流器都应进行病原菌培养。

● 除了进行脑脊液病原菌培养外，所有脑室 - 心房分流患者都应进行血液培养，脑室 - 腹腔分流或脑室 - 胸腔分流患者也应考虑进行血液培养。

【影像学检查】

- 对于怀疑脑脊液设备感染者，建议进行 MRI 检查。

- 如果 MRI 不可行或有禁忌证，可以考虑进行头部增强 CT 检查。

- 腹膜或胸膜分流及腹痛或胸膜型胸痛患者，应进行胸腹部 CT 或腹部超声检查。

【治　疗】

- 治疗包括抗生素治疗和移除被感染的分流器或设备（表 7.6）。

- 一旦确定特定病原体后，应缩小抗生素的使用范围（表 7.7）。

- 抗生素的使用期限为 10~14d，具体时间取决于病原体种类，某些革兰氏阴性杆菌可延长至 21d，应在最后一次脑脊液培养结果呈阳性后确定持续时间。

表 7.6　疑似与医疗保健相关的脑室感染或脑膜炎患者的经验性抗生素治疗

无 β– 内酰胺或碳青霉烯类抗生素过敏	对 β– 内酰胺或碳青霉烯类抗生素过敏严重
万古霉素 + 抗假单胞菌 β– 内酰胺药物（头孢吡肟、头孢他啶或美罗培南）	万古霉素 + 氨曲南或环丙沙星

表 7.7　根据病原体和抗药物敏感性选择合适的抗生素

病原体	抗生素
甲氧西林敏感金黄色葡萄球菌	萘夫西林或苯唑西林（除非对 β– 内酰胺类药物过敏，可用万古霉素替代）
耐甲氧西林金黄色葡萄球菌	·万古霉素 ·如果不能使用万古霉素，二线药物为利奈唑胺、达托霉素或复方新诺明
凝固酶阴性葡萄球菌	·万古霉素 ·利福平：如果对此药敏感，应联合用药。无法使用 β– 内酰胺类药物或万古霉素的患者可使用利奈唑胺、达托霉素或复方新诺明
痤疮丙酸杆菌	青霉素 G

病原体	抗生素
革兰阴性杆菌（非假单胞菌） 肠杆菌属 克雷伯菌属 枸橼酸杆菌 沙雷氏菌属 流感嗜血杆菌 变形杆菌 奈瑟菌属	基于敏感性和中枢神经系统渗透性 头孢曲松钠、头孢噻肟
假单胞菌	头孢吡肟 头孢他啶 美罗培南 可选用氨曲南或氟喹诺酮
不动杆菌	·美罗培南 ·如果对碳青霉烯类药物耐药，可使用多黏菌素 E 甲磺酸钠或多黏菌素 B
念珠菌	含有 5- 氟胞嘧啶的两性霉素 B 脂质体
曲霉菌属或凸脐蠕孢属	伏立康唑

7.1.7 HIV 相关的感染

【脑弓形虫病】

由弓形虫引起的中枢神经系统机会性感染是艾滋病毒感染者死亡和发病的主要原因之一 [4]。这些感染中最常见的则是弓形体病。当 CD4 细胞计数降至 < 200/mm^3 时，HIV 患者存在弓形虫病复发的风险，其在中枢神经系统感染中的表现为从局灶性脑病变至弥漫性脑炎 [4-5]。

诊 断

● 临床表现。

○ 发热、头痛、癫痫发作、精神状态改变，以及局灶性神经功能缺损。

● 实验室检查。

○ HIV。

○ CD4。

○ 抗弓形虫 IgG 抗体 [23]。

○ 血培养。

- 腰椎穿刺：除非有禁忌证，所有疑似患者都应进行腰椎穿刺。应注意释放压力，并将脑脊液送检，送检项目如下。

  ○ 细胞计数。

  ○ 蛋白质、葡萄糖。

  ○ 细胞学检查。

  ○ 细胞培养。

  ○ 隐球菌抗原。

  ○ 弓形虫聚合酶链式反应 [23]。

- 因艾滋病、癌症或免疫抑制治疗导致的免疫功能低下（T 细胞缺陷）病史。

- 影像学阳性表现：MRI 优于 CT[6]。

  ○ 环形强化病灶伴周围水肿。

  ○ 病变往往位于灰质深部（基底节区、丘脑）。

  ○ 可使用磁共振波谱或正电子发射体层成像（PET）来鉴别脑淋巴瘤 [7-8]。

治 疗

- 治疗方案包括诱导治疗和维持治疗（表 7.8）。

表 7.8　脑弓形虫病的治疗 [28-29]

	药物	持续时间
诱导剂量	口服乙胺嘧啶 200mg	单次
维持剂量 < 60kg	· 每天口服乙胺嘧啶 50mg+ · 每 6 h 口服磺胺嘧啶 1 000mg+ · 每天口服亚叶酸钙 10~25mg（必要时可增至每天 50mg 或每天 2 次）	对于广泛性疾病或部分反应，至少需要 6 周以上的治疗
维持剂量 > 60kg	· 每天口服乙胺嘧啶 50mg+ · 每 6 h 口服磺胺嘧啶 1 000mg+ · 每天口服亚叶酸钙 10~25mg（必要时可增至每天 50mg 或每天 2 次）	对于广泛性疾病或部分反应，至少需要 6 周以上的治疗

- 皮质类固醇可用于治疗脑水肿。
- 所有出现癫痫发作的患者都应使用抗惊厥药物，应根据病变部位预防癫痫发作。
- 启动抗逆转录病毒疗法（ART）：未接受 ART 的 HIV 患者应评估是否及时启动 ART，因为在诊断为机会性感染（如弓形虫病）后，已证明通过增加 CD4 细胞计数抑制艾滋病病毒载量和重建免疫系统可延缓艾滋病的进展并降低死亡率。

【隐球菌】

　　新型隐球菌是一种真菌，可致免疫抑制或晚期 HIV 患者（通常 CD 细胞计数 < 100/mm^3）出现脑膜炎。

　　症状：不适、发热、头痛、恶心、光敏、视觉障碍、精神状态改变和颅内高压的脑神经麻痹[9]。

诊　断

- 所有疑似新型隐球菌性脑膜炎者都应进行腰椎穿刺。
  - 可能显示开放性颅内压增高 > 250mmH$_2$O。
  - 脑脊液谱通常显示白细胞降低，白细胞计数 < 50 个细胞 / 微升，葡萄糖含量偏低或正常，蛋白质轻度升高。
  - 脑脊液隐球菌抗原阳性可确诊。
- 不能进行腰椎穿刺的患者应检测血清抗原，其已被证明与脑脊液抗原相当[10]。应行头部 CT 或脑部 MRI 检查以排除其他病因。

治　疗

- 治疗包括 3 个阶段：诱导、巩固和维持阶段（表 7.9）。
- 与两性霉素和氟康唑联合使用相比，两性霉素和 5- 氟胞嘧啶诱导的早期死亡率（前 2 周内）有所降低。
- 开放性颅内压增高或持续颅内症状提示高颅内压的患者，可能需要连续进行腰椎穿刺治疗。可以考虑腰部引流或脑室腹腔分流术，但不应作为常规治疗手段。
- 与弓形虫病不同，在急性隐球菌感染时，应延迟抗逆转录病毒治疗。

表 7.9　隐球菌脑膜炎治疗指南

阶段	持续时间	治疗
诱导阶段	2 周	每天静脉滴注两性霉素 B 脂质体 3~4mg/kg，口服 5- 氟胞嘧啶 25mg/kg（每天 4 次）[11]
巩固阶段：在成功的诱导期（定义为临床改善和多次腰椎穿刺脑脊液培养阴性）之后	8 周	每天口服氟康唑 400mg
维持阶段	最少 1 年	每天口服氟康唑 200mg

7.1.8　积　脓

受感染的液体积聚于体腔内称为积脓，积脓可发生于颅内或椎管内。当积脓发生在硬脑膜和蛛网膜之间时，称为硬脑膜下积脓[26]；当积脓发生在颅骨和硬脑膜之间时，称为硬脑膜外积脓。硬膜下积脓仍然具有很高的发病率（约 55%）和死亡率（约 48%）。

【危险因素】

鼻窦炎（常见）、牙科及耳部感染、颅脑手术、创伤和菌血症[12]。

【微生物感染】

肺炎链球菌、流感嗜血杆菌、需氧链球菌、金黄色葡萄球菌、厌氧菌、铜绿假单胞菌、表皮葡萄球菌。

【临床表现】

发热[13]、头痛、恶心、呕吐、精神状态改变、耳痛、癫痫发作[13]、脑膜炎及局灶性神经体征[12-13]。

【诊　断】

● 实验室检查。
　○ CBC、红细胞沉降率（ESR）、C 反应蛋白（CRP）和血培养。
● 影像学检查：所有疑似颅内积脓患者都应进行脑部影像学检查。
　○ 首选 MRI。
　○ 如果 MRI 不可行或有禁忌证，可进行头部增强 CT 检查。
　○ 如果怀疑感染性静脉窦血栓形成，应进行磁共振血管成像。

- 腰椎穿刺：可根据临床怀疑进行腰椎穿刺，但应首先完成影像学检查以避免潜在的脑疝风险。
- 细菌培养。

【治　疗】

- 治疗的主要内容包括早期诊断、早期经验性抗生素治疗和手术清除。
- 经验性抗生素治疗包括万古霉素、甲硝唑、头孢曲松钠或头孢吡肟或头孢他啶（包括假单胞菌感染）。
- 如果无局灶性神经功能缺损，积脓有限且局限（不在后颅窝），而且开始进行抗生素治疗后并且迅速好转，则可考虑单独使用抗生素进行保守治疗。保守治疗的缺点是患者需要频繁的影像学检查来评估清除情况，并需要长期使用广谱抗生素，可能会发生不良反应。

【并发症】

　　脑炎、静脉窦血栓形成、感染性血栓性静脉炎、静脉梗死、脑水肿和颅骨骨髓炎。

7.2　脊　柱

7.2.1　硬膜外脓肿

　　脊髓硬膜外脓肿是指硬脑膜和椎体之间存在化脓性物质[15]。脓肿可以通过直接压迫，或引起脓毒性血栓性静脉炎而造成血管闭塞，从而引发脊髓损伤。这会导致神经功能永久性丧失。

【流行病学】

　　脊髓硬膜外脓肿的发病率为 0.2~1.2/10 000[15]，在过去的 25 年里，发病率有所上升。男性比女性更常见。

【危险因素】

- 糖尿病。
- 脊柱手术或内固定。
- 脊柱畸形。
- 免疫抑制。
- 酗酒。
- 创伤。

- 滥用静脉注射药物。
- 菌血症。

【微生物感染】

金黄色葡萄球菌占硬膜外脓肿病例的 2/3，耐甲氧西林金黄色葡萄球菌占 15%。其他微生物感染包括凝固酶阴性葡萄球菌（表皮葡萄球菌）、大肠杆菌、铜绿假单胞菌、厌氧菌（罕见）、分枝杆菌（包括结核分枝杆菌，罕见）。约 1/3 的患者没有明确的病因。

【临床表现】

- 神经功能障碍是最常见的体征：运动无力、麻木和膀胱或肠道功能障碍。
- 疼痛：背痛、神经根痛、闪痛、电击样痛等。体格检查时沿脊柱轴触诊有助于确定疑似损伤区域。
- 发热。

【诊　断】

实验室检查：CBC、ESR、CRP 和血培养。

影像学检查

- 磁共振脊柱成像（金标准）。
- 脊柱 CT 静脉造影。
- 如果 MRI 不可用或有禁忌证，则进行脊髓 CT 造影。

【治　疗】

- 为避免永久性神经损伤，应尽早进行手术减压。
- 一旦出现症状，立即经验性全身应用抗生素。
- 抗生素疗法（表 7.10）。
  ○ 万古霉素联合头孢曲松钠（头孢他啶或头孢吡肟），应根据细菌培养结果缩小抗生素使用范围，治疗时间至少为 6 周 [16]。
- 围手术期高危患者，全脊柱感染、不可逆性瘫痪或拒绝手术的患者可单独使用抗生素治疗。
- 如果不能进行手术减压，应在 CT 引导下抽吸脓肿以明确感染微生物的种类。
- 如果无法直接获得培养物，可根据血液培养结果逐渐减少抗生素的使用。

表 7.10　脊髓硬脑膜外脓肿的治疗

	药物	持续时间
经验性治疗	万古霉素 + 头孢噻肟、头孢曲松钠、头孢吡肟或头孢他啶，或美罗培南	最少 6 周 [16]
如果高度怀疑为假单胞菌	万古霉素 + 头孢吡肟或头孢他啶，或美罗培南	

7.2.2　骨髓炎

脊椎骨髓炎是一种慢性无痛性的顽固性疾病，常被误诊 [30]。通常是血行播散的结果，但也可来自周围软组织的传播。

【危险因素】

● 静脉注射药物滥用。

● 糖尿病。

● 退行性关节病变。

● 心内膜炎。

● 脊柱手术或内固定。

● 免疫功能低下。

　　男性发病率是女性的 2 倍。

【微生物感染】

● 最常见的微生物感染：金黄色葡萄球菌 [17]。
　○ 异物相关感染：凝固酶阴性葡萄球菌或丙酸杆菌。
　○ 院内常见感染：肠杆菌、铜绿假单胞菌、念珠菌。
　○ 结核病流行地区感染：结核分枝杆菌。
　○ 地方病病原体：布鲁氏菌、贝纳柯克斯体、真菌 [17]。

【临床表现】

● 受累椎体疼痛是最常见的症状，疼痛可能会持续数天到数周，在体格检查时沿脊柱轴触诊会引起疼痛。

● 通常不会出现发热。

● 腰椎比胸椎和颈椎更易受累。

【诊　断】

● 实验室检查。

○ CBC、ESR、CRP 和血培养。
● 影像学检查。
　○ 所有血液培养阳性的患者都应进行超声心动图检查。
　○ X 线检查的灵敏度和特异度较低，可能需要 2 周才会表现出影像
　　学异常。
　　► 软组织肿块。
　　► 骨质破坏。
　　► 骨膜反应。
　　► 关节间隙的扩大或缩小。
　○ MRI。
　○ CT 的应用有限，除非 MRI 不可行或有禁忌证，其软组织分辨率
　　差且不能显示骨髓水肿，正常的 CT 扫描不能排除骨髓炎的诊断。
● 组织培养：血液培养阴性时应进行影像导航的引导针抽吸。组织培
　养应包括细菌、真菌、分枝杆菌和布鲁氏菌（适当时）。

【治　疗】

　　如果患者血流动力学稳定，且无硬膜外脓肿的证据，可以继续进
行抗生素治疗直到确定微生物学诊断。抗生素治疗可针对特定的病原
体（表 7.11）。总治疗时间一般至少为 6 周。

表 7.11　无脓肿骨髓炎的抗菌药物选择

微生物感染	首选
经验疗法	万古霉素＋头孢噻肟或头孢他啶或头孢曲松钠或头孢吡肟
甲氧西林敏感金黄色葡萄球菌	萘夫西林或苯唑西林或头孢唑啉
耐甲氧西林金黄色葡萄球菌	万古霉素
肠球菌，对青霉素敏感	青霉素或氨苄西林
肠球菌属，对青霉素耐药	静脉注射万古霉素
铜绿假单胞菌	头孢吡肟或美罗培南或多利培南
肠杆菌	头孢吡肟或厄他培南
痤疮丙酸杆菌	青霉素 G 或头孢曲松钠

改编自美国感染病协会 IDSA 指南（2015）

【监　测】

抗菌药物治疗 4 周后评估临床改善情况、ESR 和 CRP 水平。对于没有改善的患者，应重复进行 MRI 检查；如果临床和影像学证据表明治疗失败，应重新取组织标本以确定病原体 [18]。

【手术治疗】

对于有进行性神经功能缺失、硬膜外或椎旁脓肿、椎体塌陷导致脊髓压迫或经抗菌治疗病情持续或复发的患者，建议进行手术治疗 [17-18]。

7.3　中枢性发热

中枢性发热是在急性神经损伤时无任何明确病因（传染性或非传染性）的发热。发热的定义为体温连续 2d ≥ 38.3℃ [19]。发热与死亡率增加、神经系统疾病预后不良、ICU 住院时间延长及护理费用升高有关 [19-20]。

- 中枢性发热的预测因素包括以下 4 个方面。
  - 入 ICU 后 72h 内的早期发作 [19-20]。
  - 持续发热超过 6h，且持续 2d 以上 [20-22]。
  - 近期有输血史。
  - 诊断为创伤性颅脑损伤、蛛网膜下腔出血、脑室出血或肿瘤。

  中枢性发热需要进行排除性诊断，在诊断为中枢性发热前应排除感染性和非感染性原因。

- 其他非感染性发热的原因包括以下几方面。
  - 药物诱发。
  - 血栓性浅静脉炎。
  - 急性深静脉血栓。
  - 胰腺炎。
  - 无结石胆囊炎。

  建议积极处理所有的发热，推荐使用对乙酰氨基酚和表面冷却剂治疗。有关温度管理的详细信息，请参阅第 6 章。

（詹昱新　译，莫梦燕　校）

参考文献

[1] Tunkel AR, Hasbun R, Bhimraj A, et al. 2017 Infectious Diseases Society of America's Clinical Practice Guidelines for Healthcare-Associated Ventriculitis and Meningitis. Clin Infect Dis, 2017, 64 (6):e34–e65.

[2] Fukui MB, Williams RL, Mudigonda S. CT and MR imaging features of pyogenic ventriculitis. AJNR Am J Neuroradiol, 2001, 22(8):1510–1516.

[3] Tunkel AR, Hartman BJ, Kaplan SL, et al. Practice guidelines for the management of bacterial meningitis. Clin Infect Dis, 2004, 39(9):1267–1284.

[4] Basavaraju A. Toxoplasmosis in HIV infection: an overview. Trop Parasitol, 2016, 6(2):129–135.

[5] Gray F, Gherardi R, Wingate E, et al. Diffuse "encephalitic" cerebral toxoplasmosis in AIDS. Report of four cases. J Neurol, 1989, 236:273–277.

[6] Levy RM, Mills CM, Posin JP, et al. The efficacy and clinical impact of brain imaging in neurologically symptomatic AIDS patients: a prospective CT/MRI study. J Acquir Immune Defic Syndr (1988), 1990, 3(5):461–471.

[7] Ernst TM, Chang L, Witt MD, et al. Cerebral toxoplasmosis and lymphoma in AIDS: perfusion MR imaging experience in 13 patients. Radiology, 1998, 208(3):663–669.

[8] Panel on Opportunistic Infections in HIV-infected Adults and Adolescents. Guidelines for the prevention and treatment of opportunistic infections in HIV-infected adults and adolescents: recommendations from the Center of Disease Control and Prevention, the National Institutes of Health, and the HIV Medical Association of the Infectious Disease Society of America. [2017-0117].http://aidsinfo.nih.gov/contentfiles/ivguidelines/adult_ oi.odf. C1–8.

[9] Jarvis JN, Harrison TS. HIV-associated cryptococcal meningitis. AIDS, 2007, 21(16):2119–2129.

[10] Asawavichienjinda T, Sitthi-Amorn C, Tanyanont V. Serum cyrptococcal antigen: diagnostic value in the diagnosis of AIDS-related cryptococcal meningitis. J Med Assoc Thai, 1999, 82(1):65–71.

[11] Larsen RA, Leal MA, Chan LS. Fluconazole compared with amphotericin B plus flucytosine for cryptococcal meningitis in AIDS: a randomized trial. Ann Intern Med, 1990, 113(3):183–187.

[12] Agrawal A, Timothy J, Pandit L, et al. A review of subdural empyema and its management. Infect Dis Clin Pract, 2007, 15(3):149–153.

[13] Bruner DI, Littlejohn L, Pritchard A. Subdural empyema presenting with seizure, confusion, and focal weakness. West J Emerg Med, 2012, 13(6):509–511.

[14] Weingarten K, Zimmerman RD, Becker RD, et al. Subdural and epidural empyemas: MR imaging. AJR Am J Roentgenol, 1989, 152(3):615–621.

[15] Tompkins M, Panuncialman I, Lucas P, et al. Spinal epidural abscess. J Emerg Med, 2010, 39(3):384–390.

[16] Darouiche RO. Spinal epidural abscess. N Engl J Med, 2006, 355(19):2012–2020.

[17] Lew DP, Waldvogel FA. Osteomyelitis. Lancet, 2004, 364(9431):369–379.

[18] Berbari EF, Kanj SS, Kowalski TJ, et al. Infectious Diseases Society of America. 2015 Infectious Disease Society of America (IDSA) clinical practice guidelines for the diagnosis and treatment of native vertebral osteomyelitis in adults. Clin Infect Dis, 2015, 61(6):e26–e46.

[19] Rabinstein AA, Sandhu K. Non-infectious fever in the neurological intensive care unit: incidence, causes and predictors. J Neurol Neurosurg Psychiatry, 2007, 78(11):1278–1280.

[20] Hocker SE, Tian L, Li G, et al. Indicators of central fever in the neurologic intensive care unit. JAMA Neurol, 2013, 70(12):1499–1504.

[21] Kamel H. Fever without infection in the neurological intensive care unit. JAMA Neurol, 2013, 7:4354.

[22] Honig A, Michael S, Eliahou R, et al. Central fever in patients with spontaneous intracerebral hemorrhage: predicting factors and impact on outcome. BMC Neurol, 2015, 15(6):6.

[23] Colombo FA, Vidal JE, Penalva de Oliveira AC, et al. Diagnosis of cerebral toxoplasmosis in AIDS patients in Brazil: importance of molecular and immunological methods using peripheral blood samples. J Clin Microbiol, 2005, 43(10):5044–5047.

[24] Navia BA, Petito CK, Gold JW, et al. Cerebral toxoplasmosis complicating the acquired immune deficiency syndrome: clinical and neuropathological findings in 27 patients. Ann Neurol, 1986, 19(3):224–238.

[25] Lyke KE, Obasanjo OO, Williams MA, et al. Ventriculitis complicating use of intraventricular catheters in adult neurosurgical patients. Clin Infect Dis, 2001, 33(12):2028–2033.

[26] de Bonis P, Anile A, Pompucci A, et al. Cranial and spinal subdural empyema. Journal of Neurosurgery, 2009, 23(3):335–340.

[27] de Gans J, van de Beek D, European Dexamethasone in Adulthood Bacterial Meningitis Study Investigators. Dexamethasone in adults with bacterial meningitis. N Engl J Med, 2002, 347 (20):1549–1556.

[28] Katlama C, De Wit S, O'Doherty E, et al. Pyrimethamine-clindamycin vs. pyrimethamine-sulfadiazine as acute and long-term therapy for toxoplasmic encephalitis in patients with AIDS. Clin Infect Dis, 1996, 22(2):268–275.

[29] Nath A, Sinai AP. Cerebral toxoplasmosis. Curr Treat Options Neurol, 2003, 5(1):3–12.

[30] Sapico FL, Montgomerie JZ. Vertebral osteomyelitis. Infect Dis Clin North Am, 1990, 4(3):539–550.

[31] Agrawal A, Cincu R, Timothy J. Current concepts and approach to ventriculitis. Infect Dis Clin Pract, 2008, 16(2):100–104.

第8章　成人癫痫持续状态的治疗

James Park, Alan Wang, Andres Fernandez, Sara Hefton

摘　要　癫痫持续状态需要紧急评估和治疗，以防继发严重并发症和致死性神经急症。癫痫有多种类型，故而癫痫持续状态也有多种表现形式（如惊厥性、非惊厥性、局灶运动性、肌阵挛性）。癫痫持续状态可能进展为难治性癫痫，因此，必须及时识别并治疗该急症，否则长期癫痫持续状态将进展为难治性癫痫并引起神经功能损害。本章将阐述癫痫持续状态的定义并详细介绍其治疗方案。

关键词　癫痫持续状态　持续状态　痫性发作　惊厥性　非惊厥性难治性癫痫持续状态

8.1　概述和定义

癫痫持续状态（SE）属于神经急症，本章将阐述如何评估和治疗这类患者。

- 发作可能是局灶性的（起自部分脑组织），也可能是全面性的（瞬间起自全脑）。
  - 局灶性癫痫发作时，患者可能有意识障碍，也可能没有。
  - 全面性癫痫发作时，患者往往有意识障碍。
- 发作时可能出现强直（僵硬）和阵挛（节律性抽搐）两个相期，也可能出现凝视、无反应和自动症（无意识的活动）。

　　SE 分为两种：惊厥性癫痫持续状态（CSE）和非惊厥性癫痫持续状态（NCSE）。

- 临床表现。
  - CSE：四肢节律性抽搐、意识障碍，可能伴有发作后局灶神经功能缺损 [1]。

○ NCSE：症状多变且不易察觉（可能有阳性症状，也可能没有）[1-2]。

- SE 的定义过去往往适用于 CSE 和 NCSE（见下文所列要点），但是随着持续脑电图监测技术的不断普及与深入研究，NCSE 的定义也在不断更新（见下文 NCSE）。
- 神经重症监护学会（NCS）的癫痫持续状态指南将 SE 定义为：
  ○ 临床或脑电图可见痫性发作至少持续 5min[1]。
  ○ 发作间歇期未恢复基础状态[1]。
- 流行病学。
  ○ 据报道，美国每年新发 SE 50 000~150 000 例[3]。
  ○ 成人患者死亡率高达 30%[3]。
- 病理生理学。
  ○ 发生 SE 是因为癫痫终止机制失效或导致发作时间延长的机制被激活[4]。
  ○ 抑制性受体下调，兴奋性受体上调[5-6]。
  ○ 根据国际抗癫痫联盟（ILAE）拟定的癫痫持续状态分类，一些重要时间节点如下[4]。
    ► t_1：何种情况的癫痫发作可能引起发作时间延长和持续状态？
    —强直 - 阵挛型：5min。
    —局灶性 SE 伴意识障碍型：10min。
    —无阳性症状型：10~15min。
    ► t_2：何种情况的癫痫发作可能引起长期并发症？
    —强直 - 阵挛型：30min。
    —局灶性 SE 伴意识障碍型：> 60min。
    —无阳性症状型：尚不清楚。

8.2　惊厥性癫痫持续状态

- CSE 的两份主要指南分别出自：
  ○ NCS[1]。
  ○ 美国癫痫学会[3]。
  ○ 图 8.1 阐述干预时间点和药物剂量[3]。

时间轴	急诊室、住院病房或院前场景下医护人员的干预措施

0~5min
稳定期

1. 稳定患者（气道、呼吸、循环、功能障碍－神经系统查体）
2. 记录癫痫发作的时间、监测生命体征
3. 吸氧。鼻导管／面罩给氧，如有气道梗阻可行气管插管
4. 开始 ECG 监测
5. 测指尖血糖，如果血糖值＜60mg/dL 则：
   成人：静推 100mg 硫胺素，继之 50mL D50W，静脉注射；
   2 岁及以上儿童：2mL/kg D25W，静脉注射，2 岁以下儿童：4mL/kg D12.5W，静脉注射。
6. 建立静脉通道。化验电解质、血液学检查、毒理学筛查和 AED 血药浓度（有条件时）

是 ← 癫痫未控制？ → **否**

若患者已恢复基础状态，则予对症处理

5~20min
一线药物治疗期

苯二氮䓬类为一线治疗药物（推荐级别 A）：
1. 以下三种药物效果相当，均为一线首选，可以中任选一种。其剂量频次：
   · 咪达唑仑肌注（体重＞40kg者 10mg，13~40kg 者 5mg，仅限单次使用，推荐级别 A）
   · 地西泮静注（每剂次 0.15~0.2mg/kg，极量 10mg/ 剂次，可重复使用 1 次，推荐级别 A）
2. 若以上三种药物均无法获得则选用以下一种：
   · 苯巴比妥静注（15mg/kg 剂次，仅限单次使用，推荐级别 A）
   · 地西泮灌肠（0.2~0.5mg/kg，极量 20mg/ 剂次，仅限单次使用，推荐级别 B）
   · 咪达唑仑喷鼻（推荐级别 B），咪达唑仑喷鼻（推荐级别 B）

是 ← 癫痫未控制？ → **否**

若患者已恢复基础状态则予对症处理。

20~40min
二线药物治疗期

没有证据表明何种二线药物更值得推荐（推荐级别 U）：
1. 下述二线药物均限单次使用，可从中任选一种：
   · 磷苯妥英钠静注（20mg PE/kg，极量 1 500mg PE/ 剂次，仅限单次使用，推荐级别 U）
   · 丙戊酸静注（40mg/kg，极量 3 000mg/ 剂次，仅限单次使用，推荐级别 B）
   · 左乙拉西坦静注（60mg/kg，极量 4 500mg/ 剂次，仅限单次使用，推荐级别 U）
2. 若以上药物均无法获得则选用如下一种（前提是尚未使用）
   · 苯巴比妥静注（15mg/kg，仅限单次使用，推荐级别 B）

是 ← 癫痫未控制？ → **否**

若患者已恢复基础状态，则予对症处理

40~60min
三线药物治疗期

此期缺乏明确的证据指导治疗（推荐级别 U）：
可供选择的治疗措施包括：重复二线药物治疗或使用麻醉剂量的硫喷妥钠、咪达唑仑、戊巴比妥或丙泊酚（均为持续 EEG 监测下）

AES AMERICAN EPILEPSY SOCIETY

免责声明：本临床指南的推出目的在于为临床医师提供用于评估和治疗癫痫持续状态患者的思路，不作为护理标准或者通用治疗方案，无法代替临床医师的判断。本指南所考虑到的临床状况不一定适用于所有患者，未被提及的方案可能也具有可行性

图 8.1　美国癫痫学会惊厥性癫痫持续状态临床指南 [3]。AED：抗癫痫药物

- SE 的一般治疗（以下治疗措施基于 NCS 和美国癫痫学会的指南并结合本院方案）[1-3]。
  - 评估并稳定气道、呼吸和循环（ABCs）。
  - 建立静脉通道。
  - 监测指尖血糖：如果血糖值低于 60mg/dL（1mmol/L=18mg/dL），静脉注射硫胺素，每次 100mg，随后静脉注射 50% 葡萄糖注射液 50mg。
  - 监测血氧饱和度、血压、心率和心律。
  - 处理高体温。
  - 实验室检查：全血细胞计数、综合代谢组检查（CMP）、动脉血气分析、血小板计数、国际标准化比值、活化部分凝血活酶时间、Ca^{2+}、Mg^{2+}、PO_4^{2-}、肌钙蛋白、人绒毛膜促性腺激素（必要时）和血氨水平（必要时）。
  - 毒理学筛查。
  - 明确目前抗癫痫药物使用情况及其血药浓度（必要时）。
  - 既往无癫痫发作史者行头颅 CT 检查排除结构性病变，癫痫控制后可以进一步行 MRI 平扫与增强检查。
  - 可疑感染者行腰椎穿刺明确诊断和（或）应用抗生素。
  - 根据美国临床神经生理学会（ACNS）[2] 共识决定是否进行连续脑电图监测（cEEG），其适应证如下：
    - ► 诊断非惊厥性癫痫和 NCSE。
      - — CSE 可能转变为 NCSE；若患者经治疗仍未恢复基础状态需行 cEEG。
    - ► 评价持续静脉用药对 SE 的疗效。
    - ► 监测需至少持续至患者癫痫控制后 24h。
- 一线药物治疗。
  - 在上述一般治疗阶段应该同步使用苯二氮䓬类药物 [1-3]：
    - ► 静脉注射劳拉西泮 2~4mg，极量 0.1mg/kg。
    - ► 肌内注射咪达唑仑（尤其是在院前急救时 [8]），每次 10mg（若患者体重超过 40kg）。
    - ► 静脉注射地西泮，每次 0.15~0.2mg/kg，最大剂量为 10mg/ 剂次。

- 二线药物治疗。
  - 如果苯二氮䓬类药物无效可以加用抗癫痫药物。
  - 没有证据表明何种抗癫痫药物更值得推荐[3]。
  - 可供选择的抗癫痫药物包括：
    - ► 静脉注射磷苯妥英钠或苯妥英钠（负荷量 20PE/kg 或 20mg/kg，极量 1 500mg/剂次）：
      - —磷苯妥英钠的输注速度可以比苯妥英钠快，而且没有导致紫手套综合征的风险。
      - —患者有继发心律失常的可能，因此应被严密监护。
      - —苯妥英钠负荷量给药后 2h 的目标血药浓度为 15~20μg/mL。
    - ► 静脉注射丙戊酸钠（负荷剂量 40mg/kg，极量 3 000mg/剂次）：
      - —可能有肝损伤、血氨升高和血小板计数减少的副作用。
      - —负荷剂量给药后 1h 的目标血药浓度为 70~100μg/mL。
    - ► 静脉注射左乙拉西坦（负荷剂量 60mg/kg，极量 4 500mg/剂次）：根据肌酐清除率调整剂量。
    - ► 静脉注射苯巴比妥（用于上述药物均无法获得时，负荷剂量 15mg/kg；可能有低血压、代谢性酸中毒和呼吸抑制的副作用）。
    - ► 拉科酰胺是一类被临床广泛用于治疗 SE 的新药，静脉给药的常用负荷剂量为 300mg 或 400mg，但是该药目前尚未被任何指南纳入，仍需要更多研究对其充分评价。
      - —一项系统评价表明临床上该药的常用剂量为 200~400mg[11]。
      - —另一项探讨体重 – 剂量配比的研究表明当负荷剂量为 5.3mg/kg 时效果更好（以人群平均体重为 60~70kg 计算，负荷剂量恰好是 300~400mg）[11]。
      - —该药可能会导致 PR 间期延长和房室传导阻滞，偶见低体温和心律失常的报告。
  - 考虑选用何种抗癫痫药物时还需充分考虑患者的个体情况[1]，包括患者的合并症和上述各药的副作用。
  - 既往有癫痫病史并已使用某种抗癫痫药物的患者，如果抗癫痫药物有静脉制剂，可静脉注射该药[1]。
- 癫痫持续状态治疗试验[12-13]表明对苯二氮䓬类无效的 SE，磷苯妥英钠、丙戊酸钠和左乙拉西坦 3 种药物无论是疗效还是安全性和结局均无统计学差异。

8.3 非惊厥性癫痫持续状态

- NCSE 曾经有多种定义，例如：
  ○ 非惊厥性状态持续超过 30min，或者未恢复正常意识，30min 后再次发作 [2]。
  ○ 非惊厥性发作超过 5min[1]。
  ○ 脑电图检查，超过一半时间可见癫痫波 [2]。
- 根据美国临床神经生理学会即将发布《标准化重症监护脑电图术语（2021 版）》，NCSE 的最新定义为：
  ○ 脑电图监测持续性痫性发作持续时间由 NCS 指南建议的 ≥ 30min 更改为 ≥ 10min。
  ○ 持续 60min 以上的脑电图癫痫波数量由原来的 50% 至少下调至 20%。
  ○ 该文件目前仍处于意见征询期，待征询结束后将会进行修订和出版，具体见相应链接 [26]。
- 必须进行脑电图监测 [2]。
  ○ 脑电图监测时间不足 1h 时仅能发现 45%~58% 的此类患者。
  ○ 推荐至少监测 24h。
- NCSE 经常在 CSE 之后发作。
- NCSE 预后更差 [7]，尤其是既往无癫痫病史者 [14]。
- NCSE 的治疗方法往往由 CSE 的指南延伸而来，实际临床操作中做法各一。
- 寻找并治疗潜在病因非常重要。

8.4 难治性癫痫持续状态

- 定义：苯二氮䓬类药物（一线治疗）和标准抗癫痫药物（二线治疗）均难以起效的 SE[1]。
- 没有证据表明何种抗癫痫药物更值得推荐 [3]。
  ○ 由于入组人数不足，一项随机对照研究被迫终止 [15]。
- 治疗。

- ○ 必须行脑电图监测 [16-17]。
- ○ 尽可能寻找并治疗潜在病因。
- ○ 确保抗癫痫药物的血药浓度达标。
- ○ 为确保气道通畅可行气管插管并将患者转运至 ICU 治疗。
- 三线治疗方案。
  - ○ 持续输注麻醉药 [18-19]。
    - ► 可以选用咪达唑仑、丙泊酚或戊巴比妥 [1]。
    - ► 个案报告和病例分析表明氯胺酮有效，但是该药对难治性癫痫持续状态的疗效和安全性的相关临床试验仍在进行当中。早期使用氯胺酮对 SE 患者是否有益尚不明确，但是在小鼠模型中可观察到确切的神经保护作用 [27-29]。
  - ○ 目前尚无标准治疗方案，实际临床操作中做法各一。
  - ○ 治疗目标可以设定为 cEEG 出现爆发抑制或痫性发作抑制，有效控制癫痫没有更明显的优势 [1,18]。
  - ○ 保证二线治疗药物用量足够。
  - ○ 当脑电图出现目标波形(爆发抑制或痫性发作抑制)并保持24h后，可逐渐减少麻醉药的用量，此时仍需持续监测以便再次发作时能及时发现。
- 不伴有意识障碍的局灶性运动型癫痫（单纯部分性运动发作持续状态）：
  - ○ 常常难以控制。
  - ○ 行气管插管和使用麻醉药物之前必须充分权衡利弊。
  - ○ 常常使用非镇静类药物，需要多药联用。

8.5　超级难治性癫痫持续状态

- 定义：使用麻醉剂后 SE 仍持续 24h 及以上，包括麻醉剂减量或撤药后 SE 复发的情况 [18]。
- 根据文献，4%~26% 的 SE 会进展为超级难治性癫痫持续状态 [20-24]。
- 治疗。
  - ○ 目前尚无共识。
  - ○ 麻醉剂：一般每 24~48h 停用静脉麻醉剂 1 次，如果症状复发可再重新使用且每轮的使用时间可以逐渐递增，也可以考虑逐渐

撤药 [18]。

○ 对于某些特定病例，可以使用免疫疗法治疗潜在的自身免疫源性病因，如激素、静脉注射免疫球蛋白和（或）血浆置换。

○ 如果存在结构性病变可以考虑外科干预。

○ 其他疗法包括吸入性麻醉剂、氯胺酮 [25]、低温治疗、生酮饮食和电休克疗法 [25]。

（苏燕东　译，汤文龙　校）

参考文献

[1] Brophy GM, Bell R, Claassen J, et al. Neurocritical Care Society Status Epilepticus Guideline Writing Committee. Guidelines for the evaluation and management of status epilepticus. Neurocrit Care, 2012, 17(1):3–23.

[2] Herman ST, Abend NS, Bleck TP, et al. Critical Care Continuous EEG Task Force of the American Clinical Neurophysiology Society. Consensus statement on continuous EEG in critically ill adults and children, part I: indications. J Clin Neurophysiol, 2015, 32(2):87–95.

[3] Glauser T, Shinnar S, Gloss D, et al. Evidence-based guideline: treatment of convulsive status epi- lepticus in children and adults: Report of the Guideline Committee of the American Epilepsy Society. Epilepsy Curr, 2016, 16(1):48–61.

[4] Trinka E, Cock H, Hesdorffer, D, et al. A definition and classification of status epilepticus-Report of the ILAE Task Force on Classification of Status Epilepticus. Epilepsia, 2015, 56: 1515–1523.

[5] Foreman B, Hirsch LJ. Epilepsy emergencies: diagnosis and management. Neurol Clin, 2012, 30 (1):11–41, vii.

[6] Betjemann JP, Lowenstein DH. Status epilepticus in adults. Lancet Neurol, 2015, 14(6):615–624.

[7] Treiman DM, Meyers PD, Walton NY, et al. Veterans Affairs Status Epilepticus Cooperative Study Group. A comparison of four treatments for generalized convulsive status epilepticus. N Engl J Med, 1998, 339(12):792–798.

[8] Silbergleit R, Durkalski V, Lowenstein D, et al. NETT Investigators. Intramuscular versus intravenous therapy for prehospital status epilepticus. N Engl J Med, 2012, 366(7):591–600.

[9] Alldredge BK, Gelb AM, Isaacs SM, et al. A comparison of lorazepam, diazepam, and placebo for the treatment of out-of-hospital status epilepticus. N Engl J Med, 2001, 345(9):631–637.

[10] Strzelczyk A, Zollner JP, et al. Lacosamide is status epilepticus: Systematic review of current evidence. Epilepsia, 2017, 58(6): 933–950.

[11] Santamarina E, et al. Intravenous lacosamide (LCM) in status epilepticus (SE): Weight-adjusted dose and efficacy. Epilepsy and Behavior, 2018, 84:93–98.

[12] Kapur J. Randomized trial of three anticonvulsant medications for status epilepticus. N Engl J Med, 2019, 381(22):2103–2113.

[13] Chamberlain JM. Efficacy of levetiracetam, fosphenytoin, and valproate for established status epilepticus by age group (ESETT): A double-blind, responsive-adaptive, randomised controlled trial. Lancet, 2020, 395:1217–1224.

[14] Power KN, Gramstad A, Gilhus NE, et al. Adult nonconvulsive status epilepticus in a clinical setting: semiology, aetiology, treatment and outcome. Seizure. 2015, 24:102–106.

[15] Rossetti AO, Milligan TA, Vulliémoz S, et al. A randomized trial for the treatment of refractory status epilepticus. Neurocrit Care, 2011, 14(1):4–10.

[16] Abend NS, Dlugos DJ, Hahn CD, et al. Use of EEG monitoring and management of non-convulsive seizures in critically ill patients: a survey of neurologists. Neurocrit Care, 2010, 12(3):382–389.

[17] Claassen J, Mayer SA, Kowalski RG, et al. Detection of electrographic seizures with continuous EEG monitoring in critically ill patients. Neurology, 2004, 62(10):1743–1748.

[18] Shorvon S and Ferlisi M. The treatment of super-refractory status epilepticus: a critical review of available therapies and a clinical treatment protocol. Brain, 2011, 134(10):2802–2818.

[19] Fernandez A, Lantigua H, Lesch C, et al. High-dose midazolam infusion for refractory status epilepticus. Neurology, 2014, 82(4):359–365.

[20] Delaj L, Novy J, Ryvlin P, et al. Refractory and super-refractory status epilepticus in adults: a 9-year cohort study. Acta Neurol Scand, 2017, 135(1):92–99.

[21] Jayalakshmi S, Ruikar D, Vooturi S, et al. Determinants and predictors of outcome in super refractory status epilepticus—a developing country perspective. Epilepsy Res, 2014, 108(9):1609–1617.

[22] Tian L, Li Y, Xue X, et al. Super-refractory status epilepticus in West China. Acta Neurol Scand, 2015, 132(1):1–6.

[23] Kantanen A-M, Reinikainen M, Parviainen I, et al. Incidence and mortality of super-refractory status epilepticus in adults. Epilepsy Behav, 2015, 49:131–134.

[24] Mayer SA, Claassen J, Lokin J, et al. Refractory status epilepticus: frequency, risk factors, and impact on outcome. Arch Neurol, 2002, 59:205–210.

[25] Alkhachroum A, Caroline A Der-Nigoghossian CA, Elizabeth Mathews E, et al. Ketamine to treat super-refractory status epilepticus. Neurology. https://n.neurology.org/content/early/2020/09/01/WNL.0000000000010611.

[26] Hirsch LJ, Fong MWK. https://www.acns.org/UserFiles/file/ACNSNomenclature2021_MAIN-TEXT_2020_08-22ForPublicComment.pdf.

[27] Rosati A, De Masi S, Guerrini R. Ketamine for Refractory Status Epilepticus: A Systematic Review. CNS Drugs, 2018, 32(11):997–1009.

[28] Höfler J, Trinka E. Intravenous ketamine in status epilepticus. Epilepsia. https://onlinelibrary.wiley.com/doi/full/10.1111/epi.14480.

[29] G Fujikawa D. Starting ketamine for neuroprotection earlier than its current use as an anesthetic/antiepileptic drug late in refractory status epilepticus. Epilepsia. https://onlinelibrary.wiley.com/doi/full/10.1111/epi.14676.

第9章 创 伤

Ravichandra Madineni, Christian Hoelscher

摘 要 创伤性脑损伤和创伤性脊髓损伤是严重的神经系统损伤，对患者、家属和社会都具有严重影响。这些损伤的病理生理机制非常复杂。某些原发性损伤可能是不可逆的，越来越多旨在减轻继发性级联反应损伤的研究和更好的治疗方案已经为这一危重患者群体的治疗带来了希望。
关键词 创伤性脑损伤 脊髓损伤 原发性损伤 继发性损伤 自主神经功能障碍

9.1 急性脊髓损伤

9.1.1 引 言

脊髓损伤是摆在神经外科医生和神经重症监护医生面前的常见问题，发病率约高达 0.05%，仅在美国每年就可新增 10 000~15 000 例脊髓损伤病例[1-3]，其后果可能是灾难性的。不仅会造成患者不可逆的功能缺失，给患者和家属带来沉重的经济负担，还会长期占用社会公共医疗资源。为了更好地医治脊髓损伤，医生需要对所涉及的生理学知识全面了解。

- 原发性损伤：脊髓组织直接损伤，无论是穿透伤还是钝器伤，通过直接压迫、牵张或撕裂脊髓造成不可逆的组织损伤[4]。
- 继发性损伤：由于炎症、低灌注、血栓形成、水肿及有毒代谢物和活性氧的积聚，而对潜在可挽救组织造成的损伤[5]。

鉴于潜在的原发损伤所致的组织损伤多不可修复，脊髓损伤领域的大部分研究都集中在调节和减轻继发性损伤的级联反应上。可以通过内科和外科干预来实现。

9.1.2 急性脊髓损伤的内科治疗

脊髓损伤的医疗干预始于事故现场，包括严格的脊柱保护措施、将患者良好地固定在硬质担架上、佩戴硬质颈托。急性脊髓损伤通常由外界巨大暴力引起，可能伴有其他不稳定损伤，在患者转移和运输过程中，必须特别小心，避免导致或加重脊髓损伤的因素。到达创伤治疗中心后，应按照标准的高级创伤生命支持（ATLS）流程诊断所有损伤。同时应特别注意维持气道通畅，充分进行呼吸或通气。尤其是颈部脊髓损伤病例，可能会出现严重颈部软组织水肿，这会使患者气道处于进行性狭窄的高危情况中，致使紧急气管插管变得越来越困难。若损伤平面在 C_5 以上，由于膈神经受损或失用，还有导致呼吸衰竭的风险。因此，针对这类患者，气管插管应更加积极，以确保足够的呼吸功能 [6-7]。

急性脊髓损伤患者的另一个治疗要点是对体循环血压的积极支持。创伤后的中枢神经系统经常表现出明显的血管自动调节功能障碍，组织灌注通常直接依赖于平均动脉压。避免低血压至关重要。许多创伤中心都采取长时间（如 5~7d）人为升高平均动脉压（ > 85~90mmHg）的治疗措施，以确保创伤脊髓中所有潜在可挽救的缺血半暗带得到足够的灌注。为了达到这一目标，通常需要运用升压药，特别是针对那些由于血管交感神经张力丧失而导致神经源性休克的患者。这在颈部和上胸部脊髓损伤后很常见，通常表现为血压低，且缺乏与之匹配的心率代偿性升高（如心动过缓或不匹配的正常心率）。值得注意的是，现有文献中支持该方案的数据质量不高，但有两项前瞻性研究中的可用数据认为升高平均动脉压可以最大限度地提高神经功能恢复水平 [8]。

在脊柱得到固定后，详细的神经系统检查必不可少。该检查通常根据美国脊髓损伤协会（ASIA）量表分级标准进行。该标准综合考虑了 10 对关键肌群的力量，以及包括骶部在内的所有皮节的轻触觉和针刺觉，将脊髓神经功能缺失分为 A~E 级（表 9.1）。伤后对患者进行准确的 ASIA 评级是必要的，因为它有助于判断患者的预后，同时可标定未来评估患者康复情况的基准。

表 9.1　美国脊髓损伤协会量表

A	损伤水平以下（包括骶骨部）运动或感觉功能完全丧失，完全损伤
B	损伤水平以下残存部分感觉功能，但运动功能完全丧失，不完全损伤
C	损伤平面以下残存部分运动功能，一半以上关键肌群的肌力 < 3/5 级，不完全损伤
D	损伤平面以下残存部分运动功能，一半以上关键肌群的肌力 ≥ 3/5 级，不完全损伤
E	患者遭受脊髓损伤后，感觉和运动功能均正常

在文献报道中，使用类固醇药物治疗钝性脊髓损伤一直是有争议的。美国国立急性脊髓损伤研究会（NASCIS）[9-11] 的临床研究尝试明确以甲泼尼龙为代表的类固醇药物在脊髓损伤治疗中的作用，结果表明，在脊髓损伤后 8h 内开始使用类固醇药物，最长用药时间不超过48h，可使患者获益。然而，在随访期间，患者的神经功能恢复是有限的，故对于使用大剂量类固醇药物治疗脊髓损伤的方案需保持谨慎。同时需要注意的是，大剂量使用类固醇药物可能引起不良反应（包括死亡）的证据，比其能使患者获得显著临床益处的证据更令人信服。

在大量临床试验中，还有许多药物正在研究中，但这些药物仅能在精心设计的临床研究中使用，到目前为止还没有一种药物能达到应用于临床的标准。

9.1.3　急性脊髓损伤的外科治疗

许多脊髓损伤患者需要手术干预，以固定尚不稳定的脊柱损伤和（或）对受到压迫的神经元进行减压。手术干预后，患者可以早期活动、避免长时间卧床休息，这将减少肺炎、深静脉血栓形成、肺栓塞和机体功能失调等并发症的发生，使患者获益。实施脊髓损伤手术的确切时间一直存在争议。几项动物实验表明，早期脊髓减压可促进神经功能恢复，这可能是由于手术改善了组织灌注情况，减少了继发性级联损伤 [12-13]。这些基础研究使人们乐观地认为，早期减压将明显有利于急性脊髓损伤患者，因此，许多外科医生支持通过早期手术（最初定义为损伤后 72h 以内）来减压和固定，而不是晚期手术。然而，一些更早的研究并不支持此结论，一篇关于颈部不完全脊髓损伤的综述显示早期手术和功能恢复之间没有直接关系[14]。另一篇综述回顾了约 800 名接受早期手术、晚期手术和未接受手术的患者的预后，其结果显示早期手术组和晚期手术组之间在功能恢复或功能改善方面没有差异，而且实际上，在 1 年随访中，非手术组更有可能获得运动功能的改善[15]。之所以会出现这种无法从临床干预中获益的结论，一个主要因素是"早期手术"和"晚期手术"的定义不统一。之后一项将"伤后 24h 内"作为早期手术纳入标准的系统回顾研究发现，早期手术对患者有显著益处。因此，脊柱创伤研究组在其临床指南中采用了这一阈值。然而，该证据的质量仍然较差。数项小型研究指出，接受早期手术（伤后 24h 内）的患者神经功能恢复更好，同时可以缩短住院时间及卧床时间，并减少相关并发症的发生[16-19]。2012 年，第一项多中心前瞻性队列研究评估了颈部急性脊髓损伤后，早期手术与晚期手术的疗效，早期手术组 19.8% 的患者显示出 ASIA 评分至少出现 2 级改善，而晚期手术组只有 8.8%。在矫正了类固醇治疗方案和神经损伤程度的差异后，早期手术的益处依然显著[20]。随后关于这一问题的系统回顾研究发现，早期手术效果以微弱的优势优于晚期手术，并强调该结论的证据质量仍然较差[21-23]。目前，大多数创伤治疗中心依旧采取对急性脊髓损伤患者（特别是脊髓不完全损伤患者）行早期手术（伤后 24h 内）的治疗方案，以稳定伤情，使神经减压，最大限度地促进神经功能的恢复，有助于患者早期下地活动和康复，减少长时间卧床相关并发症的发生。

9.2　创伤性脑损伤

9.2.1　引　言

　　创伤性脑损伤在发达国家发病率较高，通常被认为是导致年轻患者死亡和残疾的主要原因之一。据统计，仅在美国，每年就有 250 万创伤性脑损伤新发病例，死亡病例数高达 5 万~10 万，相关经济损失约 1 000 亿美元。其主要损伤原因包括跌倒、机动车事故和袭击[24-26]。创伤性脑损伤不仅常见，而且病理生理过程极其复杂，这类患者的治疗充满了挑战。可喜的是，数十年前，神经重症监护作为一个独立医学分支学科出现，使创伤性脑损伤的治疗水平有着缓慢但稳定的提高。

医生对损伤机制的了解和恰当的医疗干预，能够最大限度地改善这类患者的预后 [27]。颅脑损伤的分类通常基于格拉斯哥昏迷评分（GCS）（表 9.2）。GCS 非常重要，因为它关系到发病率和死亡率，并且提供了一个简便的方式，便于跨学科的护理者之间更便捷地沟通。GCS 非常简单，即使 GCS 评分相同，中枢神经系统的损伤也可能完全不同。因此，进一步了解脑外伤机制和伤后病理生理过程至关重要 [27]，其关键是原发性损伤和继发性损伤之间的区别。

表 9.2　创伤性脑损伤格拉斯哥昏迷评分

类别	反应	评分
睁眼	自动睁眼	4
	呼唤睁眼	3
	刺痛睁眼	2
	不能睁眼	1
言语	准确	5
	混乱	4
	错误	3
	无法理解	2
	不能言语	1
运动	遵医嘱运动	6
	刺痛定位	5
	刺痛逃避	4
	去皮质强直或屈曲	3
	去大脑强直或过伸	2
	不能运动	1

轻度损伤：13~15 分；中度损伤：9~12 分；重度损伤：3~8 分

- 原发性损伤：与冲击力有关的直接组织损伤。损伤可能是钝性或穿透性的，其结果可能是局灶性损伤（如硬膜下血肿或实质挫伤），也可能是弥漫性损伤（如弥漫性轴索损伤），并很可能导致无法修复的组织损伤。

- 继发性损伤：由于受损大脑的功能和代谢紊乱，导致周围脑实质进行性损伤。这意味着有可能通过适当的神经危重症干预方案挽救损伤组织。例如 [27-29]：
  - 脑血管自动调节功能丧失。
  - 兴奋或抑制能力失衡的异常神经元回路。
  - 代谢紊乱。

- 从过去的经验得知，导致继发性损伤加剧的两个最重要的因素是低血压和缺氧 [30-31]。一般认为应保持收缩压 > 90mmHg，PaO_2 > 60mmHg。在所有监护阶段（包括院前）都应该积极干预，避免血压和 PaO_2 低于上述范围，即使是血压和 PaO_2 一过性降低，也会影响患者功能的恢复，导致死亡率升高。

- 在到达设备完善的创伤治疗中心后，便可启动创伤性脑损伤监护的医院强化阶段。此过程应严格遵守 ATLS 协议，评估全身伤情，采取有效措施使患者病情稳定，尤其要注意患者的血压和氧合功能。值得关注的是，预防性过度通气不应被提倡，因为这可能会导致严重的血管收缩，致使高危缺血半暗带进一步恶化 [24]。日常用药情况和实验室检查结果应得到重点关注，特别是抗凝和抗血小板药物使用情况及可能出现的凝血功能异常。一旦病情稳定，应立即进行头部 CT 平扫，检查是否存在需要手术干预的血肿。用来简化临床决策过程的指南已经发布。虽然患者病情各不相同，但一般情况下，伴有厚度 > 10mm、中线移位 > 5mm 和（或）瞳孔功能异常的急性硬膜下血肿应予以清除。无论 GCS 评分如何，若硬膜外血肿的凝血块体积 > 30mm³，中线移位 > 5mm 和（或）瞳孔功能异常，均应考虑予以清除。脑实质内血肿 > 50mm³（译者注：目前一般认为该阈值为 30mm³）应考虑予以清除，颞叶病变或合并基底池消失的明显中线移位，手术指征应更宽松。后颅窝出血的手术指征应该非常宽松，当凝血块直径 > 3cm、第四脑室受压变形、出现梗阻性脑积水、基底池或脑干受到占位效应的影响时，应该尽快行枕下开颅术予以清除。

- 对于手术患者，去除骨瓣（即去骨瓣减压术）的指征应放宽，特别是急性硬膜下血肿，与硬膜外血肿相比，这种血肿往往伴随着更严重的脑实质损伤和脑水肿[24,26,32]。RESCUE-ASDH 试验正在对其进行进一步评估，其结果尚未公布[33]。此外，在颅内出血的情况下，抗血小板药物和抗凝剂应该被拮抗。这可能需要咨询血液科医生，讨论一些新的抗凝剂的拮抗选择。

- 在完成 ATLS 评估并且暂不需要紧急手术干预的情况下，患者应该被迅速转到神经科或外科重症监护病房（ICU）。通常应使用有创动脉监测和中心静脉监测等侵入性手段进行干预，将积极避免低血压和缺氧作为治疗原则。考虑到这一点，所有的输入液体都应该是等渗液或高渗液，因为低渗液可能会因脑外伤时血脑屏障被破坏而加剧脑水肿。此外，一项随机试验显示，输血阈值高于 70g/L，在 6 个月时患者没有明显获益[34]。以往，GCS < 9 分且头部 CT 异常的患者会放置颅内压监测仪。然而，由于证据质量不高，最新指南没有明确患者进行颅内压监测以及开放还是持续进行脑脊液引流的指征。他们强调，主管医生应该对患者是否有颅内压升高的风险进行个体化的临床判断[25,35]。尽管 BEST TRIP 研究表明，重型创伤性脑损伤患者可以在没有进行颅内压监测的情况下得到成功治疗。但是目前许多重型创伤性脑损伤患者接受的仍是直接侵入性颅内压监测[31]。监测方式包括以下几种：

- 硬膜外和硬膜下监测。

- 直接脑实质内监测。

- 脑室内监测（亦称脑室外引流）。

- 脑室外引流通常被认为是金标准，因为它既能够根据需要监测颅内压，又能治疗性引流脑脊液。上述所有方法都能提供可接受的颅内压测量值[26]。此外，颅内压监测还可通过以下公式计算脑灌注压。

$$脑灌注压 = 平均动脉压 - 颅内压$$

脑灌注压应维持在 50~70mmHg，以确保向大脑提供代谢所需的充足供应。目前，还有其他侵入性辅助监测技术，如颈静脉球血氧饱和度监测、直接脑组织氧监测和微透析导管，不过对这些技术的讨论超出了本章的范围[26,36–39]。

9.2.2 颅内压升高的处理

持续升高的颅内压会导致预后不良[25,40–41]。因此，及时处理至关重要。颅内压出现任何急性变化都应尽快行头部 CT 检查，评估手术损伤和脑实质水肿的程度。如果放置脑室外引流管，条件允许时，应引流脑脊液，使颅内压维持在低于 200mmH$_2$O 水平。颅内压升高的医疗干预措施应分级渐进，包括：

- 患者体位。
  - 床头抬高 30° 以上。
  - 头位于中线位置。
  - 确保硬质颈托不会太紧，避免颈部过度旋转，以利于静脉回流。
- 充分控制疼痛。
- 充分镇静，降低脑实质代谢需求，优化血压控制，改善脑血流供应。
- 重型颅脑损伤患者可采用高渗疗法降低颅内压。
- 在适宜的情况下连续评估膀胱压力以早期识别腹腔间室综合征。

关于更多的颅内压升高的医疗干预措施细节参见第 6 章。对于重型颅脑损伤的手术治疗，已有两项前瞻性随机临床试验评估去骨瓣减压术的效果[44–45]。试验结论的共识是，虽然开颅去骨瓣手术可能会降低颅内压，但手术可能增加远期功能恢复不良的风险，在采用这种治疗方式之前，需要与患者家属进行坦诚地讨论，以确保家属的心理预期是合理的。鉴于数据的不明确性，脑创伤基金会最新指南仅建议，如果行开颅手术，与较小的骨瓣相比，应该进行较大范围的去骨瓣减压术，骨瓣前后径通常为 12~15cm[35]。治疗颅内压的另一个方法是低温疗法，既可以作为严重颅脑损伤后神经保护的预防性措施，又可以作为难治性颅内压升高的治疗措施。最近关于此问题的两篇综述表明，在接受低温治疗的重型颅脑损伤患者中，死亡率降低，但神经功能恢复不佳。然而在这两篇综述中，各种治疗参数存在显著异质性，而且许多数据的质量相对较低，因此，作者建议仅在精心构建的研究环境中使用低温疗法[46–47]。

9.2.3 创伤性脑损伤后的其他注意事项

创伤性脑损伤后，患者经常会出现各种问题，其中颅骨骨折并不少见，可分为开放性或闭合性骨折、线性或粉碎性骨折、凹陷性或非凹陷性骨折。颅骨骨折原则上一般采取保守治疗，但部分开放的凹陷性骨折是例外。较相邻颅骨内板凹陷大 5mm 或大于颅骨厚度的开放性颅骨骨折，需要外科清创并将凹陷的骨片复位[26,48]。手术的主要目标是降低感染的风险，因此，推荐使用广谱抗生素治疗。次要目标是对患者伤后容貌进行补救[26,48-49]。创伤性脑损伤后脑积水是另一个令人担忧的问题，其发病率差异很大。对于创伤性脑损伤后神经功能下降或恢复达不到预期，尤其是伴有脑室扩大的患者，应该考虑这一点[26,50-52]。脑脊液分流手术可能会使这些患者受益。创伤性脑损伤后脑脊液漏也值得关注，据报道，其会使 2% 的创伤性脑损伤病例复杂化[26,53]。合并额窦、筛窦及颞骨骨折的患者是脑脊液漏的高发人群，包括脑膜炎和脑炎在内的感染是主要风险。但值得庆幸的是，大多数脑脊液漏都会自发停止。持续性脑脊液漏可能需要进行一段时间腰大池引流，以使撕裂的硬脑膜形成瘢痕愈合，或者直接手术修复。预防性使用抗生素在这种情况中的作用尚不清楚，也没有明确指南[26,53-54]。

9.3 阵发性交感神经过度兴奋综合征

许多创伤性脑损伤患者在恢复期可表现出自主神经不稳定的迹象。据报道，在严重创伤性脑损伤的患者中，阵发性交感神经过度兴奋综合征（PSH）的发病率高达 33%[55-56]。这种情况可以持续到受伤后数月，预后较差。PSH 曾经被称为"交感神经风暴""自主神经功能障碍"。2014 年，人们正式将其命名为"阵发性交感神经过度兴奋综合征"，并明确其定义和诊断标准[57]。

PSH 包括以下特征：

- 心动过速。
- 呼吸急促。
- 出汗。
- 高热。
- 高血压。
- 强直体位。

根据 PSH 的特征可以发现该病应进行鉴别诊断[58]。表 9.3 列出了与 PSH 有共同特征的疾病。

表 9.3　与 PSH 有共同特征的疾病

疾病	精神状态	体温	HR	RR	BP	瞳孔大小	出汗	烦躁	姿势	CPK
PSH	↓	↑	↑	↑	±↑	↑	+	+	↑	不适用
恶性高热	↓	↑	↑	↑	±↑	正常	不适用	+	++（强直）	↑
NMS	↓	↑	↑	↑	↑/↓	正常	+	+	++（强直）	↑
颅内压升高	↓	正常	↓	↓	↑	±↑	不适用	−	±	不适用
中枢性发热	±↓	↑	↑	↑	不适用	不适用	不适用	不适用	不适用	不适用
感染	±↓	↑	↑	↑	↑/↓	正常	±	不适用	不适用	不适用
麻醉药品戒断	±↓	不适用	↑	↑	不适用	↑	+	不适用	不适用	不适用
自主神经反射障碍*见于脊髓损伤	不适用	↑	↑	↑	↑	不适用	+	不适用	不适用	不适用

改编自 Blackman 等[58]。BP：血压；CPK：肌酸磷酸激酶；HR：心率；NMS：抗精神病药物恶性综合征；PSH：阵发性交感神经过度兴奋综合征；RR：呼吸频率

关于 PSH 的病理生理过程已经有多种假说提出，最近的研究支持"兴奋：抑制比模型"。在该模型中，皮层抑制回路的相对断开导致更多尾部兴奋通路过度兴奋，进而反过来驱动抑制中枢的恢复[55]。通常轻微甚至非伤害性的外部刺激即可导致其发作，如吸痰甚至是护理人员简单搬动患者都可能引发典型症状。其症状通常在镇静解除时被注意到。自主神经功能障碍的治疗旨在避免触发因素，并限制交感神经及其对终末器官的作用。目前的研究证据总体质量不高，没有随机对照试验。控制自主神经紊乱的典型治疗方案侧重于预防发作，一般用阿片类药物按需给药或持续输注，如吗啡或芬太尼，也可选用丙泊酚和苯二氮䓬类药物。β 受体阻滞剂（如普萘洛尔、拉贝洛尔、美托洛尔）及 α_2 受体激动剂（如可乐定）常用于治疗 PSH 发作后的临床表现。其他药物，如巴氯芬和加巴喷丁，也被用于治疗痉挛、痛觉过敏和肌张力障碍。尽早实施这样的治疗方案很重要，因为长期自主神经功能障碍会影响创伤性脑损伤患者的预后，甚至导致死亡率升高[55-56]。

（胡滨 译，汤文龙 校）

参考文献

[1] Wyndaele M, Wyndaele JJ. Incidence, prevalence and epidemiology of spinal cord injury: what learns a worldwide literature survey? Spinal Cord, 2006, 44(9):523–529.

[2] Rahimi-Movaghar V. Efficacy of surgical decompression in the setting of complete thoracic spinal cord injury. J Spinal Cord Med, 2005, 28(5):415–420.

[3] DeVivo MJ. Causes and costs of spinal cord injury in the United States. Spinal Cord, 1997,, 35(12):809–813.

[4] Oyinbo CA. Secondary injury mechanisms in traumatic spinal cord injury: a nugget of this multiply cascade. Acta Neurobiol Exp (Warsz), 2011, 71(2):281–299.

[5] Tanhoffer RA, Yamazaki RK, Nunes EA, et al. Glutamine concentration and immune response of spinal cord-injured rats. J Spinal Cord Med, 2007, 30(2):140–146.

[6] Liverman TC, Joy EJ, Johnson TR. Spinal Cord Injury: Progress, Promise, and Priorities. Washington: National Academy of Sciences, 2005.

[7] Velmahos GC, Toutouzas K, Chan L, et al. Intubation after cervical spinal cord injury: to be doneselectively or routinely? Am Surg, 2003, 69(10):891–894.

[8] Saadeh YS, Smith BW, Joseph JR, et al. The impact of blood pressure management after spinal cord injury: a systematic review of the literature. Neurosurg Focus, 2017, 43(5):E20.

[9] Bracken MB, Shepard MJ, Hellenbrand KG, et al. Methylprednisolone and neurological function 1 year after spinal cord injury. Results of the National Acute Spinal Cord Injury Study. J Neurosurg,1985, 63(5):704–713.

[10] Bracken MB, Shepard MJ, Collins WF Jr, et al. Methylprednisolone or naloxone

treatment after acute spinal cord injury: 1-year follow-up data. Results of the Second National Acute Spinal Cord Injury Study. J Neurosurg, 1992, 76(1):23–31.

[11] Bracken MB, Shepard MJ, Holford TR, et al. Administration of methylprednisolone for 24 or 48 hours or tirilazad mesylate for 48 hours in the treatment of acute spinal cord injury. Results of the Third National Acute Spinal Cord Injury Randomized Controlled Trial. JAMA, 1997, 277 (20):1597–1604.

[12] Hamamoto Y, Ogata T, Morino T, et al. Real-time direct measurement of spinal cord blood flow at the site of compression: relationship between blood flow recovery and motor deficiency in spinal cord injury. National Acute Spinal Cord Injury Study. Spine, 2007, 32 (18):1955–1962.

[13] Xu K, Chen QX, Li FC, et al. Spinal cord decompression reduces rat neural cell apoptosis secondary to spinal cord injury. J Zhejiang Univ Sci B, 2009, 10(3):180–187.

[14] Pollard ME, Apple DF. Factors associated with improved neurologic outcomes in patients with incomplete tetraplegia. Spine, 2003, 28(1):33–39.

[15] McKinley W, Meade MA, Kirshblum S, et al. Outcomes of early surgical management versus late or no surgical intervention after acute spinal cord injury. Arch Phys Med Rehabil, 2004, 85(11):1818–1825.

[16] Sapkas GS, Papadakis SA. Neurological outcome following early versus delayed lower cervical spine surgery. J Orthop Surg (Hong Kong), 2007, 15(2):183–186.

[17] Pointillart V, Petitjean ME, Wiart L, et al. Pharmacological therapy of spinal cord injury during the acute phase. Spinal Cord, 2000, 38(2):71–76.

[18] La Rosa G, Conti A, Cardali S, et al. Does early decompression improve neurological outcome of spinal cord injured patients? Appraisal of the literature using a meta-analytical approach. Spinal Cord, 2004, 42(9):503–512.

[19] Fehlings MG, Perrin RG. The timing of surgical intervention in the treatment of spinal cord injury: a systematic review of recent clinical evidence. Spine, 2006, 31(11) Suppl:S28-S35, discussion S36.

[20] Fehlings MG, Vaccaro A, Wilson JR, et al. Early versus delayed decompression for traumatic cervical spinal cord injury: results of the Surgical Timing in Acute Spinal Cord Injury Study (STASCIS). PLoS One, 2012, 7(2):e32037.

[21] Fehlings MG, Tetreault LA, Wilson JR, et al. A clinical practice guideline for the management of patients with acute spinal cord injury and central cord syndrome: recommendations on the timing (≤ 24 hours versus >24 hours) of decompressive surgery. Global Spine J, 2017, 7(3) Suppl:195S–202S.

[22] Wilson JR, Tetreault LA, Kwon BK, et al. Timing of decompression in patients with acute spinal cord injury: a systematic review. Global Spine J, 2017, 7(3) Suppl:95S–115S.

[23] Piazza M, Schuster J. Timing of surgery after spinal cord injury. Neurosurg Clin N Am, 2017, 28(1):31–39.

[24] Vella MA, Crandall ML, Patel MB. Acute management of traumatic brain injury. Surg Clin North Am, 2017, 97(5):1015–1030.

[25] Abou El Fadl MH, O'Phelan KH. Management of traumatic brain injury: an update. Neurol Clin, 2017, 35(4):641–653.

[26] Adams H, Kolias AG, Hutchinson PJ. The role of surgical intervention in traumatic brain injury. Neurosurg Clin N Am, 2016, 27(4):519–528.

[27] McGinn MJ, Povlishock JT. Pathophysiology of traumatic brain injury. Neurosurg Clin N Am, 2016, 27(4):397–407.

[28] Cohen AS, Pfister BJ, Schwarzbach E, et al. Injury-induced alterations in CNS electrophysiology. Prog Brain Res, 2007, 161:143–169.

[29] Sharp DJ, Scott G, Leech R. Network dysfunction after traumatic brain injury. Nat Rev

Neurol, 2014, 10(3):156–166.

[30] Miller JD, Sweet RC, Narayan R, et al. Early insults to the injured brain. JAMA, 1978, 240 (5):439–442.

[31] Chesnut RM, Marshall LF, Klauber MR, et al. The role of secondary brain injury in determining outcome from severe head injury. J Trauma, 1993, 34(2):216–222.

[32] Bullock MR, Chesnut R, Ghajar J, et al. Surgical Management of Traumatic Brain Injury Author Group. Surgical management of acute epidural hematomas. Neurosurgery, 2006, 58(3) Suppl:S7-S15, discussion Si-iv.

[33] Kolias AG, Adams H, Timofeev I, et al. Decompressive craniectomy following traumatic braininjury: developing the evidence base. Br J Neurosurg, 2016, 30(2):246–250.

[34] Robertson CS, Hannay HJ, Yamal JM, et al. Epo Severe TBI Trial Investigators. Effect of erythropoietin and transfusion threshold on neurological recovery after traumatic brain injury: a randomized clinical trial. JAMA, 2014, 312(1):36–47.

[35] Carney N, Totten AM, O'Reilly C, et al. Management of Severe Traumatic Brain Injury. 4th ed. Brain Trauma Foundation, Coma Guidelines. Available at: htps://braintrauma.org/uploads/03/12/guidelines_for_management_of_severe_TBI_4th_edition.pdf.

[36] Lazaridis C, Robertson CS. The role of multimodal invasive monitoring in acute traumatic brain injury. Neurosurg Clin N Am, 2016, 27(4):509–517.

[37] Bouzat P, Marques-Vidal P, Zerlauth JB, et al. Accuracy of brain multimodal monitoring to detect cerebral hypoperfusion after traumatic brain injury. Crit Care Med. 2015, 43(2):445–452.

[38] Citerio G, Oddo M, Taccone FS. Recommendations for the use of multimodal monitoring in the neurointensive care unit. Curr Opin Crit Care, 2015, 21(2):113–119.

[39] Le Roux P, Menon DK, Citerio G, et al. Neurocritical Care Society, European Society of Intensive Care Medicine. Consensus summary statement of the International Multidisciplinary Consensus Conference on Multimodality Monitoring in Neurocritical Care: a statement for healthcare professionals from the Neurocritical Care Society and the European Society of Intensive Care Medicine. Intensive Care Med, 2014, 40(9):1189–1209.

[40] Alali AS, Fowler RA, Mainprize TG, et al. Intracranial pressure monitoring in severe traumatic brain injury: results from the American College of Surgeons Trauma Quality Improvement Program. J Neurotrauma, 2013, 30(20):1737–1746.

[41] Badri S, Chen J, Barber J, et al. Mortality and long-term functional outcome associated with intracranial pressure after traumatic brain injury. Intensive Care Med, 2012, 38(11):1800–1809.

[42] Mangat HS, Chiu YL, Gerber LM, et al. Hypertonic saline reduces cumulative and daily intracranial pressure burdens after severe traumatic brain injury. J Neurosurg, 2015, 122(1):202–210.

[43] Cottenceau V, Masson F, Mahamid E, et al. Comparison of effects of equiosmolar doses of mannitol and hypertonic saline on cerebral blood flow and metabolism in traumatic brain injury. J Neurotrauma. 2011, 28(10):2003–2012.

[44] Cooper DJ, Rosenfeld JV, Murray L, et al. DECRA Trial Investigators, Australian and New Zealand Intensive Care Society Clinical Trials Group. Decompressive craniectomy in diffuse traumatic brain injury. N Engl J Med, 2011, 364(16):1493–1502.

[45] Hutchinson PJ, Kolias AG, Timofeev IS, et al. RESCUEicp Trial Collaborators. Trial of decompressive craniectomy for traumatic intracranial hypertension. N Engl J Med, 2016, 375(12):1119–1130.

[46] McIntyre LA, Fergusson DA, Hébert PC, et al. Prolonged therapeutic hypothermia after traumatic brain injury in adults: a systematic review. JAMA, 2003, 289(22):2992–2999.

[47] Sydenham E, Roberts I, Alderson P. Hypothermia for traumatic head injury. Cochrane Database Syst Rev, 2009(2):CD001048.

[48] Bullock MR, Chesnut R, Ghajar J, et al. Surgical Management of Traumatic Brain Injury Author Group. Surgical management of depressed cranial fractures. Neurosurgery, 2006, 58(3) Suppl: S56-S60, discussion Si-iv.

[49] Ali B, Ghosh A. Antibiotics in compound depressed skull fractures. Emerg Med J, 2002, 19 (6):552-553.

[50] Guyot LL, Michael DB. Post-traumatic hydrocephalus. Neurol Res, 2000, 22(1):25-28.

[51] Paoletti P, Pezzotta S, Spanu G. Diagnosis and treatment of post-traumatic hydrocephalus. J Neurosurg Sci, 1983, 27(3):171-175.

[52] Tribl G, Oder W. Outcome after shunt implantation in severe head injury with post-traumatic hydrocephalus. Brain Inj, 2000, 14(4):345-354.

[53] Friedman JA, Ebersold MJ, Quast LM. Post-traumatic cerebrospinal fluid leakage. World J Surg. 2001, 25(8):1062-1066.

[54] Rimmer J, Belk C, Lund VJ, et al. Immunisations and antibiotics in patients with anterior skull base cerebrospinal fluid leaks. J Laryngol Otol, 2014, 128(7):626-629.

[55] Meyfroidt G, Baguley IJ, Menon DK. Paroxysmal sympathetic hyperactivity: the storm after acute brain injury. Lancet Neurol, 2017, 16(9):721-729.

[56] Deepika A, Mathew MJ, Kumar SA, et al. Paroxysmal sympathetic hyperactivity in pediatric traumatic brain injury: a case series of four patients. Auton Neurosci, 2015, 193:149-151.

[57] Baguley IJ, Perkes IE, Fernandez-Ortega JF, et al. Paroxysmal sympathetic hyperactivity after acquired brain injury: consensus on conceptual definition, nomenclature, and diagnostic criteria. J Neurotrauma, 2014, 31(17):1515-1520.

[58] Blackman JA, Patrick PD, Buck ML, et al. Paroxysmal autonomic instability with dystonia after brain injury. Arch Neurol, 2004, 61(3):321-328.

第 10 章　神经肌肉疾病和其他神经急症

Danielle Wilhour, Alison L. Walsh

摘　要　在重症监护室，及时识别、诊断和治疗神经肌肉疾病至关重要，因为特定疗法和支持性护理可以预防死亡、缓解病情。神经肌肉疾病是前角细胞、周围神经和神经肌肉接头至肌肉的周围神经系统的疾病。许多患者表现为病情进展迅速或严重虚弱，可导致呼吸衰竭。因此，快速、敏锐、准确地识别神经肌肉急症至关重要。本章将着重讨论各种神经肌肉疾病的识别和管理。
关键词　吉兰－巴雷综合征　急性炎性脱髓鞘性多发性神经病　肉毒中毒　有机磷中毒　神经肌肉接头　神经阻滞剂恶性综合征重症肌无力　5－羟色胺综合征

10.1　急性炎性脱髓鞘性多发性神经病（吉兰－巴雷综合征）

10.1.1　定　义

- 免疫介导性急性多发性神经根神经病的特征是迟缓性肌无力伴反射消失，严重时可出现神经肌肉呼吸衰竭 [1-4]。
- 单相病程，起病至高峰的时间＜ 4 周 [3]。
- 多数由脱髓鞘引起，少数为轴索损伤所致 [4]。

10.1.2　流行病学

- 全球发病率为每年 1~2/10 万 [3]。
- 中位数年龄为 53 岁，男女比例为 1.78 : 1 [2-3]。
- 死亡率为 3%~13%，需要机械通气的患者死亡率更高 [7]。
- 呼吸衰竭、肺炎、自主神经功能障碍和心搏骤停是这些患者最常见的死亡原因[7]。

10.1.3 鉴别诊断

应与双侧中风，后颅窝结构损害，横贯性脊髓炎，压迫性脊髓病，脊髓前动脉综合征，脊髓灰质炎，急性感染性脊髓炎（西尼罗病毒、柯萨奇病毒、艾柯病毒），莱姆病，肉毒中毒，重症肌无力，神经肌肉阻滞剂，急性病毒性肌炎，急性炎症性或代谢性肌病，周期性瘫痪和心因性症状鉴别。

10.1.4 常见临床表现

- 2/3 的病例在发病前数天到数周内出现呼吸道感染或胃肠炎（最常见的是空肠弯曲杆菌、巨细胞病毒、EB 病毒、水痘 – 带状疱疹病毒和肺炎支原体）[3-4]。
- 首发症状：麻木、感觉异常、虚弱、自主神经障碍和四肢疼痛[1,3]。
- 主要特征：进行性、双侧、对称性弛缓性四肢无力，伴有反射减退或无反射，进展数天至数周[3-4]。
- 70% 的患者会出现自主神经功能障碍[4]。自主神经功能障碍主要表现为血压和呼吸频率波动较大、快速性心律失常、缓慢性心律失常、尿潴留、出汗、胃蠕动减慢引起的肠梗阻。

10.1.5 诊 断

见表 10.1。

表 10.1　GBS[2] 诊断标准

基础诊断标准	支持诊断标准	推荐排除标准
· 至少一侧肢体、躯干、延髓和面部肌肉的进行性无力或眼肌麻痹 · 反射减退或无反射	· 症状进展为数天至 4 周 · 进行性无力相对对称 · 轻微症状或体征 · 涉及神经 · 2~4 周后恢复 · 自主神经功能障碍 · 发病时无发热 · CSF 蛋白质水平升高，WBC 计数 < 10/mm³ · GBS 电生理检查异常	· 感觉水平 · CSF 中 WBC 计 数 > 50×10^6/L · 进行性无力不对称 · 严重且持续的肠道和膀胱功能障碍

CSF：脑脊液；GBS：吉兰 – 巴雷综合征；WBC：白细胞

10.1.6　分　类

- 吉兰 – 巴雷综合征（GBS）：反射、轻度感觉改变、远端感觉异常、深反射丧失、上行性瘫痪、呼吸衰竭、自主神经功能异常。
- 急性运动轴突性神经病：与 GM1 和 GD1a 神经节苷脂抗体相关的急性、弛缓性上行性瘫痪。
- 急性运动感觉轴突性神经病：深反射丧失、肢体远端无力和感觉异常（GM1 和 GD1a 抗体）。
- 米勒 – 费希尔综合征：眼肌麻痹、共济失调、腱反射减退（GQ1b 和 GT1a 抗体）。
- Bickerstaff 脑炎：脑病、眼肌麻痹和共济失调伴反射过度（GQ1b 和 GT1a 抗体）。

10.1.7　辅助检查

- 自身免疫和感染检查（可表现为人类免疫缺陷病毒感染的迹象）。
- 怀疑 GBS 变异时，检查血清神经节苷脂抗体（GM1、GD1a、GQ1b 和 GT1a）。
- 腰椎穿刺可排除感染性疾病或恶性肿瘤[4]。
  - 第 1 周，50% 的患者脑脊液出现白蛋白分离（脑脊液蛋白升高，脑脊液白细胞正常），且随时间增加[3-4]。
- 神经传导检查（NCS）有助于确认神经病变的存在、模式和严重程度。
  - f 波潜伏期和远端运动潜伏期延长，时间离散，传导阻滞，运动神经传导速度减慢（通常在脱髓鞘范围内）[1]。
  - 需要注意的是，NCS 异常通常不会立即表现出来，最多可延迟两周。

10.1.8　并发症

- 心血管系统：血压不稳定（70%）、高血压、低血压、心律失常、心动过速、心动过缓（4%）、房室传导阻滞和心脏停搏。
- 肺：呼吸衰竭、肺炎、误吸、肺不张、黏液堵塞。
  - 20%~30% 的患者需要呼吸机支持[5]。
- 胃肠：胃轻瘫和动力性肠梗阻。

- 泌尿生殖系统：膀胱功能障碍、尿潴留和尿失禁。
- 内分泌系统：抗利尿激素分泌失调综合征（监测钠和体液状态）。
- 血液学：静脉血栓栓塞和肺栓塞。
- 神经性疼痛（40%~50%）：急性期使用加巴喷丁或卡马西平。

10.1.9 管 理

- 密切监测呼吸功能。如果肺活量（VC）< 20mL/kg，最大吸气负压（NIF）< 30cmH$_2$O（或者比基线 VC 或 NIF 减少 50%），则可能需要插管[1]。
- 如果在症状出现 4 周内开始静脉注射免疫球蛋白（IVIg）或进行血浆置换治疗，可加速 GBS 的恢复。这两种治疗方法联合应用无效[1,6]（表 10.2）。
- 皮质类固醇药物治疗效果不佳，因此不推荐使用[1]。

表 10.2 GBS 治疗药物

	剂量	不良反应	禁忌证
IVIg	每公斤体重 2g，2~5d 以上	头痛、寒战、头晕、皮疹、肌痛、CHF 加重、无菌性脑膜炎、急性肾衰竭、血栓、过敏反应	过敏反应，选择性 IgA 缺乏，凝血功能障碍
血浆置换	每隔 1 天换 1 次血浆（每次 3~5 L），持续 10d	凝血障碍、发热、低钙血症、低血压、心律失常、心肌梗死、溶血、肌痛、导管并发症（如感染性气胸和局部血肿）	患者服用 ACE 抑制剂，血流动力学不稳定

ACE：血管紧张素转换酶；CHF：充血性心力衰竭；GBS：吉兰－巴雷综合征；IVIg：静脉注射免疫球蛋白

10.1.10 预 后

- 在 1 年中：
  - 84% 的患者能够行走。
  - 5%~10% 的患者可不完全恢复。
  - 4%~5% 的 GBS 患者在重症监护下死亡[1-7]。
- 约 10% 的患者会复发。

10.2　重症肌无力

10.2.1　定　义

- 重症肌无力是影响神经肌肉接头（NMJ）突触后膜的神经肌肉传递的自身免疫性疾病，导致骨骼肌易疲劳，且症状存在波动性[8-11]。
- 肌无力危象是肌无力加重的并发症，导致呼吸衰竭，通常需要气管插管和机械通气[11-13]。

10.2.2　流行病学

- 患病率约为 20/10 万[10]。
- 随发病年龄呈双峰分布：发病早期高峰为 20~30 岁（女性为主），发病晚期高峰为 60~80 岁（男性为主）[14]。
- 从重症肌无力发作到首次肌无力危象的中位时间是 8~12 个月。然而，20% 的重症肌无力患者最初表现为肌无力危象[11]。

10.2.3　鉴别诊断

重症肌无力应与 Lambert-Eaton 综合征、GBS、有机磷中毒、肉毒中毒、先天性肌无力综合征、甲状腺眼病、线粒体疾病、强直性肌营养不良、颅脑肿瘤和运动神经元疾病鉴别。

10.2.4　全身性重症肌无力的临床表现

- 严重上睑下垂、复视、球部症状、四肢无力和（或）呼吸短促，持续数天或数周[9]。
- 体格检查结果：上睑下垂、不能持续向上注视、瞳孔反射正常、球部无力、弛缓性构音障碍、颈部屈伸肌无力、近端肢体无力较远端肢体严重、呼吸急促、感觉完整、反射减少[10]。

10.2.5　诊　断

- 诊断以病史和体格检查为基础，并辅以电生理学和血清学检查。
- 电生理学研究。
  - 重复神经刺激：低频率重复刺激（2~5Hz）可消耗乙酰胆碱，并导致复合肌肉动作电位（CMAP）幅度下降至少 10%（对全身型重症肌无力敏感度为 80%）[9-10]。
  - 单纤维肌电图：双肌纤维之间抖动增加或收缩时间变化（95% 的

患者敏感，为非特异性）[9-10]。

- 超过 90% 的重症肌无力患者血清学抗体检测呈阳性。
  - 乙酰胆碱受体（AChR）抗体：
    - ► 存在于 85% 的重症肌无力患者中 [9-10]。
    - ► 对重症肌无力具有高特异性（> 99%）。
    - ► 与胸腺增生和胸腺瘤有关。
  - 肌肉特异性激酶（MuSK）抗体：在 40% 的 AChR 抗体阴性的重症肌无力患者中可发现 [9]。
  - 低密度脂蛋白受体相关蛋白 4（LRP4）抗体：可在 18% 的 AChR 和 MuSK 阴性的重症肌无力患者中发现 [9]。
- 辅助检查：胸部 CT 增强以评估胸腺瘤。

【肌无力危象】

- 诱发因素：感染（38%）、药物改变（特别是开始和停用糖皮质激素）、吸入性肺炎、上气道阻塞、怀孕、手术和疾病进展 [11-12]。
- 1/3 的患者没有发现诱发因素。

【胆碱能危象】

　　抗胆碱能药物的增加可导致胆碱能活性增加的迹象减弱（瞳孔缩小、流涎、流泪，心动过缓、腹泻）[11]。

10.2.6　肌无力危象的处理

- 支持性护理：误吸预防措施，对每个应用鼻胃管喂养的患者暂时禁食，密切监测 NIF 和 VC，给予呼吸支持。动脉血气分析并不敏感。
- 治疗通常包括大剂量类固醇、IVIg、血浆置换（表 10.3）。
  - 血浆置换比 IVIg 更有效，但并发症发生率更高 [11]。
- 在 32% 的肌无力危象患者中可发现胸腺肿瘤，当肌无力危象解决后，应行胸腺切除术治疗 [11]。

10.2.7　预　后

- 总之，如果能迅速采取治疗措施，肌无力危象患者的结局是好的。拔管失败率约为 27%。死亡率约为 5%[12-13]。
- 1/3 的肌无力危象患者会反复发作。

表 10.3　肌无力危象的治疗

	剂量	不良反应	禁忌证
IVIg	2g/kg 2~5d 以上	头痛、寒战、头晕、心力衰竭加重、无菌性脑膜炎、急性肾衰竭、血栓、过敏反应	过敏反应、选择性IgA 缺乏、凝血功能障碍
血浆置换	每隔 1 天换 1 次血浆，共 5 次（每次 3~5L）	出血、发热、低钙、低血压、心律失常、心肌梗死、溶血、肌痛、导管感染和血栓形成等并发症	患者服用 ACE 抑制剂，血流动力学不稳定
溴吡斯的明	初次剂量15~30mg，每天 4 次；之后增加到 30~90mg，每天 4 次	腹部绞痛、腹泻，其他症状包括唾液分泌增多、支气管分泌物增多、恶心、出汗、心动过缓和肌痛	GI 或 GU 阻塞，注意支气管哮喘
类固醇	每天 60~100mg 或每千克体重 1~1.5mg	高血糖、失眠、躁狂症、高血压、消化不良和低钾血症	相对禁忌证包括感染、糖尿病控制不良、严重骨质疏松症

ACE：血管紧张素转换酶；CHF：充血性心力衰竭；GI：胃肠道；GU：泌尿生殖器；IVIg：静脉注射免疫球蛋白

10.3　肉毒中毒

10.3.1　定　义

由肉毒梭菌的神经毒素引起的罕见但有潜在生命危险的神经麻痹综合征 [15-16]。

10.3.2　流行病学

在美国，每年约有 110 例肉毒梭菌中毒的报道。在这些病例中，约72% 为婴儿肉毒中毒，25% 为食源性肉毒中毒（通常来自罐头食品），3% 为伤口肉毒中毒 [15]。

10.3.3　病理生理学

- 肉毒梭菌是一种革兰氏阳性、杆状、芽孢形成的厌氧细菌 [15]。
- 肉毒梭菌的孢子可产生一种非常强效的毒素，它能阻断外周胆碱能神经末梢的神经递质的释放 [17]。
- 毒素可不可逆地与 NMJ 突触前膜上的受体结合。它被内吞作用内化，然后裂解陷阱蛋白，防止递质外泄。这阻碍了从突触前运动神经末梢释放乙酰胆碱，导致骨骼肌瘫痪和自主神经功能障碍 [18]。

10.3.4　鉴别诊断

应与中风、GBS、重症肌无力、Lambert-Eaton 综合征、白喉多发性神经病变、脊髓灰质炎、蜱麻痹、高镁血症和箭毒中毒鉴别。

10.3.5　临床表现

- 神经肌肉症状在暴露后 2~36h 开始。虚弱持续数天后趋于平稳。致命的呼吸麻痹可能很快就会发生 [18-20]。
- 经典三联征：无发热、对称性弛缓性瘫痪、精神状态良好。
- 体格检查结果：固定瞳孔扩张伴瞳孔反射障碍、上睑下垂、眼肌麻痹、面部无力、构音障碍、吞咽困难、口干、尿潴留、直立性低血压和感觉完整 [15]。

10.3.6　诊　断

- 对可疑食物、伤口及粪便中肉毒梭菌进行培养及毒素测定。
- 腰椎穿刺可排除其他病因：肉毒中毒脑脊液检查为阴性。
- 电生理检查显示单纤维肌电图异常（常规运动和感觉检查正常）。
  - 至少在两块肌肉中，CMAP 振幅在强直性刺激时增长 > 20%；延长强直刺激后增长超过 120s；无激活后疲劳 [15,18]。

10.3.7　治疗（表 10.4）

- 如果怀疑肉毒梭菌中毒，应立即与州卫生部门或疾病控制中心联系 [21]。
- 对于婴儿肉毒梭菌中毒，静脉注射人源性肉毒梭菌免疫球蛋白 [22]。
- 对于伤口肉毒梭菌中毒，可给予抗毒素，每 4h 注射青霉素 G 300 万单位或每 8h 注射甲硝唑 500mg，伤口清创，适当时给予破伤风加强剂。

表 10.4　肉毒梭菌中毒的治疗

	剂量	副作用
三价马血清肉毒抗毒素	成人：1 瓶静脉注射 儿　童（1~17 岁）：1 瓶 20%~100%	头痛、发热、寒战、皮疹、瘙痒、恶心、过敏反应（3%）和血清病（20%）
静脉注射人源性肉毒梭菌免疫球蛋白	婴儿（< 12 个月）：每千克体重 1mL	红色斑疹

- 对于食源性毒素，可用肉毒抗毒素 [23]。
- 对上气道功能恶化和 VC < 30% 的患者进行插管。

10.3.8　预　后

若进行早期干预和支持治疗，肉毒梭菌中毒的死亡率为 5%~10%。

10.4　有机磷中毒

10.4.1　定　义

有机磷是强效胆碱酯酶抑制剂，皮肤接触、吸入或摄入后可引起严重的胆碱能毒性 [24-26]。

10.4.2　流行病学

- 有机磷急性中毒每年在全世界可造成超过 30 万人死亡，死亡人数超过其他类别药物或化学品 [24-27]。
- 据报告，在美国，2008 年有 8 000 余人接触了这类物质 [27]。

10.4.3　病理生理学

有机磷化合物可结合乙酰胆碱酯酶，使该酶失去功能。这种抑制导致 NMJ 处存在大量乙酰胆碱，能够激活中枢神经系统（CNS）和外周神经系统（PNS）中的烟碱受体及自主神经系统中的毒理学受体 [24-25]。

10.4.4　鉴别诊断

应与胃肠炎，哮喘，黏液水肿昏迷，低血糖症，糖尿病酮症酸中毒，脓毒症，脑膜脑炎，GBS，蜘蛛、蝎子或蛇咬伤，食用含毒蕈碱的蘑菇，麻醉过量，苯环己哌啶过量和尼古丁过量鉴别。

10.4.5　临床表现

- 毒蕈碱受体的激活：流涎、流泪、排尿、腹泻、胃排空、心动过缓、支气管黏液溢和支气管痉挛 [24-25]。
- 尼古丁受体的激活：
  - PNS：肌肉收缩、肌肉无力、瘫痪。
  - CNS：躁动、意识混乱、中枢呼吸抑制、癫痫发作和昏迷 [24]。

10.4.6 诊　断

- 当患者出现胆碱能过剩的症状时，基于临床证据作出诊断[24]。
- 血清学检测红细胞乙酰胆碱酯酶可确诊[25]。

10.4.7 治　疗

- 通过面罩输送 100% 氧气，通常需要早期插管（避免琥珀胆碱）[24,28]。
- 去污：彻底进行皮肤和眼部冲洗。衣服打包丢弃[24]。
- 阿托品与解磷定同时使用（表 10.5）。

表 10.5　有机磷过量的处理

	剂量	机制
阿托品	2~5mg 静脉注射或肌内注射，每 3~5min 2 次，直到支气管分泌物和喘息停止	在毒蕈碱受体上与乙酰胆碱竞争，阻止胆碱能的激活
解磷定（2-PAM）	2g 静脉注射或 600mg 肌内注射，可在 30min 内重复给药，或静脉滴注，每千克体重给药 8mg/h	通过取代受体部位的有机磷酶重新激活乙酰胆碱酯酶
安定	根据需要，静脉滴注地西泮 10mg	减少癫痫发作时反复出现的神经认知功能障碍

10.4.8 预　后

以格拉斯哥昏迷评分（GCS）≤ 13 分为界，可将患者分为死亡率为 37% 的高危组和死亡率仅为 4% 的低危组。

10.5　神经阻滞剂恶性综合征和 5- 羟色胺综合征

10.5.1 定　义

- 神经阻滞剂恶性综合征（NMS）是一种少见但危及生命的抗精神病药物特异性反应，其特征为发热、精神状态改变、肌肉僵硬和自主神经不稳定[30]。
- 5- 羟色胺综合征（SS）是一种潜在的危及生命的疾病，与中枢神经系统中 5- 羟色胺活性增强有关，可引起精神状态改变、自主神经不稳定、反射亢进和阵挛[30]。

10.5.2 流行病学

- 由于对 NMS 的认识，其发生率最近已下降至 0.1%~0.2%[30-32]。

○ 年龄和性别分布都与接触神经安定药物的分布一致 [32]。

- SS 的真实发病率尚不清楚，因为许多病例未被发现。尽管 SS 发病率升高与 5- 羟色胺类药物的使用率增加是一致的 [31]。
  ○ 观察所有年龄段，包括新生儿和老年人 [34]。

10.5.3　发病机理

- 中枢神经系统 NMS 是由于多巴胺活性降低，或下丘脑和黑质纹状体通路的 D_2 受体被封锁，或多巴胺能药物突然停药导致多巴胺信号减少 [30,35-36]。
- SS 是由于 5- 羟色胺能活性过高导致 $5HT_{1A}$ 和 $5HT_{2A}$ 受体增加，这是由于治疗性药物、药物相互作用和药物过量造成的 [31]。

10.5.4　鉴别诊断

　　恶性热疗、抗胆碱能毒性、滥用药物（可卡因、安非他明、3，4-亚甲基二氧基甲基苯丙胺、五氯苯酚）、戒断酒精、苯二氮䓬类或巴氯芬、震颤谵妄、甲状腺毒症、急性肾衰竭、脑膜脑炎和热射病 [33]。

10.5.5　临床表现

　　见表 10.6。

表 10.6　3 种药物中毒的临床表现

	5- 羟色胺综合征	神经阻滞剂恶性综合征	抗胆碱药物中毒
药物治疗史	5- 羟色胺活性药物	多巴胺剂	抗胆碱能药剂
持续时间	< 12h	1~3d	< 12h
生命体征	血压升高，心率和呼吸加快，体温升高（> 41.1℃）	血压升高，心率和呼吸加快，体温升高（> 41.1℃）	血压升高，心率和呼吸加快，体温升高（< 38.8℃）
肌张力	僵硬	僵硬	正常
黏膜、皮肤	湿润	湿润	干燥
瞳孔大小	增大	正常	增大
肠鸣音	增强	正常或减弱	减弱
反射	增强	减弱	正常
精神状态	激动、昏迷	昏迷	烦躁不安、精神错乱

10.5.6 诊　断

Levenson 的 NMS 临床诊断标准如下。

- 如果患者具备以下 3 个主要症状或 2 个主要症状和 4 个次要症状，则表明 NMS 的可能性很高。
  - 主要症状：发热、强直、肌酸激酶浓度升高。
  - 次要症状：心动过速、血压异常、意识改变、出汗和白细胞增多 [36]。

  Hunter 5- 羟色胺综合征标准：服用 5- 羟色胺能剂且伴下列症状之一。

- 自发性阵挛。
- 伴有烦躁或出汗的诱发性阵挛。
- 伴有兴奋或出汗的眼阵挛。
- 震颤和反射亢进。
- 肌张力增大、体温＞ 38℃（100°F）且眼阵挛或诱导性阵挛 [31]。

10.5.7 治疗（表 10.7）

- 唯一有效的治疗方法是停止致病药物的使用。若由于停用多巴胺能治疗而致病，则建议恢复该药物治疗 [36-37]（表 10.8）。
- NMS、丹曲林和溴隐亭可单独使用，也可与苯二氮䓬合用。据报道，电休克疗法可改善 NMS 某些症状 [36]。
- 对于 5- 羟色胺综合征，赛庚啶可与苯二氮䓬类药物联合使用 [38]。

表 10.7　NMS 与 SS 的用药情况

	机制	剂量
丹曲林（NMS）	骨骼肌松弛剂抑制钙从肌浆网释放	·1~2.5mg/kg 静脉注射，之后每千克体重每 6 h 给药 1 mg，最大剂量为每天 10mg/kg ·症状消失即可停药
溴隐亭（NMS）	D_2 受体激动剂	·2.5mg，口服，8~12h 一次，滴定至反应或最大剂量 40mg/d ·持续 10d，然后逐渐减量
苯二氮䓬类药物（NMS/SS）	GABA a 激动剂	劳拉西泮 2~4mg 静脉注射或地西泮 5~10mg 静脉注射
赛庚啶（SS）	$5HT_{2A}$ 拮抗剂	初始剂量为 12mg，之后每 2h 2mg；如果症状持续，每 6h 8mg

IV：静脉注射；NMS：神经阻滞剂恶性综合征；SS：5- 羟色胺综合征

表 10.8　与 NMS 和 SS 相关的药物

与 NMS 相关的药物
·典型神经松驰剂
～氟哌啶醇、氟奋乃静、氯丙嗪、丙氯拉嗪、三氟拉嗪、硫利达嗪、奋乃静和普马嗪
·非典型抗精神病药物
～氯氮平、利培酮、奥氮平、喹硫平和阿立哌唑
·抗多巴胺能药物
～甲氧氯普胺、氟哌啶醇、异丙嗪、丙氯拉嗪、丁苯那嗪、利血平、阿莫沙平和复三酸酯
·停药：左旋多巴、多巴胺激动剂、金刚烷胺、托卡朋和锂制剂
与 5- 羟色胺综合征相关药物
·单胺氧化酶抑制剂
～不可逆抑制剂：苯乙肼、反苯环丙胺、异丙烟肼和异卡波肼
～单胺氧化酶可逆抑制剂 A：吗氯贝胺
～非精神药物：利奈唑胺、亚甲基硫铵
·5- 羟色胺释放剂
～拟交感神经药物：苯丙胺、甲基苯丙胺和哌甲酯
～合成兴奋剂：MDMA 和 LSD
～SSRIs：氟西汀、氟伏沙明、帕罗西汀、西酞普兰、舍曲林和艾司西酞普兰
～SNRIs：文拉法辛、地文拉法辛、度洛西汀
～TCAs：氯米帕明、丙米嗪
～阿片类镇痛药：曲马多、芬太尼、右美沙芬和哌替啶
～止吐药：昂丹司琼和甲氧氯普胺
～草本产品：圣约翰草（贯叶连翘）和人参
·其他：锂制剂、利托那韦、丙戊酸、色氨酸、丁螺环酮和米氮平

LSD：麦角酸二乙基酰胺；MDMA：3，4- 亚甲基二氧基甲基苯丙胺；NMS：神经阻滞剂恶性综合征；SS：5- 羟色胺综合征；SNRIs：5- 羟色胺 - 肾上腺素再吸收抑制剂；SSRIs：5- 羟色胺选择性重摄取抑制剂；TCAs：三环类抗抑郁药

10.5.8　并发症

- 积极的支持性护理是必要的。并发症常见且可能致命。
- 心脏：心律失常（尖端扭转和心搏骤停）、心肌梗死和心肌病。
  - 使用抗心律失常药物或起搏器以便维持心肺稳定。
  - 应用短效药物，如硝普钠和艾司洛尔，可降低血压。
- 肺：由胸壁僵硬引起的呼吸衰竭、吸入性肺炎和肺栓塞。
  - 可能需要机械通气。
- 肾脏：脱水、电解质失衡、急性肾衰竭、横纹肌溶解[36]。
  - 静脉输液，保持体液挥发状态。
- 血液学：深静脉血栓性静脉炎、血小板减少和弥散性血管内凝血[36]。

- ○ 皮下注射肝素进行预防。
- 传染病：发热及脓毒症。
  - ○ 使用冰毯。
- 精神：烦乱。
  - ○ 使用苯二氮䓬类药物，避免机械束缚 [31]。

10.5.9 预 后

- NMS 的平均恢复时间为 2~14d，并且大多数患者可完全恢复 [30]。
  - ○ 据报告，NMS 死亡率为 5%~20%。疾病的严重程度和肾衰竭等并发症的是首要死亡预测因素。
- 对于 SS，如果及早治疗，预后良好。症状通常可在 24h 内消失，但 40% 的患者症状持续时间更长 [39]。

（刘红　吴旭鹏　译，汤文龙　校）

参考文献

[1] Rabinstein AA. Acute neuromuscular respiratory failure. Continuum (Minneap Minn). Neurocritical Care, 2015, 21(5):1324–1345.

[2] Fokke C, van den Berg B, Drenthen J, et al. Diagnosis of Guillain-Barré syndrome and validation of Brighton criteria. Brain, 2014, 137(Pt 1):33–43.

[3] Yuki N, Hartung HP. Guillain-Barré syndrome. N Engl J Med. 2012, 366(24):2294–2304.

[4] Dimachkie MM, Barohn RJ. Guillain-Barré syndrome and variants. Neurol Clin, 2013, 31(2):491–510.

[5] Walgaard C, Lingsma HF, Ruts L, et al. Prediction of respiratory insufficiency in Guillain-Barré syndrome. Ann Neurol, 2010, 67(6):781–787.

[6] Cornblath DR, Hughes RA. Treatment for Guillain-Barre syndrome. Ann Neurol, 2009, 66(5):569–570.

[7] van den Berg B, Bunschoten C, van Doorn PA, et al. Mortality in Guillain-Barre syndrome. Neurology, 2013, 80(18):1650–1654.

[8] Gilhus NE. Myasthenia gravis. N Engl J Med, 2016, 375(26):2570–2581.

[9] Nicolle MW. Myasthenia gravis and Lambert-Eaton myasthenic syndrome. Continuum (Minneap Minn), 2016, 22 (6, Muscle and Neuromuscular Junction Disorders):1978-2005.

[10] Jayam Trouth A, Dabi A, Solieman N, et al. Myasthenia gravis: a review. Autoimmune Dis, 2012, 2012:874680.

[11] Wendell LC, Levine JM. Myasthenic crisis. Neurohospitalist, 2011, 1(1):16–22.

[12] Lacomis D. Myasthenic crisis. Neurocrit Care, 2005, 3(3):189–194.

[13] Chaudhuri A, Behan PO. Myasthenic crisis. QJM, 2009, 102(2):97–107.

[14] Alshekhlee A, Miles JD, Katirji B, et al. Incidence and mortality rates of myasthenia gravis and myasthenic crisis in US hospitals. Neurology, 2009, 72(18):1548–1554.

[15] Cherington M. Botulism: update and review. Semin Neurol, 2004, 24(2):155–163.

[16] Sobel J. Botulism. Clin Infect Dis, 2005, 41(8):1167–1173.

[17] Maselli RA. Pathogenesis of human botulism. Ann N Y Acad Sci, 1998, 841:122–139.

[18] Cherington M. Clinical spectrum of botulism. Muscle Nerve, 1998, 21(6):701–710.

[19] Cox N, Hinkle R. Infant botulism. Am Fam Physician, 2002, 65(7):1388–1392.

[20] Schmidt RD, Schmidt TW. Infant botulism: a case series and review of the literature. J Emerg Med, 1992, 10(6):713–718.

[21] Shapiro RL, Hatheway C, Swerdlow DL. Botulism in the United States: a clinical and epidemiologic review. Ann Intern Med, 1998, 129(3):221–228.

[22] Arnon SS, Schechter R, Maslanka SE, Jewell NP, Hatheway CL. Human botulism immune globulin for the treatment of infant botulism. N Engl J Med, 2006, 354(5):462–471.

[23] Robinson RF, Nahata MC. Management of botulism. Ann Pharmacother, 2003, 37(1):127–131.

[24] King AM, Aaron CK. Organophosphate and carbamate poisoning. Emerg Med Clin North Am, 2015, 33(1):133–151.

[25] Eddleston M, Buckley NA, Eyer P, et al. Management of acute organophosphorus pesticide poisoning. Lancet, 2008, 371(9612):597–607.

[26] Peter JV, Sudarsan TI, Moran JL. Clinical features of organophosphate poisoning: a review of different classification systems and approaches. Indian J Crit Care Med, 2014, 18(11):735–745.

[27] Bronstein AC, Spyker DA, Cantilena LR, Jr, et al. 2008 Annual Report of the American Association of Poison Control Centers' National Poison Data System (NPDS): 26th Annual Report. Clin Toxicol (Phila), 2009, 47(10):911–1084.

[28] Sungur M, Güven M. Intensive care management of organophosphate insecticide poisoning. Crit Care, 2001, 5(4):211–215.

[29] Davies JO, Eddleston M, Buckley NA. Predicting outcome in acute organophosphorus poisoning with a poison severity score or the Glasgow coma scale. QJM, 2008, 101(5):371–379.

[30] Berman BD. Neuroleptic malignant syndrome: a review for neurohospitalists. Neurohospitalist, 2011, 1(1):41–47.

[31] Boyer EW, Shannon M. The serotonin syndrome. N Engl J Med. 2005, 352(11):1112–1120

[32] Pelonero AL, Levenson JL, Pandurangi AK. Neuroleptic malignant syndrome: a review. Psychiatr Serv, 1998, 49(9):1163–1172.

[33] Strawn JR, Keck PE, Jr, Caroff SN. Neuroleptic malignant syndrome. Am J Psychiatry, 2007, 164 (6):870–876.

[34] Mills KC. Serotonin syndrome: a clinical update. Crit Care Clin. 1997, 13(4):763–783.

[35] Carbone JR. The neuroleptic malignant and serotonin syndromes. Emerg Med Clin North Am, 2000, 18(2):317–325, x.

[36] Bhanushali MJ, Tuite PJ. The evaluation and management of patients with neuroleptic malignant syndrome. Neurol Clin, 2004, 22(2):389–411.

[37] Mason PJ, Morris VA, Balcezak TJ. Serotonin syndrome: presentation of 2 cases and review of the literature. Medicine (Baltimore), 2000, 79(4):201–209.

[38] Gillman PK. The serotonin syndrome and its treatment. J Psychopharmacol, 1999, 13(1):100–109.

[39] Birmes P, Coppin D, Schmitt L, Lauque D. Serotonin syndrome: a brief review, CMAJ. 2003, 168(11):1439–1442.

第 11 章 脑肿瘤术后管理

Richard F. Schmidt, Nikolaos Mouchtouris, Muaz Qayyum, James J. Evans,
Christopher Farrell

摘 要 本章主要讨论脑肿瘤患者的术后管理。围手术期脑肿瘤患者在重症监护病房（ICU）能够得到密切监护和治疗，但治疗中常见因素处理不当可能会造成病情急转直下，其中脑水肿、脑脊液漏、激素水平紊乱和垂体卒中需要更严格的管理。本章从病理生理学、临床表现、诊断评估和围手术期管理 4 个方面进行阐述和讨论，希望 ICU 医护人员能够为患者提供更安全的救治。

关键词 脑水肿 脑脊液漏 气颅 垂体卒中 术后并发症 脑肿瘤

11.1 引 言

脑肿瘤包含众多病理类型，且可以根据其所在位置、性质、周围水肿范围及血管受累等情况表现为不同的生长形式。脑肿瘤患者的管理十分复杂，甚至住院和门诊患者的治疗策略也不尽相同。本章将重点讨论脑肿瘤患者的重症管理，尤其是围手术期相关的重要临床因素，包括围手术期并发症的避免、肿瘤相关脑水肿的治疗、脑脊液漏的诊断和治疗、鞍区肿瘤相关的急性内分泌异常及垂体卒中。在阅读本章后，神经重症医生将能更好地对术后进入 ICU 治疗的脑肿瘤患者进行诊疗和管理。

11.1.1 临床表现

脑肿瘤患者的临床表现各有不同，取决于肿瘤的大小和位置。缓慢生长的肿瘤病程可达数年，直至出现症状才会被发现，而相对较小的转移瘤则可能生长迅速，在早期便出现明显的症状。表 11.1 列举了一些常见症状。神经重症医生对皮层、皮层下、脑神经、血管和骨性结构等解剖的认识对于查体中发现细微症状及预防、减轻和管理围手术期并发症十分重要。

表 11.1　临床表现注意事项

症状	考虑因素	病因
头痛	·新发 ·非典型 ·缓慢进展 ·伴随新增症状 ·咳嗽、平躺、俯身及 Valsalva 动作后症状加重	·占位效应 ·颅内压升高 ·脑积水 ·静脉窦血栓
恶心、呕吐	·难治性 ·无相关系统问题（发热、腹泻、腹痛） ·伴有头痛 ·呕吐后头痛缓解	·第四脑室占位 ·脑积水
癫痫	·新发 ·药物难以治疗	·癫痫持续状态下可能需要推迟手术 ·可能需要使用多种药物进行控制
局灶性神经功能缺失	·新发运动功能障碍 ·新发语言功能障碍 ·共济失调 ·感觉功能缺失 ·反射亢进或呈强直状态	·症状取决于肿瘤位置 ·可能与周围脑组织水肿有关 ·常伴发其他症状
脑病	·精神运动迟缓 ·混淆日常事件	·脑水肿 ·占位效应 ·颅内压升高 ·脑积水

11.1.2　肿瘤分类

　　脑肿瘤主要分为两类，即转移瘤和原发脑肿瘤。转移瘤是成人中最常见的脑肿瘤，其原发病灶位于脑外。根据美国脑肿瘤基金会的统计，每年脑转移瘤患者的数量为 20 万 ~30 万人。任何肿瘤都有转移入脑的可能性，最常见的原发肿瘤如下：

● 肺癌。

● 乳腺癌。

● 黑色素瘤。

● 结直肠癌。

- 肾细胞癌。
- 淋巴瘤。

原发脑肿瘤可进一步分为良性和恶性肿瘤，其中良性肿瘤的发生率是恶性肿瘤的 2 倍左右；脑肿瘤还可以按照轴内、轴外和脑室内进行分类（表 11.2）。

- 轴内肿瘤起源于脑实质细胞本身。
- 轴外肿瘤起源于脑组织以外。如硬脑膜、脑神经和颅骨。
- 脑室内肿瘤起源于脑室内细胞。

脑肿瘤还可以进一步分为幕上和幕下肿瘤。当需要考虑肿瘤相关解剖结构和潜在围手术期并发症时，这两者区别将变得十分重要。

表 11.2　脑肿瘤按照位置进行的分类

轴内	轴外	脑室内
星形细胞瘤	脊索瘤	室管膜瘤
少突胶质细胞瘤	颅咽管瘤	室管膜下瘤
神经节胶质瘤	脑膜瘤	脉络丛乳头状瘤
髓母细胞瘤	垂体腺瘤	中枢神经细胞瘤
血管母细胞瘤	神经鞘瘤	
转移瘤	表皮样囊肿	
	转移瘤	

【幕上肿瘤】

- 术前或术后癫痫发生率高。
- 可能需生长至足够大，造成明显颅内占位效应后才会表现出临床症状。
- 存在损伤静脉而造成静脉窦血栓或致命性脑出血的风险。
- 可能损伤前循环动脉或其分支，造成出血或缺血。

【幕下肿瘤】

- 与后颅窝重要结构相关（包括小脑、脑干、第四脑室、中脑导水管及第Ⅲ至第Ⅻ对脑神经）。
- 可容纳术后肿胀的空间有限。

- 有临床快速失代偿和脑神经受累的风险。
- 可能损伤后循环动脉或其分支，造成出血或缺血。
- 肿瘤可侵犯或以占位效应影响脑干网状结构或第四脑室，造成患者意识水平下降或引起脑积水。

11.2 术后护理及并发症

大多数脑肿瘤患者都能够在术后平稳恢复，但根据全国住院患者数据库的抽样结果显示，仍有 3%~4% 的患者出现术后并发症（表 11.3）。此外，某些高危人群术后死亡率较高[1-2]，例如：

- 年龄 > 70 岁的患者。
- 术前 Karnofsky 评分 < 80 分。
- 术中失血过多（ ≥ 350mL）。
- 术后血红蛋白水平较术前下降 ≥ 20g/L。

表 11.3 脑肿瘤切除术后的管理措施

	考虑因素	管理措施
气道管理	· 长时间插管 · 引起长时间插管的危险因素 （慢性阻塞性肺疾病、哮喘） · 后组脑神经、延髓功能障碍、声带受损 · 麻醉效果延长（患者肝肾功能存在异常）	· 完善的神经系统查体 · 镇静药物的停用 · 吸痰 · 如神经系统查体结果不佳且拔管时间延长，行头颅 CT 检查 · 在拔管前评估耳、鼻、喉情况
预防性使用抗生素及术后感染	· 内镜经鼻蝶入路手术，尤其伴发鼻部疾病 · 糖尿病、肥胖、营养不良状态	· 按照各医院的标准方案进行预防 · 如果切口感染或存在脑膜炎，积极进行脑脊液检查和广谱抗生素治疗
血压的控制和术后出血	· 患者年龄 > 40 岁 · 肿瘤未全切除或未行活检 · 肿瘤的术中冰冻病理检查结果 · 星形细胞、血供丰富、囊性和（或）恶性肿瘤在术后会增加出血风险	· 收缩压为 90~140mmHg · 平均动脉压为 65~100mmHg · 持续输注降压药物，避免血压波动

	考虑因素	管理措施
脑水肿	·可能由血管的生成（肿瘤相关）和细胞毒性（继发缺血）共同造成 ·可能有症状或无症状 ·占位效应和潜在的颅内压异常，首选皮质类固醇激素（地塞米松） ·如考虑为淋巴瘤，激素可使用至术后 ·肿瘤减压可能加重水肿	·继续静脉滴注皮质类固醇激素，每 6h 4~8mg ·维持正常血钠浓度（135~145 mmol/L） ·恶性脑水肿可以用甘露醇或高渗盐水处理 ·床头抬高 > 30°
脑脊液漏	·高流量（脑室或脑池入口）*vs.* 低流量 ·低颅压征象 　－鼻漏 　－体位性头痛（坐或站时加重） 　－恶心 　－颈项强直 ·颅内感染或脑膜炎 ·张力性气颅 ·行 β_2 转铁蛋白试验，但不要因等待结果拖延治疗时机 ·对症处理延迟可能增加罹患脑膜炎的风险	·预防脑脊液鼻漏（针对经鼻蝶入路手术患者） ·头颅 CT 检查评估颅内积气情况（富士山征） ·如考虑感染，应使用抗生素 ·联系神经外科医生，行脑脊液引流（腰椎穿刺术、脑室外引流术、脑室腹腔分流术） ·手术修补
尿崩	·监测每小时尿量、尿比重 ·观察认知状态，即对口渴的反应 ·血清钠水平 ·垂体柄情况（是否存在垂体柄横断的情况） ·三相反应	·对症处理——持续补水 ·激素补充——去氨加压素
液体复苏	·需了解术中出入量 ·长时间手术可能造成更多体液的丢失	·输注晶体 ·输注血液制品 ·真正低血压可能因术中升压药物的使用而无法一开始就呈现出来 ·血红蛋白水平无法一开始就反映出血容量的高低
皮质醇水平低下	·功能性垂体腺瘤 *vs.* 无功能性垂体腺瘤 ·监测皮质醇水平——最好的评估下丘脑垂体轴的方法 ·如不处理，可能造成心力衰竭	·激素补充 ·地塞米松的使用并不会影响内源性皮质醇水平的测定

	考虑因素	管理措施
低钠血症	·常由肿瘤特殊位置导致的 SIADH 引发 ·在血容量正常状态下可能长期存在 ·术前首选补充晶体	·对于 SIADH，需对自由饮水限制 ·在 24h 内，避免快速纠正低钠，24h 内速度不超过 8~10mmol/L
疼痛管理	·疼痛管理不佳会导致血压上升 ·疼痛可与恶心呕吐相关	·尽量减少麻醉药物的使用便于神经系统查体 ·可考虑在术后的第 1 个 24h 内每 6h 静脉注射 1 000mg 对乙酰氨基酚 ·避免使用非甾体抗炎药和阿司匹林，以降低出血
癫痫的预防	·癫痫既往史 ·后颅窝（幕下）脑肿瘤无须考虑 ·幕上脑肿瘤易发癫痫	·继续于术前使用抗癫痫药物 ·无标准方案 ·条件允许的情况下尽可能缩短疗程 ·在选用药物时应考虑药物副作用和药物间相互作用 ·对于长期发病的患者，推荐术后持续进行脑电图监测 ·如静脉通道无法开通，可建立肠内通道
血栓的预防	·恶性肿瘤（胶质母细胞瘤） ·年龄 > 60 岁，肿瘤较大，和（或）化疗或贝伐单抗治疗的患者发生率更高 ·肢体瘫痪 ·尽可能在入院时进行相关检查	·所有患者均使用抗血栓压力泵治疗，每天最少 20h ·一般在 24h 内存在小剂量肝素或低分子量肝素耐受

SIADH：抗利尿激素分泌失调综合征

11.2.1　气道管理

通常在患者苏醒后可完成指令或进行自主动作后，即可在手术室中拔除气管插管[3]。然而，长时间手术和术中对脑组织的牵拉可能导致术后麻醉复苏时间延长，这将可能造成呼吸系统受损风险的升高[3]。拔管时间延长并不罕见。在麻醉后苏醒延迟的患者中，即刻头颅 CT 检查，即随后的动态复查是用于排除急性术后并发症（如脑出血）的标准方法。吸痰和尽可能减少术后镇静有助于拔管，而在患者偶尔出现气道水肿时，则需要延迟拔管。如有可能，需要综合考虑和评估耳、鼻、喉情况。幕下脑肿瘤并且怀疑后组脑神经功能受损的患者要特别注意因气道保护不足而引起误吸的情况 [3]。这一点也适用于桥脑、延髓或第四脑室肿瘤的患者，因为脑干实质受累或水肿可能加重声带和咽肌功能障碍。以上这些患者需要密切监测，以尽可能降低误吸及呼吸道进一步受损的风险。

11.2.2　血压控制和术后出血

术后出血可导致住院患者死亡率升高 3.3 倍，可达 1.1%~4.4%，其中 88% 的患者发生在术后 6h 内 [1,4]。术后出血通常是由于术中止血不充分，而围手术期高血压则被认为是引起术区脆弱、血管破裂出血的重要原因。在年龄 > 40 岁、星形细胞瘤、巨大肿瘤和肿瘤部分切除或行肿瘤活检，尤其是肿瘤血供丰富、囊变和（或）病理性质为恶性的情况下，患者术后出血的风险会大大增加 [6-8]。微创手术，例如肿瘤立体定向活检，若其手术部位位于像松果体区这样的高风险区域，出血风险高达 5% [7]。此外，复发胶质瘤患者在应用贝伐单抗后也会增加围手术期出血的风险 [9]。

虽然没有标准化的血压管理方案，但有报道称保持收缩压不高于 140mmHg 且平均动脉压低于 100mmHg 可防止自发性血肿的扩大，而这一观点也常被用于指导肿瘤术后出血的预防 [5-10]。此外，术后充分镇痛和止吐，以及适当的肠道管理有助于减少与上述不适、恶心和 Valsalva 运动相伴的血压波动 [3]。

11.2.3　癫痫的预防

一项对高质量临床随机对照实验的荟萃分析表明，术后对癫痫的预防治疗并不能使患者显著获益 [11]。然而，这一观点遭到了大量的质疑。术后癫痫在手术后 48h 内最容易发生，其发生率为 1%~12%。术后癫痫可能造成包括恶性脑水肿和脑出血等在内的严重后果 [4]。绝大多数围手术期预防癫痫的相关研究都着眼于苯妥英钠等传统抗癫痫药物，而这类药物存在更为明显的副作用，尤其是对细胞色素酶 P450 的作用 [11]。目前只有一项荟萃分析纳入一组新抗癫痫药物左乙拉西坦 [12]，目前认为该药物的副作用明显减少。左乙拉西坦罕有引起行为障碍的报道,在限制用量后其副作用的发生率低至2.4%[13]。此外,新兴的药物,如拉科酰胺,有待于被纳入新的脑肿瘤围手术期预防癫痫的研究中。可见,目前尚缺乏充足证据支持脑肿瘤术后常规进行抗癫痫治疗,因此必须充分权衡每一例患者的获益和风险。存在少突胶质细胞瘤、神经节细胞胶质瘤、胚胎发育不良性神经上皮瘤[8]、额叶胶质母细胞瘤、非颅底脑膜瘤和伴有明显瘤周水肿的脑膜瘤患者,癫痫发生率更高,故更应考虑对其启动预防性抗癫痫治疗[8,14-15]。一般情况下,较新的抗癫痫药物,如左乙拉西坦,在短期疗程内就能使患者适应并得到良好的预防癫痫的效果,而有既往癫痫发作史的患者则应于术后进行抗癫痫药物维持治疗[4,11-12]。肿瘤位于后颅窝的患者由于并未累及大脑皮层,故可能无需使用抗癫痫药物。

11.2.4　静脉血栓形成的预防

静脉血栓形成仍然是脑肿瘤患者术后最常见的不良事件,其围手术期发生率为3%~26%[4,16]。然而,术后血栓形成和术后出血如何来平衡,目前文献中尚缺乏有价值的指导意见。目前,临床上推荐所有神经外科术后患者使用抗血栓压力泵治疗[17],但对于预防性抗血栓药物,如肝素或依诺肝素等低分子量肝素的最佳使用时机和用量还不明确。然而,大多数临床医生仍同意术后早期进行低剂量抗凝治疗。对于血栓形成高危因素明确存在的患者,例如安装有机械性心脏瓣膜、高凝状态或有深静脉血栓病史的患者,应尽早开始药物和机械性的预防性治疗[4,18]。肢体瘫痪、使用贝伐单抗治疗复发额叶胶质母细胞瘤、年龄＞60岁的正在接受化疗的胶质瘤患者和(或)颅内肿瘤较大的患者,被证实同样存在高静脉血栓形成风险[19-20]。总而言之,重启预防性抗血栓药物治疗的时机必须基于每个患者的个人情况,在抗血栓和防出血之间维持平衡[4,19-20]。

11.2.5　术后感染和抗生素的预防性使用

术后常规使用抗生素被证实能够降低包括脑膜炎在内的神经外科患者术后感染的风险[21-22]。因此,建议结合各医院实际抗生素耐药情况,在术后24h内使用适合的抗生素进行预防。采用经鼻蝶入路内镜手术的患者则需要格外注意。研究表明,在有不可吸收植入物的情况下，抗生素使用应达 7d 以防止细菌过度繁殖和中毒性休克的发生 [10]。其他术后感染高危因素包括高龄、手术时间长及影响切口愈合的因素，例如肥胖、糖尿病或高血糖和营养不良状态 [23]。

排查术后感染时，需重点考虑无菌性（化学性）脑膜炎的可能。无菌性脑膜炎的病因目前尚不明确，但推测是由外源性物质，如血液、骨质、碎片、肿瘤和（或）囊液等进入脑脊液所产生的炎症反应所致。无菌性脑膜炎的临床表现各异，但其症状大多类似于细菌性脑膜炎，如头疼、颈项强直、畏光和发热。无菌性脑膜炎虽没有明确的危险因素；但切除某些囊性肿瘤，如表皮样囊肿和颅咽管瘤，可能会导致术后脑膜炎，尤其当这些肿瘤的囊性内容物在术中外漏或是其囊壁未完全切除时 [24-27]。由于无菌性脑膜炎的表现不具有特异性，故当患者在术后出现脑膜刺激征，尤其是出现发热、脑脊液漏或者切口愈合不良的情况下，应迅速将其当做细菌性脑膜炎处理，进行脑脊液取样并且在获得脑脊液培养结果前就开始使用广谱抗生素进行治疗。虽然目前尚无通过检测脑脊液标本来诊断无菌性脑膜炎的方法，但脑脊液培养结果阴性对于低风险患者来说有一定的诊断价值 [26]。这些患者可在临床医师的指导下应用激素保守治疗以减轻脑膜炎性反应，而对于症状持续或颅内压较高的患者，也许可进行连续腰椎穿刺或脑脊液分流术 [26]。

11.2.6 脑水肿

脑水肿常见于脑肿瘤患者，为避免致命性后果，必须采取严格管理措施。脑水肿的处理参见第 6 章，本章只讨论脑肿瘤相关的脑水肿。血管源性脑水肿是脑肿瘤患者中最常见的脑水肿类型，缘于血脑屏障被破坏，主要影响大脑白质。从病理生理学角度来说，血管源性脑水肿主要是由于炎症因子、白三烯、前列腺素、血管内皮生长因子和基质金属蛋白酶的堆积，最终导致血脑屏障被破坏，血浆外渗至脑实质 [28-33]。手术切除肿瘤可减轻脑肿瘤的占位效应，同时改善周围的水肿情况。但脑水肿的消退时间极不恒定，且可出现术后一过性加重。而术中对于脑组织的牵拉及静脉的损伤均会导致回流障碍，加重脑水肿。此外，因重要静脉，如 Trolard 静脉、Labbé 静脉、基底静脉、Rosenthal 静脉和硬脑膜静脉窦受损或动脉损伤导致的脑梗死，都会导致细胞毒性脑水肿。

围手术期出现症状性脑水肿的概率为 7.7%~9.5%[4,34-35]。对脑水肿患者应进行严密监测，以减轻神经系统功能的一过性障碍并预防可能危及生命的颅内高压症[36]。继发于脑水肿的颅内高压症早期临床表现包括头痛、恶心、呕吐、复视（展神经麻痹所致）和视神经乳头水肿，而局灶性神经功能缺失、意识障碍、失语和癫痫也能在脑水肿的进展过程中被观察到。一旦出现任何新的神经功能缺失，都应行急诊头颅 CT 平扫以排除脑梗死或脑出血这类需紧急干预的情况[28]。中线移位、脑沟和基底池消失提示严重的脑水肿和颅内压升高的可能。MRI，尤其是 T2 和流体衰减翻转（FLAIR）序列，可更好地评估脑水肿的性质和程度。

在术后，应将床头抬高至少 30° 以增加静脉回流和降低颅内压，从而限制脑水肿的进一步加重[37-38]。在药物的使用上，类固醇药物可广泛用于治疗血管源性脑水肿，其中地塞米松最为常用。类固醇激素可在术前 1~2d 给药以减轻脑水肿引起的相应症状，在术中则常规使用。在使用后 24~72h 内，类固醇可改善患者的神经系统症状[39-40]。术后和（或）症状改善后，激素应逐渐减量至维持剂量或在耐受后停药。对于急性颅内压升高和脑水肿的干预应着力于改善脑血流灌注和氧合、降低脑组织的代谢需求和降低颅内压。虽然对于处理急性颅内压升高的具体措施等不在本章的讨论范围内，但仍应尽快开展相关治疗以避免神经功能不可逆受损甚至死亡的发生。

11.2.7　脑脊液漏

脑脊液漏是脑肿瘤患者术后潜在的可能明显延长 ICU 住院时间的并发症。多种原因均可导致脑脊液漏，例如脑积水、硬脑膜缝合不严密、肿瘤侵犯引起的颅骨和软组织结构的破坏或是扩大的颅底手术入路等[4,41]。报道显示，经鼻蝶内镜术后脑脊液漏的发生率为 2%~16%，而在后颅窝手术中高达 32%[44-46]。相比于低流量的脑脊液漏，高流量的脑脊液漏常发生在进入脑池和（或）脑室手术后。术者应和 ICU 医生充分沟通以评估术后脑脊液漏风险并制订对应的治疗方案。例如，高流量脑脊液漏需进行更为激进的早期干预以促使其完全解除[10,47]。

根据手术部位的不同，脑脊液漏可能表现为切口漏或是鼻漏，后者常有"金属味"或"咸味"的主诉。在无法确定这些液体是否为脑脊液时，可进行 β_2 转铁蛋白试验加以确认。然而，值得注意的是，β_2 转铁蛋白试验结果通常需要较长时间才能获得，这可能会延误治疗的最佳时机[41]。对于经鼻蝶手术后脑脊液漏患者，内镜探查有助于发现脑脊液漏的来源。尽管即使是薄层的影像学检查也会遗漏一些引起脑脊液漏的颅底小缺损，但 CT 或 MRI 仍有助于发现解剖结构上的缺损或潜在的脑脊液漏部位。其他诸如放射性脑池造影、CT 脑池成像和鞘内荧光素注射检查是有创操作，已很少应用于临床。脑脊液漏偶尔仅表现为症状性低颅压，包括体位性头痛、恶心和（或）颈项强直。长期脑脊液漏患者则可能因颅内与外界环境的沟通而出现脑膜炎。因此，存在脑脊液漏并且临床怀疑脑膜炎的患者应尽快取脑脊液样本进行化验，并且使用抗生素治疗，直至感染确诊或排除。

脑脊液漏的初步预防包括患者体位和基本的术后护理。患者应抬高头部，接受经蝶手术的患者应采取严格的预防措施，尽量限制压力梯度通过颅底缺损处进入鼻窦腔。这些预防措施包括张嘴打喷嚏和避免擤鼻涕[10]。此外，所有患者应开始使用大便软化剂和止吐药物，以避免使劲，这可能会导致短暂的颅内压升高和术中脑脊液漏修复失败。

许多确诊为脑脊液漏的患者可以通过暂时性脑脊液分流方式，例如腰椎穿刺或脑室穿刺外引流术以促进漏口愈合[10,47]。不少研究均发现，后颅窝术后脑脊液漏患者至少通过 5d 腰椎穿刺可获得满意的预后[10,48-49]。相反，只有不到 24% 的经鼻蝶内镜术后脑脊液漏的患者可因单独使用腰椎穿刺这类相对保守的方式得到有效治疗，大部分患者还是需要通过手术进行干预以使漏口得到彻底修复[10,42-43]。持续脑脊液漏患者应评估是否存在脑积水，而持续升高的颅内压不但会阻止硬脑膜缺损处的愈合，若治疗不当，还可能导致远期预后不良。反复出现的临床和影像学异常的患者，如精神状态改变、神经功能障碍和脑室扩大等，支持脑积水诊断；而另一些患者可能没有任何症状。若考虑为脑积水，则可能需要脑脊液分流手术进行干预，例如，脑室外引流术或脑室腹腔分流术[41]。

张力性气颅是一种罕见但可能致命的情况，即空气通过单向活瓣方式进入颅内且无法被释放至颅外，从而导致进行性颅内压升高。张力性气颅的发生常与经鼻蝶手术导致的脑脊液漏有关，其病情可进展迅速，造成严重的临床和神经系统不良后果[50-51]。张力性气颅引起的颅高压若不能及时被发现或治疗，可导致脑疝、空气栓塞和（或）心搏骤停[51-52]。在影像学上（图 11.1），张力性气颅可以表现出典型的"富士山征"（颅内气体压迫双侧额叶皮层，而此时额极就像"山峰"）或"气泡征"（大量气泡出现在基底池）[50-51,53]，其治疗主要依靠手术。钻孔减压术可以帮助释放颅内积聚的空气，而最根本的治疗方式仍是通过手术对局部颅骨缺损或脑脊液漏口进行修补，以防止空气继续进入颅内[50,53-54]。

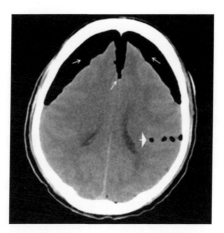

图 11.1　"富士山征"和"气泡征"。经许可引自 Sebastian B, Moideen J. Mount Fuji is Not as "Active" as We Think. Indian Journal of Neurosurgery, 2018, 07(03):278–279

11.3　鞍内和鞍旁肿瘤的相关治疗

11.3.1　激素水平紊乱

单纯垂体手术通常不会出现明显的并发症。然而，即使对下丘脑 –垂体轴没有直接的损伤，鞍内和鞍旁肿瘤切除术后仍有可能因正常组织受牵拉而造成术后内分泌异常。一般来说，术前存在垂体功能缺陷的患者，其术后仍需要激素替代治疗[47]。术前肾上腺功能受到抑制的患者，围手术期需要补充应激剂量的皮质类固醇[55-56]。地塞米松因其不会直接影响血清皮质醇的测定且仅对肾上腺轴存在抑制作用，故常被视为首选激素补充药物[47]。为了评估内源性皮质醇功能，晨间皮质醇水平的检测通常在术后第 1 天或第 2 天进行。当皮质醇水平低于 10μg/L 时通常需要长期的糖皮质激素替代治疗；然而，标准化治疗规范并不存在，不同的临床医生会给出不同的具体治疗方案。库欣病患者需要特别注意，因为肿瘤切除后皮质醇激素水平可能会迅速下降，若激素替代治疗不足则可导致肾上腺危象 [47,56]。而促肾上腺皮质激素瘤次全切除后，其皮质醇分泌可继续处于高水平状态，此时则是激素补充治疗的禁忌证。因此，外科、内分泌科和 ICU 医生之间的沟通对于预测和避免激素相关并发症至关重要。低皮质醇的临床表现主要包括低血压、恶心和嗜睡，考虑到激素水平存在迅速下降的可能，激素替代治疗需要在等待实验室检测结果时尽早开始 [47]。

术后尿崩症（DI）是一种相对常见的垂体手术后并发症，发生率高达 12%~24% [47,57]。然而，这一情况通常只是暂时的，只有 1%~2% 的患者需要永久进行激素补充治疗 [57]。术后 DI 的监测在于对患者所有出入量严格监测。多尿是 DI 的标志性症状，故监测患者的出入量非常重要。关于尿量的阈值尚无定论，报道的数值包括每天尿量 > 30mL/kg、每小时尿量 > 2mL/kg 或 > 250~500mL/h [75]。我们中心的经验是，连续 2~3h 尿量超过 250mL 时就需要检测尿比重、尿渗透压、血清渗透压和血清钠浓度。尿量增多伴尿比重 < 1.005、尿渗透压 < 300mOsm/kg 和血清渗透压 > 300mOsm/kg 时通常提示 DI [47,75]。DI 的处理很大程度上取决于患者的水电解质情况和临床表现。中度脱水患者由于口渴机制被激活，能够在失水时保持自我警觉，自发饮水以保持正常的血钠水平和出入量平衡。然而，精神状态受抑制、血钠水平升高或无法获取足够水分摄入的患者则需要去氨加压素（DDAVP）支持治疗，该药物为一种作用于肾脏 V2 受体的抗利尿激素（ADH）类似物 [47]。DDAVP 可通过静脉和鼻内给药；但要注意的是，经鼻内给药时要确认患者是否最近接受过经鼻蝶手术及其鼻腔内填塞物和鼻黏膜的情况 [57]。此外，临床医生还需注意 DI 患者可能出现的双相或三相反应（图 11.2），其在术后 1~2 周内的发生率分别高达 5% 和 1.1% [58-59]。三相反应的公认机制如下：①受损细胞分泌 ADH 减少导致早期 DI；②当受损的细胞退化或坏死，即可释放 ADH 入血，引起抗利尿激素分泌不当综合征（SIADH）从而导致低钠血症；③永久性垂体后叶或垂体柄损伤导致 ADH 生理性分泌无法恢复，造成患者持续性 DI[47,58-59]。因此，严格监测出入量、尿比重和电解质对于 DI 的治疗及避免 SIADH 的过度治疗至关重要。

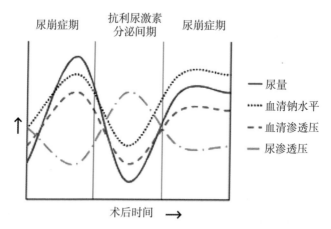

图 11.2　DI 的三相反应。经许可引自 Schreckinger M, Szerlip N, Mittal S. Diabetes insipidus following resection of pituitary tumors. Clin Neurol Neurosurg, 2013, 115(2):121−126.

11.3.2　垂体卒中

虽然垂体卒中通常被认为是一种术前状态，但其具有潜在的致命性，故在此讨论。垂体卒中是由于出血或梗死引起鞍内占位体积急剧增大而造成的，其在垂体腺瘤患者中的发病率为 0.6%~27.2%，常因异常静脉窦破裂导致[60-68]。垂体卒中的危险因素包括妊娠、血压波动、抗凝药物使用、手术、近期头部外伤或颅内压突然升高。此外，迅速生长的肿瘤可能压迫其供血或超出后者供养能力，造成肿瘤组织缺血和继发性梗死。

急性垂体卒中患者可有以下表现。

- 新发的视野缺损：视力下降、复视和眼肌麻痹。
- 继发于颅内压增高的精神状态改变。
- 头晕。
- 头痛。
- 低血压。

- 心律失常。
- 脑膜炎，症状包括颈部疼痛、畏光、恶心和（或）呕吐[69]。

对疑似垂体卒中的患者，应及时行内分泌水平评估，包括 MRI 或薄层 CT 在内的颅脑影像学检查，并请神经外科医师会诊。

垂体卒中的早期处理为通过静脉补液和糖皮质激素的使用来建立稳定的血流动力学。激素缺乏者应进行 DDAVP 和左甲状腺素的激素替代治疗，但上述激素缺乏往往不及低皮质醇血症严重。手术减压适用于包括视力下降和（或）视野缺损、复视及意识水平下降在内的新发神经功能缺失的患者[70]。在垂体卒中发病后 6~8d 内接受手术的患者，其视野缺损可能得到恢复，43%~64% 的患者可以得到完全恢复。在中位时间 49 个月时，垂体激素水平恢复正常的患者可达 19%[71-74]。

11.4 结 论

就 ICU 脑肿瘤患者的管理而言，应针对不同病理性质和病程进行个体化管理。通常这些患者都在 ICU 内进行围手术期治疗，故对于术后潜在并发症的了解和处理显得尤为重要。神经重症科医生对脑肿瘤患者围手术期病情的多变性和复杂性应当有足够的认识，只有这样才能尽可能预防不良事件的发生，为患者的安全和平稳恢复打下基础。

（陈铭　唐寅达　译，汤文龙　校）

参考文献

[1] De la Garza-Ramos R, Kerezoudis P, Tamargo RJ, et al. Surgical complica- tions following malignant brain tumor surgery: an analysis of 2002-2011 data. Clin Neurol Neu- rosurg, 2016, 140:6–10.

[2] Asano K, Nakano T, Takeda T, et al. Risk factors for postoperative systemic complications in elderly patients with brain tumors. Clinical article. J Neurosurg, 2009, 111(2):258–264.

[3] Jellish WS, Murdoch J, Leonetti JP. Perioperative management of complex skull base surgery: the anesthesiologist's point of view. Neurosurg Focus, 2002, 12(5):e5.

[4] Wong JM, Ziewacz JE, Ho AL, et al. Patterns in neurosurgical adverse events: open cerebrovascular neurosurgery. Neurosurg Focus, 2012, 33(5):E15.

[5] Steiner T, Bösel J. Options to restrict hematoma expansion after spontaneous intracerebral hem- orrhage. Stroke. 2010, 41(2):402–409.

[6] Edzhelat FI. [Hemorrhage in cerebral gliomas]. Vestn Khir Im I I Grek, 1998, 157(6):66–67.

[7] Nishihara M, Sasayama T, Kudo H, et al. Morbidity of stereotactic biopsy for intracranial lesions. Kobe J Med Sci, 2011, 56(4):E148–E153.

[8] Vecht CJ, Kerkhof M, Duran-Pena A. Seizure prognosis in brain tumors: new insights and evi- dence-based management. Oncologist, 2014, 19(7):751–759.

[9] Abrams DA, Hanson JA, Brown JM, et al. Timing of surgery and bevaci- zumab therapy in neurosurgical patients with recurrent high grade glioma. J Clin Neurosci, 2015, 22(1):35–39.

[10] Tien DA, Stokken JK, Recinos PF, et al. Comprehensive postoperative manage- ment after endoscopic skull base surgery. Otolaryngol Clin North Am, 2016, 49(1):253–263.

[11] Sayegh ET, Fakurnejad S, Oh T, et al. Anticonvulsant prophylaxis for brain tumor sur- gery: determining the current best available evidence. J Neurosurg, 2014, 121(5):1139–1147.

[12] Komotar RJ, Raper DM, Starke RM, et al. Prophylactic antiepileptic drug therapy in patients undergoing supratentorial meningioma resection: a systematic analysis of efficacy. J Neurosurg, 2011, 115(3):483–490.

[13] Rosati A, Buttolo L, Stefini R, et al. Efficacy and safety of levetira- cetam in patients with glioma: a clinical prospective study. Arch Neurol, 2010, 67(3):343–346.

[14] Xue H, Sveinsson O, Tomson T, et al. Intracranial meningiomas and seizures: a review of the literature. Acta Neurochir (Wien), 2015, 157(9):1541–1548.

[15] Su X, Chen HL, Wang ZY, et al. Relationship between tumour location and preoperative seizure incidence in patients with gliomas: a systematic review and meta-analysis. Epileptic Disord, 2015, 17(4):397–408.

[16] Brandes AA, Scelzi E, Salmistraro G, et al. Incidence of risk of thromboembolism during treatment high-grade gliomas: a prospective study. Eur J Cancer, 1997, 33(10):1592–1596.

[17] Skillman JJ, Collins RE, Coe NP, et al. Prevention of deep vein thrombosis in neurosurgical patients: a controlled, randomized trial of external pneumatic compression boots. Surgery, 1978, 83 (3):354–358.

[18] Niemi T, Armstrong E. Thromboprophylactic management in the neurosurgical patient with high risk for both thrombosis and intracranial bleeding. Curr Opin Anaesthesiol, 2010, 23(5):558–563.

[19] Marras LC, Geerts WH, Perry JR. The risk of venous thromboembolism is increased throughout the course of malignant glioma: an evidence-based review. Cancer, 2000, 89(3):640–646.

[20] Li X, Huang R, Xu Z. Risk of adverse vascular events in newly diagnosed glioblastoma multiforme patients treated with bevacizumab: a systematic review and meta-analysis. Sci Rep, 2015, 5:14698.

[21] Barker FG II. Efficacy of prophylactic antibiotics against meningitis after craniotomy: a meta-anal- ysis. Neurosurgery, 2007, 60(5):887-894, discussion 887–894.

[22] Stulberg JJ, Delaney CP, Neuhauser DV, et al. Adherence to surgical care improvement project measures and the association with postoperative infections. JAMA, 2010, 303(24):2479–2485.

[23] Walcott BP, Redjal N, Coumans JV. Infection following operations on the central nervous system: deconstructing the myth of the sterile field. Neurosurg Focus, 2012, 33(5):E8.

[24] Koutourousiou M, Seretis A. Aseptic meningitis after transsphenoidal management of Rathke's cleft cyst: case report and review of the literature. Neurol Sci, 2011, 32(2):323–326.

[25] Lopes M, Capelle L, Duffau H, et al. Surgery of intracranial epidermoid cysts. Report of 44 patients and review of the literature. Neurochirurgie, 2002, 48(1):5–13.

[26] O'Malley MR, Haynes DS. Assessment and management of meningitis following cerebellopontine angle surgery. Curr Opin Otolaryngol Head Neck Surg, 2008, 16(5):427–433.

[27] Rajput D, Srivastva A, Kumar R, Mahapatra A. Recurrent chemical meningitis in craniopharyng- ioma without reduction in size of cyst: case report of two cases and review of the literature. Turk Neurosurg, 2012, 22(2):233–236.

[28] Esquenazi Y, Lo VP, Lee K. Critical care management of cerebral edema in brain tumors. J Intensive Care Med, 2017, 32(1):15–24.

[29] Rosenberg GA, Yang Y. Vasogenic edema due to tight junction disruption by matrix metalloprotei- nases in cerebral ischemia. Neurosurg Focus, 2007, 22(5):E4.

[30] Gerstner ER, Duda DG, di Tomaso E, et al. VEGF inhibitors in the treatment of cerebral edema in patients with brain cancer. Nat Rev Clin Oncol, 2009, 6(4):229–236.

[31] Heiss JD, Papavassiliou E, Merrill MJ, et al. Mechanism of dexamethasone suppression of brain tumor-associated vascular permeability in rats: involvement of the glucocorticoid receptor and vascular permeability factor. J Clin Invest, 1996, 98(6):1400–1408.

[32] Chio CC, Baba T, Black KL. Selective blood-tumor barrier disruption by leukotrienes. J Neurosurg, 1992, 77(3):407–410.

[33] Taketo MM. Cyclooxygenase-2 inhibitors in tumorigenesis (Part II). J Natl Cancer Inst, 1998, 90 (21):1609–1620.

[34] Cabantog AM, Bernstein M. Complications of first craniotomy for intra-axial brain tumour. Can J Neurol Sci, 1994, 21(3):213–218.

[35] Ciric I, Ammirati M, Vick N, et al. Supratentorial gliomas: surgical considerations and immediate postoperative results. Gross total resection versus partial resection. Neurosurgery, 1987, 21(1):21–26.

[36] Lin AL, Avila EK. Neurologic emergencies in the patients with cancer. J Intensive Care Med, 2017, 32(2):99–115.

[37] Raslan A, Bhardwaj A. Medical management of cerebral edema. Neurosurg Focus, 2007, 22(5):E1–2.

[38] Feldman Z, Kanter MJ, Robertson CS, et al. Effect of head elevation on intracranial pressure, cere- bral perfusion pressure, and cerebral blood flow in head-injured patients. J Neurosurg, 1992, 76 (2):207–211.

[39] Ryken TC, McDermott M, Robinson PD, et al. The role of steroids in the management of brain metastases: a systematic review and evidence-based clinical practice guideline. J Neurooncol, 2010, 96(1):103–114.

[40] Soffietti R, Cornu P, Delattre JY, et al. EFNS guidelines on diagnosis and treatment of brain metas- tases: report of an EFNS Task Force. Eur J Neurol, 2006, 13(7):674–681.

[41] Illing EA, Woodworth BA. Management of frontal sinus cerebrospinal fluid leaks and encephalo- celes. Otolaryngol Clin North Am, 2016, 49(4):1035–1050.

[42] D'Anza B, Tien D, Stokken JK, et al. Role of lumbar drains in con- temporary endonasal skull base surgery: meta-analysis and systematic review. Am J Rhinol Allergy, 2016, 30(6):430–435.

[43] Kassam AB, Prevedello DM, Carrau RL, et al. Endoscopic endonasal skull base surgery: analysis of complications in the authors' initial 800 patients. J Neurosurg, 2011, 114(6):1544–1568.

[44] Locatelli D, Vitali M, Custodi VM, et al. Endonasal approaches to the sellar and parasellar regions: closure techniques using biomaterials. Acta Neurochir (Wien), 2009, 151(11):1431–1437.

[45] Kassam A, Horowitz M, Carrau R, et al. Use of Tisseel fibrin sealant in neurosurgical procedures: incidence of cerebrospinal fluid leaks and cost-benefit analysis in a retrospective study. Neurosur- gery, 2003, 52(5):1102-1105, discussion 1105.

[46] Kumar A, Maartens NF, Kaye AH. Evaluation of the use of BioGlue in neurosurgical procedures. J Clin Neurosci, 2003, 10(6):661–664.

[47] Ausiello JC, Bruce JN, Freda PU. Postoperative assessment of the patient after transsphenoidal pituitary surgery. Pituitary, 2008, 11(4):391-401.

[48] Altaf I, Vohra AH, Shams S. Management of cerebrospinal fluid leak following posterior cranial fossa surgery. Pak J Med Sci, 2016, 32(6):1439-1443.

[49] Fishman AJ, Hoffman RA, Roland JT, Jr, Lebowitz RA, Cohen NL. Cerebrospinal fluid drainage in the management of CSF leak following acoustic neuroma surgery. Laryngoscope, 1996, 106 (8):1002-1004.

[50] Kankane VK, Jaiswal G, Gupta TK. Posttraumatic delayed tension pneumocephalus: Rare case with review of literature. Asian J Neurosurg, 2016, 11(4):343-347.

[51] Thiagarajah S, Frost EA, Singh T, et al. Cardiac arrest associated with tension pneumocepha- lus. Anesthesiology, 1982, 56(1):73-75.

[52] Cipriani NA, Hong C, Rosenblum J, et al. Air embolism with pneumocephalus. Arch Neurol, 2009, 66(9):1172-1173.

[53] Çelikoğlu E, Hazneci J, Ramazanoğlu AF. Tension pneumocephalus causing brain herniation after endoscopic sinus surgery. Asian J Neurosurg, 2016, 11(3):309-310.

[54] DelGaudio JM, Ingley AP. Treatment of pneumocephalus after endoscopic sinus and microscopic skull base surgery. Am J Otolaryngol, 2010, 31(4):226-230.

[55] Dumont AS, Nemergut EC II, Jane JA Jr, et al. Postoperative care following pituitary surgery. J Intensive Care Med, 2005, 20(3):127-140.

[56] AbdelMannan D, Selman WR, Arafah BM. Peri-operative management of Cushing's disease. Rev Endocr Metab Disord. 2010, 11(2):127-134.

[57] Nemergut EC, Zuo Z, Jane JA Jr, et al. Predictors of diabetes insipidus after transsphenoidal surgery: a review of 881 patients. J Neurosurg, 2005, 103(3):448-454.

[58] Hensen J, Henig A, Fahlbusch R, et al. Prevalence, predictors and patterns of postoperative polyuria and hyponatraemia in the immediate course after transsphenoidal surgery for pituitary adenomas. Clin Endocrinol (Oxf), 1999, 50(4):431-439.

[59] Loh JA, Verbalis JG. Diabetes insipidus as a complication after pituitary surgery. Nat Clin Pract Endocrinol Metab, 2007, 3(6):489-494.

[60] Bills DC, Meyer FB, Laws ER Jr, et al. A retrospective analysis of pituitary apoplexy. Neurosurgery, 1993, 33(4):602-608, discussion 608-609.

[61] Randeva HS, Schoebel J, Byrne J, et al. Classical pituitary apoplexy: clinical features, management and outcome. Clin Endocrinol (Oxf), 1999, 51(2):181-188.

[62] Wakai S, Fukushima T, Teramoto A, et al. Pituitary apoplexy: its incidence and clinical signifi- cance. J Neurosurg, 1981, 55(2):187-193.

[63] Nielsen EH, Lindholm J, Bjerre P, et al. Frequent occurrence of pituitary apoplexy in patients with non-functioning pituitary adenoma. Clin Endocrinol (Oxf), 2006, 64(3):319-322.

[64] Mou C, Han T, Zhao H, et al. Clinical features and immunohistochemical changes of pitu- itary apoplexy. J Clin Neurosci, 2009, 16(1):64-68.

[65] Fraioli B, Esposito V, Palma L, et al. Hemorrhagic pituitary adenomas: clinicopathological features and surgical treatment. Neurosurgery, 1990, 27(5):741-747, discussion 747-748.

[66] Riedl M, Clodi M, Kotzmann H, et al. Apoplexy of a pituitary macroadenoma with reversible third, fourth and sixth cranial nerve palsies following administration of hypothalamic releasing hor- mones: MR features. Eur J Radiol, 2000, 36(1):1-4.

[67] Carral San Laureano F, Gavilán Villarejo I, Olveira Fuster G, et al. Pituitary apoplexy: retrospective study of 9 patients with hypophyseal adenoma. Med Interna, 2001, 18(11):582-586.

[68] Deb S. Clinical significance of pituitary apoplexy. J Indian Med Assoc, 1998, 96(10):302-303, 307.

[69] Liu ZH, Chang CN, Pai PC, et al. Clinical features and surgical outcome of clinical and subclinical pituitary apoplexy. J Clin Neurosci, 2010, 17(6):694–699.

[70] Baldeweg SE, Vanderpump M, Drake W, et al. Society for Endocrinology Clinical Committee. Soci- ety for Endocrinology Endocrine Emergency Guidance: emergency management of pituitary apo- plexy in adult patients. Endocr Connect, 2016, 5(5):G12–G15.

[71] Agrawal D, Mahapatra AK. Visual outcome of blind eyes in pituitary apoplexy after transsphenoi- dal surgery: a series of 14 eyes. Surg Neurol, 2005, 63(1):42–46, discussion 46.

[72] Chuang CC, Chang CN, Wei KC, et al. Surgical treatment for severe visual compromised patients after pituitary apoplexy. J Neurooncol, 2006, 80(1):39–47.

[73] Semple PL, Webb MK, de Villiers JC, et al. Pituitary apoplexy. Neurosurgery, 2005, 56 (1):65-72, discussion 72–73.

[74] Sibal L, Ball SG, Connolly V, et al. Pituitary apoplexy: a review of clinical presentation, manage- ment and outcome in 45 cases. Pituitary, 2004, 7(3):157–163.

[75] Schreckinger M, Szerlip N, Mittal S. Diabetes insipidus following resection of pituitary tumors. Clin Neurol Neurosurg, 2013, 115(2):121–126.

第 12 章 成人脑死亡

Rodney D. Bell, Norman Ajiboye, Yu Kan Au

摘　要　自 1981 年《统一死亡判定法》通过以来，脑死亡的概念已被广泛接受。地方机构制定了判定脑死亡的标准，此标准因各个地方结构的相关从业人员的资质和仪器设备情况不同而存在很大的差异[1]。脑死亡的法律申报要求在美国各州和各医院有所不同，而在各个机构中脑死亡的判定程序也不尽相同。脑死亡被定义为由于已确定的原因直接导致脑功能的不可逆停止，必须排除可逆性昏迷。在没有辅助检查的情况下，正确执行脑死亡判定程序可判定脑死亡。但在排除对脑死亡的判定有影响的因素时则需要辅助检查。辅助检查首选脑血管造影、脑显像、经颅多普勒超声和脑电图。本章介绍了 Thomas Jefferson 大学的脑死亡临床评估程序，讨论了可逆性昏迷的原因，简述了脑死亡检查，介绍了脑死亡评估中各项辅助检查的适应证及正确选择。

关键词　脑死亡　呼吸暂停试验　不可逆性昏迷　脑干反射　脑水肿

12.1　脑死亡的定义

脑死亡指由已确定的原因直接导致大脑功能不可逆地停止。美国神经病学学会定义脑死亡为"包括脑干在内的大脑功能不可逆地丧失"[2-5]。

12.2　临床评估

脑死亡的临床评估[2-5]包括确定其直接原因和不可逆性。通过病史、临床检查和神经影像学检查可确定脑死亡的直接原因。通过排除可逆性原因和正确执行脑死亡检查程序可确定脑死亡的不可逆性。

12.2.1　确定昏迷的直接原因

● 询问病史、体格检查、实验室检查和神经影像学检查有助于了解昏迷的原因。

● 神经影像学检查通常用来证实一些器质性病变，如脑肿瘤或脑卒中引起的明显中线移位，或严重弥漫性脑水肿。

● 在某些情况下，如呼吸、心搏骤停后早期神经影像学检查正常，如果重复神经影像学检查可能显示结构性病变。

● 临床检查前需排除可逆性病因（表 12.1）。

表 12.1　昏迷的可逆性原因

可逆性原因	临床评估
深度低温	核心体温 ≥ 36℃（96.8°F）
药物中毒或中枢神经系统抑制剂的作用	询问是否有中枢神经系统抑制剂用药史 筛查药物 若继往有中枢神经系统抑制剂用药史： · 以药物半衰期的 5 倍计算清除率（假设肝肾功能正常） · 确认药物血浆水平低于药物治疗水平 · 体温过低和肝脏休克（如心搏骤停患者心肺复苏后）可能延缓药物的代谢；因此，正式开始检查前应有足够时间 · 驾驶的法定酒精限量（血液酒精含量为 0.08%）实际上是一个阈值，低于该阈值的昏迷患者可合理进行脑死亡的判定检查
神经肌肉阻滞	患者常因手术或插管而瘫痪，最大尺神经刺激出现 4 次抽动可证实无神经肌肉阻滞
严重的代谢紊乱	排除严重的酸碱平衡紊乱、内分泌失调或电解质紊乱 注：没有代谢紊乱的标准，主要取决于医师的选择

12.2.2　确定不可逆性脑死亡的临床检查

【一般检查】

● 无觉醒，昏迷（对外界刺激无反应）。

● 大脑对伤害性刺激无运动反应。

　○ 无去脑或去皮质状态。

　○ 可能存在脊髓反射，如腱反射或膝腱反射 [2-4,6]。

- 有害刺激下无面部运动，包括眨眼。
- 无自主呼吸（使用呼吸机的患者无过度通气）。
- 混杂因素：高位颈髓损伤可无运动反应[5]。

【脑神经反射缺失】

　　干扰因素：合并脑神经病变或神经肌肉疾病可能导致脑神经检查不可靠（表 12.2）。

【缺乏呼吸驱动力[2-5,7]】

　　呼吸暂停试验依赖于快速增加的二氧化碳分压（$PaCO_2$），$PaCO_2 >$ 60mmHg 或超过原有水平 20mmHg，可触发延髓呼吸运动中枢（表 12.3，表 12.4）。

表 12.2　脑神经评估

脑神经	检查	混杂因素
第Ⅱ、Ⅲ对脑神经	瞳孔反射消失，瞳孔固定或散大	·既往瞳孔异常可影响检查的准确性 ·药物可能会影响瞳孔大小
第Ⅲ、Ⅵ、Ⅷ对脑神经	无自发眼球运动 头眼反射消失（娃娃眼） ·由中线快速侧头转向两侧成 90° ·无眼球运动 无前庭眼球反射（热量测试） ·将头部抬高 30° ·测试前检查耳道，确保耳道通畅 ·每侧耳道注入 50mL 冰水 ·每次灌洗后观察 1min ·每侧耳道灌洗间隔 5 min ·应无眼球运动	·化学反应、眼睑水肿和其他结构异常可能影响眼球运动 ·由于创伤性损伤，将患者放置在颈托内无法进行头眼反射。无前庭眼球反射足以诊断脑死亡；然而，在可能的情况下，两项都应检查 ·耳道阻塞可能导致热量测试不准确。测试前检查耳道 ·外伤（如颅底骨折）或药物中毒导致的既往损伤可能会引起前庭眼球反射消失
第Ⅴ、Ⅶ对脑神经	无角膜反射 伤害性刺激下无面部运动	对伤害性刺激无表情或无反应
第Ⅸ、Ⅹ对脑神经	刺激咽后部无咽反射（两侧） 气管内吸痰无咳嗽反射	

表 12.3　评价呼吸驱动的先决条件

	呼吸暂停试验的先决条件	注释
1	核心体温＞36℃（96.8°F）	由于代谢率降低，低温下 CO_2 生成速度减慢 [5]
2	开始呼吸暂停试验前，至少进行 10min 预充氧，达到 PaO_2 ＞200mmHg 的目标	预充氧可将呼吸暂停试验过程中早期去饱和的风险降至最低 [5,7-8]
3	正常血容量（或排除低血容量）	尽量减少呼吸暂停试验期间低血压的风险
4	收缩压＞100mmHg	尽量减少呼吸暂停试验期间发生低血压的风险。必要时，床边备血管升压药
5	$PaCO_2$ 在正常范围内（35~45mmHg）	为保证适当的 $PaCO_2$，需调整呼吸机参数
6	既往无 CO_2 潴留，如慢性阻塞性肺疾病病史或严重肥胖史	·慢性 CO_2 潴留可能会使 $PaCO_2$ 快速升高，导致呼吸驱动力减弱 [5,7] ·如果存在，需进行确认试验

表 12.4　呼吸暂停试验的表现

	呼吸暂停试验	注释
1	断开呼吸机，通过插管以约 6LPM 流速将 O_2 注入气道，约在隆突水平	基线血气分析显示 CO_2 浓度应在正常范围内（表 12.3）
2	观察呼吸情况。如果出现呼吸，更换呼吸机并中止试验	松开患者外衣至臀部，露出胸部和上腹部。注意勿将颈部和胸部的颈动脉搏动误认为呼吸运动
3	继续测试 8min。在此期间，使血氧饱和度维持在 90% 以上，收缩压＞100mmHg。应使用升血压药物维持收缩压，并可增加氧流量以继续维持血氧饱和度	如果无法维持这些措施，应进行血气分析，为患者连接呼吸机。如果 $PaCO_2$ ＞60mmHg 或 $PaCO_2$ 超过原有水平 20mmHg，则判定呼吸暂停试验阳性（确认缺乏呼吸驱动力）
4	8min 后，进行动脉血气分析。如果患者病情平稳，可在等待血气分析结果的同时继续试验。如果最初的血气分析结果不符合标准，则可将另一血气标本送检	如果患者无法耐受完整测试，和（或）血气分析未显示 $PaCO_2$ ＞60mmHg 或 $PaCO_2$ 超过原有水平 20mmHg，则认为该试验尚无定论。若实验室检查和生命体征平稳，可以稍后重复测试
5	如果试验无法进行或仍未得出结论，则应进行辅助检查	

SBP：收缩压

12.3 辅助检查 [2-4,9]

在美国，诊断成人脑死亡不需要辅助检查。当临床检查不可靠或呼吸暂停试验无法完成时，应进行辅助检查（表 12.5）。现有辅助检查包括脑血流量测定或脑电活动测量。

- 首选检查包括脑血管造影、脑显像、经颅多普勒超声和脑电图等。
- 正在研究中、仍需验证的辅助检查包括脑 CTA 和 MRA 及诱发电位检查（表 12.6）[2,10]。

表 12.5 辅助检查的适应证

适应证 [2,4-5,9]
1 无法排除可逆原因，如无法纠正的严重代谢紊乱
2 若存在表中的混杂因素，临床检查可能不可靠（表 12.4）
3 无法达到表中所列的呼吸暂停试验的先决条件（表 12.4）
4 无法完成呼吸暂停试验
5 使用体外膜肺氧和系统

表 12.6 辅助检查

辅助检查清单	确诊依据	注释
脑血管造影	阳性体征：从主动脉向双侧颈总动脉和椎动脉注射对比剂后，无脑灌注 [2,4,11]	· 是评估颅内血流的"金标准" · 缺点：侵入性操作，需要两次注射且至少间隔 20min，需要转运，血流动力学不稳定患者中操作困难，对比剂可引起过敏反应
脑显像核医学扫描	阳性体征：仅颈外循环有可视化血流的"空心颅骨"外观 [12-13]	· 优点：使用历史久 · 缺点：缺乏可用性，耗时，需要转运，低温和巴比妥类药物吸收不足，在血流动力学不稳定患者中操作困难
脑电图	阳性体征：以等电模式显示的脑电沉默，以及对视觉、听觉和感觉刺激缺乏反应	· 试验要求包括 [2,14]： - 灵敏度至少设置为 $2\mu V$，测试持续时间至少为 30min - 电极间阻抗 $< 10\,000\Omega$ 且 $> 100\Omega$。 - 电极间距离至少为 10cm。 · 优点：可在床旁进行，无创、快速 · 缺点：受人为因素影响，易出现假阳性
经颅多普勒超声	阳性体征包括提示舒张期血流逆转的振荡血流和提示单向性正向血流缺乏的收缩早期尖小收缩波 [15-16]	· 优点：安全、无创、价格低廉，可在床旁操作 · 缺点：术者依赖性强，部分患者缺乏声窗，双侧前、后血管必须内陷 [4] · 无流动是不可靠的，因为这可能表明没有合适的声窗

12.4　法　律

在美国，《统一死亡判定法》规定，应按照国家、地区或地方各级医疗机构公认的标准判定死亡，从而导致脑死亡判定标准有差异[1]。

需根据当地法规和医院政策提出临床检查次数及可以进行检查的医学专家的要求（内科医生、重症监护医生、神经内科医生、神经外科医生等）。辅助检查的适应证因医院政策和可操作性不同而有差异。

所有根据神经病学标准被宣布为脑死亡的患者都应接受器官捐赠的评估（图 12.1）。器官获取组织的参与度因医院不同而异。

12.5　脑死亡患者器官捐献的管理

维持生理指标，为器官移植做准备[17-19]。

- 连续血流动力学监测。
- 如果器官移植人员尚未到位，需动脉置管和（或）中央静脉置管。
- 中心静脉压监测，监测目标为 5~10mmHg。
- 维持正常血容量。
  - 尿崩症是脑疝后常见症状，应观察每小时尿量及电解质钠的变化。
    - ► 将目标尿量维持在 ≤ 300mL/h 水平。
    - ► 去氨加压素（DDVAP）2~4μg/d 或加压素 0.5U/mL，静脉注射。初始剂量为 1~5U/h，滴定至尿量达目标尿量。
- 体温维持在 36~38℃。
- 将收缩压维持在 100mmHg 以上。
- 多次进行实验室检查评估电解质，并根据需要补充检查。
- 甲状腺素方案可在以下情况中应用。
  - 左甲状腺素 20μg 静脉推注，然后输注 200μg/500mL 0.9% 氯化钠溶液（0.4μg/mL）；从 20μg/h 开始，滴定至收缩压 > 100mmHg（最大剂量 40μg/h）。
  - 甲泼尼龙琥珀酸钠 2g 静脉注射。
  - 50% 右旋糖苷 1 瓶（50mL）静脉注射。
  - 常规胰岛素 20U，静脉注射。
  - 加压素 1U，静脉注射。
- 获取血清定量 β- 人绒毛膜促性腺激素(适用于10岁以上的女性供体)。

确定直接原因
排除可逆原因
· 核心体温 ≥ 36℃（96.8°F）
· 无中毒或中枢神经系统抑制剂
· 无严重代谢紊乱

无法达到临床检查的先决条件，如：
· 已有瞳孔异常
· 可能的颈部损伤
· 因面部损伤妨碍脑神经检查

是 ──→ 辅助检查

否

临床检查显示脑功能停止
· 对疼痛刺激无觉醒、无面部表情或对大脑运动反应
· 可能存在脊髓反射
· 无瞳孔反应
· 无头眼反射
· 无前庭 – 眼反射
· 无角膜反射和下颌反射
· 无咽部或气道刺激下的呕吐和咳嗽反射

否 ──→ 辅助检查

是

满足呼吸暂停试验的先决条件：
· 核心体温 ≥ 36℃（96.8°F）
· 排除低血容量
· 收缩压 > 90mmHg
· 预充氧 10min 后 PaO_2 > 200mmHg
· $PaCO_2$ 为 35~45mmHg
· 无 CO_2 潴留病史（即慢性阻塞性肺疾病、严重肥胖）

否 ──→ 辅助检查

是

呼吸暂停试验：
· 呼吸暂停试验之前至少预充氧 10min，目标为 PaO_2 > 200mmHg
· 断开呼吸机，通过插管将 O_2 以约 6LPM 的流速送入气道，约在隆突水平
· 若出现呼吸不稳定（SaO_2 < 90%）或血流动力学不稳定（SBP < 90mmHg），则抽取动脉血标本检测 $PaCO_2$ 并更换呼吸机

· 无呼吸运动
· $PaCO_2$ > 60mmHg 或 $PaCO_2$ 超过原有水平 20mmHg ≥ 8min

否 ──→ · 辅助检查
· 如果患者维持足够的血氧饱和度且血流动力学稳定，可以重复呼吸暂停试验更久（10~15min）

是

确认脑死亡

图 12.1 脑死亡判定流程图。SaO_2：动脉血氧饱和度；PaO_2：动脉血氧分压；$PaCO_2$：动脉血二氧化碳分压

173

- 对于潜在的肺供体，每 4h 进行一次 O_2 激发，若需要可以增加频次。
  - O_2 激发：进行基线期动脉血气分析，患者吸入气氧浓度为 100%，将呼气末正压调节为 5cmH$_2$O，持续 20min，然后重复进行动脉血气分析。

（李苗睿　译，莫梦燕　校）

参考文献

[1] Powell T, Zisfein J, Halperin J. Variability of brain death determination guidelines in leading US. neurologic institutions. Neurology,2008,71(22):1839-1840, author reply 1839–1840.

[2] Thomas Jefferson University policy for determination of death by neurologic criteria in adults.

[3] The Quality Standards Subcommittee of the American Academy of Neurology. Practice parameters for determining brain death in adults (summary statement). Neurology, 1995, 45(5):1012–1014.

[4] Wijdicks EFM, Varelas PN, Gronseth GS, et al. Evidencebased guideline update: determining brain death in adults: report of the Quality Standards Subcommittee of the American Academy of Neurology. Neurology, 2010, 74(23):1911–1918.

[5] Wijdicks EF. Brain death guidelines explained. Semin Neurol, 2015, 35(2):105–115.

[6] Saposnik G, Basile VS, Young GB. Movements in brain death: a systematic review. Can J Neurol Sci/Journal Canadien des Sciences Neurologiques, 2009, 36(2):154–160.

[7] Scott JB, Gentile MA, Bennett SN, et al. Apnea testing during brain death assessment: a review of clinical practice and published literature. Respir Care, 2013, 58(3):532–538.

[8] Yee AH, Mandrekar J, Rabinstein AA, et al. Predictors of apnea test failure during brain death determination. Neurocrit Care, 2010, 12(3):352–355.

[9] Kramer AH. Ancillary testing in brain death. Semin Neurol, 2015, 35(2):125–138.

[10] Welschehold S, Boor S, Reuland K, et al. Technical aids in the diagnosis of brain death: a comparison of SEP, AEP, EEG, TCD and CT angiography. Dtsch Arztebl Int. 2012, 109(39):624–630.

[11] Savard M, Turgeon AF, Gariépy J-L, Trottier F, Langevin S. Selective 4 vessels angiography in brain death: a retrospective study. Can J Neurol Sci. 2010; 37(4):492–497.

[12] Sinha P, Conrad GR. Scintigraphic confirmation of brain death. Semin Nucl Med, 2012, 42(1):27–32.

[13] Munari M, Zucchetta P, Carollo C, et al. Confirmatory tests in the diagnosis of brain death: comparison between SPECT and contrast angiography. Crit Care Med, 2005, 33(9):2068–2073.

[14] American Clinical Neurophysiology Society. Guideline 3: minimum technical standards for EEG recording in suspected cerebral death. J Clin Neurophysiol, 2006, 23(2):97–104.

[15] Sharma D, Souter MJ, Moore AE, et al. Clinical experience with transcranial Doppler ultrasonography as a confirmatory test for brain death: a retrospective analysis. Neurocrit Care, 2011, 14(3):370–376.

[16] Chang JJ, Tsivgoulis G, Katsanos AH, et al. Diagnostic accuracy of transcranial Doppler for brain death confirmation: systematic review and meta-analysis. AJNR Am J

Neuroradiol, 2016, 37(3):408–414.

[17] Gift of Life Donor Program. Organ donor evaluation and standard orders for the adult.

[18] Rech TH, Moraes RB, Crispim D, et al. Management of the brain-dead organ donor: a systematic review and meta-analysis. Transplantation, 2013, 95(7):966–974.

[19] McKeown DW, Bonser RS, Kellum JA. Management of the heartbeating brain-dead organ donor. Br J Anaesth, 2012, 108 Suppl 1:i96–i107.

第13章 钠代谢紊乱

M. Kamran Athar, Christian Bacheler

摘 要 钠代谢紊乱导致的低钠血症或高钠血症在重症监护病房中很常见，尤其在神经损伤、手术和疾病护理中具有特别重要的意义。本章主要分为两部分：低钠血症和高钠血症。每一部分包括基本概述、病因、诊断及治疗方法，其中，重点讲解与神经病学相关的病因，如抗利尿激素分泌失调综合征、脑耗盐综合征和尿崩症。另外，本章一些常用的术语和公式有助于重症监护病房患者的管理。
关键词 低钠血症 高钠血症 尿崩症 高渗盐溶液 自由水缺乏 抗利尿激素分泌失调综合征 脑耗盐综合征

13.1 相关术语

- 张力：非渗透性溶质的总浓度（有效血浆渗透压）。
- 渗透浓度：渗透性和非渗透性溶质的总浓度（溶液的 mOsm/L=mmol/L）。
- 渗透压：每千克溶剂中所含溶质（正常范围为 275~290mOsm/kg）。
- 计算公式：血浆渗透压 $=2 \times$ 血清钠（mmol/L）+血浆葡萄糖（mmol/L）+BUN（mmol/L）。

13.2 低钠血症的分类

在对低钠血症进行分类时，我们需要考虑多种因素：除了血清钠浓度外，还应考虑患者血容量及血、尿渗透性。低钠血症的定义为血清钠 < 135mmol/L[1]，其严重程度与血清钠浓度有关。1%~15% 的住院患者可出现低钠血症，但神经损伤患者低钠血症的发生率高达 15%~30%[2-3]。依据血清钠浓度，可将低钠血症分为轻度（血清钠为 130~135mmol/L）、中度（血清钠为 125~129mmol/L）和重度（血清钠 < 125mmol/L）。低钠血症可以根据血浆渗透压和尿钠浓度进一步分类（图 13.1）。

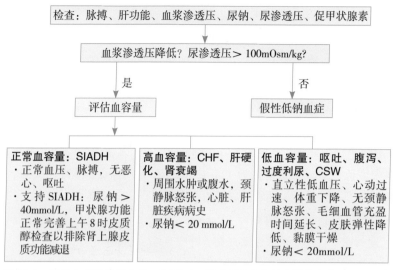

图 13.1 低钠血症的诊断方法。SIADH：抗利尿激素分泌失调综合征；CHF：充血性心力衰竭；CSW：脑耗盐综合征

13.2.1 低钠血症的原因

与低钠血症相关的原因包括手术、危重症、药物及高龄。低钠血症也与创伤性颅脑损伤、蛛网膜下腔出血、脑膜炎和脑肿瘤有关。表13.1 总结了低钠血症的原因。

表 13.1 低钠血症原因的分类 *

低渗透压 正常血容量	低渗透压 高血容量	低渗透压 低血容量		正常渗透压 假性低钠血症	高渗透压
SIADH	充血性心力衰竭	肾性失钠	肾外失钠	严重高甘油三酯血症	高血糖
甲状腺功能减退症	急性或慢性肾衰竭	使用利尿剂	呕吐	低蛋白血症	高渗溶液输注、高渗生理盐水
疼痛	肾病综合征	脑耗盐综合征	腹泻	输注甘露醇	
噻嗪类利尿剂	肝硬化	肾上腺皮质功能不全	大量出汗	摄入乙醇	
水中毒	妊娠	肾小管酸中毒	"第三间隙"丢失	等渗液体葡萄糖、甘油、山梨醇、甘氨酸	

*依据渗透压和血容量进行分类。SIADH：抗利尿激素分泌失调综合征

13.2.2　症状性低钠血症

当血清钠离子浓度 < 125mmol/L 时会出现低钠血症的典型临床表现。然而，血清钠离子浓度快速变化时更容易出现低钠血症的临床表现 [2]。如果血清钠离子浓度逐渐降低发生在长达数月的慢性病程中，大脑能够通过降低张力来适应这种变化。尽管患者已发生中度至重度低钠血症，但可能很少出现临床症状 [3]。

- 轻度低钠血症（血清钠为 130~135mmol/L）：无症状。
- 中度低钠血症（血清钠为 124~129mmol/L）：恶心、呕吐、头痛、嗜睡及意识混乱，随着钠离子浓度下降出现定向障碍 [3,22]。
- 重度低钠血症（血清钠 < 125mmol/L）：除了上述症状外，还可出现癫痫、昏迷、永久性脑损伤、呼吸衰竭、脑疝甚至死亡 [3,22]。

　　癫痫发作通常发生在血钠浓度 < 120mmol/L 时，癫痫发作的绝对危险为 2.5%~10%，取决于血钠浓度，血钠浓度 < 110mmol/L 时发作风险更高 [4]。

13.3　抗利尿激素分泌失调综合征与脑耗盐综合征

13.3.1　抗利尿激素分泌失调综合征（SIADH）

- 其特征是释放过量的抗利尿激素导致肾脏水分重吸收增加，细胞外液扩张和低钠血症。由于各种原因（表 13.2），即使在低渗条件下，抗利尿激素也不能完全被抑制 [5]。

表 13.2　SIADH 的原因 [2,3,6-7]

恶性肿瘤	神经系统、神经精神疾病	药物	其他医疗原因
肺癌	脑炎、脑膜炎	AVP 类似物：DDAVP、催产素、加压素	感染
肾癌	蛛网膜下腔出血	抗癫痫药物：卡马西平、丙戊酸钠	急性呼吸衰竭
纵隔肿瘤	创伤性颅脑损伤	化疗药物：长春新碱、长春碱、顺铂	囊性纤维化
淋巴瘤、白血病	脑出血	SSRI、TCA、MAOI	HIV 感染

恶性肿瘤	神经系统、神经精神疾病	药物	其他医疗原因
垂体肿瘤	脑卒中	抗精神病药：氟哌啶醇、硫噻蒽、甲硫哒嗪	恶心
前列腺癌	脱髓鞘病变、神经炎症疾病	胺碘酮	急性精神错乱
催乳素瘤	脑积水	阿米替林	应激
骨肉瘤	急性间歇性朴啉病	MDMA（"摇头丸"）成瘾	遗传

AVP：精氨酸加压素；DDAVP：D- 氨基 D- 精氨酸加压素；HIV：人类免疫缺陷病毒；MAOI：单胺氧化酶抑制剂；MDMA：3，4- 亚甲基二氧甲苯丙胺；SIADH：抗利尿激素分泌失调综合征；SSRI：5- 羟色胺选择性重摄取抑制剂；TCA：三环抗抑郁药

- 在排除甲状腺、肾上腺和肾脏原因后，任何低钠血症、低血渗透压和尿渗透压＞100mOsm/kg 的患者都应怀疑 SIADH。SIADH 患者尿钠浓度通常＞40mmol/L，血钾浓度正常，无酸碱代谢紊乱，血尿酸水平往往降低[6]。

13.3.2　脑耗盐综合征（CSW）

- 在蛛网膜下腔出血、头部外伤、神经外科手术、中风、脑膜炎和肿瘤（伴有脑室扩散的原始神经外皮层肿瘤、癌性脑膜炎、胶质瘤和原发性中枢神经系统淋巴瘤）患者中可观察到低血容量低钠血症[5,8]。
- 低钠血症常见于中风，可能由 SIADH 或 CSW 所致。缺血性中风的相关研究报道低钠血症发生在 11.5% 的缺血性中风和 15.6% 的脑出血（ICH）患者中[9-10]。一项研究显示，36.4% 的缺血性中风和 51.9% 的脑出血患者在整个住院期间可能发生低钠血症，且 44.2% 的病例与 CSW 有关[11]。

  CSW 的特征是由于肾失盐引起血容量减少（与 SIADH 容量扩张状态不同），这也是区分 CSW 和 SIADH 的关键点。

13.3.3　SIADH 和 CSW 的诊断

准确判断患者血容量状态是鉴别 SIADH 和 CSW 的关键点（表 13.3，图 13.1）。体格检查和其他临床指标可用于评估血容量状态，低血容量相关证据更倾向于支持 CSW 的诊断。

表 13.3　SIADH 和 CSW 的鉴别诊断

特征	SIADH	CSW
血容量	正常至轻度升高	降低
血钠	降低	降低
尿钠	升高（＞ 40mmol/L）	升高（＞ 40mmol/L）
血浆渗透压	降低	降低
尿渗透压	升高（＞ 100mOsm/kg）	升高（＞ 100mOsm/kg）
尿量	正常	升高
血尿酸	降低	正常或降低
血碳酸氢盐	正常或降低	升高
中心静脉压	正常或轻度升高（6~10cmH$_2$O）	降低（＜ 6cmH$_2$O）
血尿素氮	正常或降低	升高
发病机制	由于 ADH 分泌增加而引起的水潴留	水和钠排出过多

ADH：抗利尿激素；CSW：脑耗盐综合征；SIADH：抗利尿激素分泌失调综合征

13.4　低钠血症的诊断方法

- 初步检查包括基础代谢指标、肝功能、血浆渗透压、尿钠、尿渗透压、促甲状腺素。
- 如果怀疑肾上腺皮质功能不全应完善晨间血皮质醇检测。
- 校正高血糖。为了计算校正后的血钠，我们推荐使用以下计算方法：血糖浓度每升高 100mg/100mL（5.5mmol/L），血钠浓度降低 1.7mmol/L[12]。
- 校正尿素氮：张力 = 测定的血浆渗透压 –（尿素氮含量 ÷2.8）。

　　在计算渗透压时，需要将尿素氮含量除以 2.8，以便将 mg/d 转化为 mmol/L。如果尿素测量单位为 mmol/L，则不需要除以 2.8[13]。

13.4.1　低钠血症的一般治疗原则

- 渗透性脱髓鞘的风险（曾称脑桥中央髓鞘溶解）。
  - 高风险：血钠 < 105mmol/L、低钾血症、酒精中毒、营养不良和肝病[14]。
  - 低风险：超急性低钠血症（数小时内发生），由于大脑没有适应的时间所以会增加渗透性脱髓鞘的风险。
- 目标：24h 内血钠水平上升 6~8mmol/L；48h 内上升 12~14mmol/L。
- 24h 内血钠浓度升高不宜超过 10mmol/L（前 48h 内不超过 18mmol/L）。
- 在前 24h 内每 4h 复查一次血钠，之后定期复查直到血钠稳定为止。

13.4.2　急性症状性中重度低钠血症

血清钠通常 < 129mmol/L，症状包括意识模糊、恶心（无呕吐）、头痛、嗜睡和幻觉。较严重的症状包括呕吐、癫痫、呼吸心搏骤停、嗜睡、昏迷（Glasgow 昏迷评分 < 8 分）。

【治　疗】

输注 3% 高渗盐水升高血钠水平。

- 初始紧急治疗：在最初 4~6h 内保证血钠水平每小时升高约 1mmol/L。研究证明，即使对于最严重的患者，血钠浓度增加 4~6mmol/L 即可[15]。症状较严重时可考虑输注 3% 高渗盐水 100mL。
- 4h 后复查血钠，依据血钠水平调整 3% 高渗盐水溶液的输注速度，以保证前 24h 内血钠水平升高不超过 10~12mmol/L。

【测定 3% 高渗盐水输注率】

- 确定血钠的预期变化（由此确定预期血钠水平）。
- 确定达到预期血钠水平所需的时间范围。
- 确定 3% 高渗盐水输注率的方法如下。

使用以下公式计算达到预期血钠水平所需的液体量：

患者目前血钠浓度 +（3% 生理盐水所含钠浓度）/[全身总水量（TBW）+ 补充液体量]= 预期血钠浓度

之后，通过将补液总量除以所需的时间来计算补液速率。用全身总水量乘当前血钠水平可确定患者当前的血钠总量。

全身总水量（L）= 体重（kg）×0.6（女性为 0.5）

【补液速率计算方法举例】

患者为体重 70kg 的男性，当前血钠浓度为 115mmol/L，预期血钠浓度为 120mmol/L，预期时间为 5h。

首先确定使血钠水平达到 120mmol/L 需要多少升 3% 高渗盐水。

（患者当前血钠浓度）+（3% 生理盐水增加的血钠浓度）1L/（TBW+ 补充液体量）=120mmol/L

通过计算 TBW × 115mmol/L+513mmol/L × X=120mmol/L 得到 X 的值。

$$X/TBW+X\ 1L=0.53L$$

将 3% 高渗盐水的体积（本例中为 0.53L）除以所需的时间（5h），计算可得速率 =107mL/h[a]。

13.4.3 急性无症状中度低钠血症

我们推荐使用 3% 的高渗盐水以 0.5mmol/h 的速度升高血清钠水平。记得每 4h 复查一次血钠水平，并根据需要调整速率，以便在前 24h 内血钠水平升高范围不超过 10mmol/L。

13.4.4 重度慢性轻中度低钠血症

可以考虑以 15~30mL/h 的速度缓慢静脉滴注 3% 高渗盐水。只需将血钠水平补充到患者的基线水平即可。滴注速率保持在每天 6mmol/L。

13.4.5 SIADH 的治疗

● 限水治疗是大多数 SIADH 患者的主要治疗方法，建议水摄入量 < 800mL/d[2]。在动脉瘤性蛛网膜下腔出血中诊断 SIADH 时要注意液体限制（因为它可能增加延迟缺血性缺陷和死亡的风险）[16]。

● 抗利尿激素受体拮抗剂（托伐普坦或考尼伐坦）：如果仅采用限水治疗不能纠正低钠血症，可以考虑使用抗利尿激素受体拮抗剂。推荐托伐普坦，15mg 或 30mg，口服，1 天 2 次。通常只需要服用两剂。如果不能口服给药，推荐考尼伐坦静脉给药：30min 内给予初始负荷剂量 20mg，随后以 20mg/d 的速率持续输注 4d[17]。

● 开始使用这些药物治疗时，应密切监测血钠水平（每 6h 1 次）。

● 襻利尿剂（呋塞米 20mg，每天 2 次），注意低钾血症和潜在的肾脏

---

a 网上有很多便捷的计算器。

损伤。

- 氯化钠胶囊：患者很难吞咽或忍受。
- 治疗原发病。

13.4.6　CSW 的治疗

- 使用等渗生理盐水进行扩容：如果没有禁忌可以给予 500mL 的生理盐水。
- 如为难治性低钠血症，可考虑给予氟氢可的松（起始口服剂量 0.1~0.2mg，每天 2 次）和（或）氯化钠胶囊。

13.4.7　蛛网膜下腔出血患者低钠血症的治疗

- 由于存在潜在的延迟性脑缺血风险，治疗前 10~14d 应避免限制液体量。
- 如果低钠血症比较严重（血钠 < 130mmol/L）且是持续的（超过 24h），我们建议使用 3% 的高渗盐水治疗。这种治疗方法既能维持脑灌注，又能防止低钠血症引起的脑水肿并发症。推荐以 0.5mmol/h 的速率给药以提高血钠水平。
- 也可以考虑使用抗利尿激素受体拮抗剂治疗（如上所述治疗 SIADH）。

13.4.8　心力衰竭患者低钠血症的治疗

- 当血钠 < 120mmol/L 时开始治疗。
- 严格限制液体入量。
- 可以考虑使用抗利尿激素受体拮抗剂和（或）襻利尿剂（呋塞米 20mg，每天 2 次，如果已经使用襻利尿剂，可增加剂量）。

13.5　高钠血症

- 高钠血症通常定义为血钠 > 145mmol/L。
- 常见于新生儿重症监护病房，最常见的原因是自由水丢失过度（或医源性高渗盐水输注）；然而，临床医生还应考虑到一些表现不太明显的病因。表 13.4 详细介绍了高钠血症的原因。
- 直立性低血压和少尿是典型的表现，其他早期表现还包括嗜睡、烦躁和虚弱。严重症状包括谵妄、癫痫和昏迷（通常在血钠 >

158mmol/L 时常见）。渗透性脱髓鞘不常见，但在严重的高钠血症中也可出现 [3]。

表 13.4　高钠血症的原因

水摄入不足	钠过量	肾丢失	药物	胃肠道丢失	皮肤丢失
口渴中枢受损	摄入过多 ·意外 ·目的性	尿崩症 ·中枢神经性 ·肾性	酒精	腹泻	烧伤
吞咽水能力障碍 ·饮水困难 ·水源缺乏	原发性醛固酮增多症	襻利尿剂	苯妥英钠	呕吐	大量出汗
	库欣综合征	肾浓缩功能受损	锂制剂	肠外瘘	高热
	摄入海水	渗透性利尿剂 ·尿素 ·甘露醇 ·葡萄糖	两性霉素 B	鼻胃管引流	
	高渗盐输注	去梗阻后利尿	考尼伐坦、托伐普坦		
		ATN 多尿期	氨基糖苷类		

ATN：急性肾小管坏死。改编自 Adrogué，Madias[18]

13.5.1　中枢性（神经源性）尿崩症

- 其特征是抗利尿激素释放不足，症状包括多尿、夜尿、多饮。
- 原因：通常为特发性（可能是由于自身免疫损伤合成抗利尿激素的细胞）。其他原因包括脑疝，脑死亡，肿瘤（垂体腺瘤、垂体卒中、鞍上生殖细胞肿瘤、嗜酸性肉芽肿等下丘脑肿瘤及罕见的胶质囊肿），压迫下丘脑的占位性病变（前交通动脉动脉瘤），创伤（颅底骨折）、脑炎或脑膜炎，药物诱导（乙醇和苯妥英钠），肉芽肿性病变（Wegener 肉芽肿病变，累及下丘脑的神经系统结节病）以及炎症性病变（自身免疫性垂体炎或淋巴细胞性漏斗部神经垂体炎）[19]。
- 中枢性尿崩症的另一个重要原因是经蝶窦垂体手术或颅咽管瘤切除后对垂体或垂体柄的损害。术后尿崩症一般有 3 种模式 [19]。
  ○ 一过性尿崩症：术后 12~36h 内出现。

○ "持续性"尿崩症：指持续数月，可能是永久的。

○ "三阶段反应"（最不常见）。

► 第一阶段（尿崩症）：损伤垂体，导致抗利尿激素水平下降4~5d，多尿、烦渴。

► 第二阶段（SIADH）：之后 4~5d，细胞死亡，释放抗利尿激素，正常化、水潴留。

► 第三阶段（尿崩症）：抗利尿激素分泌减少或缺乏，可为一过性或永久性。

13.5.2　肾性尿崩症

● 肾性尿崩症的特征是抗利尿激素分泌正常，但肾脏对精氨酸加压素的保水作用存在不同程度的抵抗。此问题在轻度肾性尿崩症中是相对常见的，因为大多数老年人或有潜在肾脏疾病的患者的最大尿浓缩能力下降。

● 成人肾性尿崩症绝大多数都是由长期使用锂制剂引起的，高钙血症是导致严重多尿的最常见原因之一。其他原因包括泌尿系统梗阻，肾脏疾病（髓质囊性疾病和间质性肾炎），高钙血症，低钾血症，锂制剂以外的药物（地美环素、膦甲酸钠、甲氧氟烷、两性霉素 B、血管升压素 V_2 受体拮抗剂），以及表 13.5 所列的药物 [3,7]

表 13.5　肾性尿崩症的原因

先天性疾病	药物 ·锂制剂、秋水仙碱、氟化物、地美环素、两性霉素 B、甲氧氟烷、氨基糖苷类
多囊性肾病	浸润性 ·淀粉样变性 ·干燥综合征
肾盂积水	肉瘤
远端肾小管坏死	渗透性利尿剂 ·甘露醇、尿素、葡萄糖
镰状细胞病	代谢性 ·低钾血症 ·高钙血症
范科尼综合征	

改编自 Rose and Post[7]

13.6 高钠血症的诊断方法

- 检查尿渗透压和血浆渗透压、排尿量、基本代谢指标和血钙。可考虑清晨皮质醇、干燥综合征相关抗体和血管紧张素转换酶水平。
- 尿崩症：尿液稀释（尿渗透压 < 200mOsm/L 或尿比重 < 1.003），尿量 > 250mL/h，血钠正常或偏高，肾上腺功能正常[19]。
  - 血浆渗透压升高提示尿崩症
    - 为鉴别中枢性尿崩症和肾性尿崩症，需皮下注射升压素 5U。对于中枢性尿崩症，尿渗透压在 1~2h 内可升高 2 倍[19]。
  - 血浆渗透压降低，烦渴。
  - 如果诊断不明确，可进行禁水试验。这将有助于确定患者禁水时是否能浓缩尿液[19]。
- 尿渗透压 > 400mmol/L 提示肾浓缩功能正常。当低渗液体丢失（出汗、腹泻、呼吸、肠道）超过自由水摄入量时，就会引起高钠血症[3]。

13.6.1 治 疗

- 24h 内血钠水平下降不超过 10mmol/L。
- 开始补液之后每 4h 复查一次血钠。
- 用口服或静脉补液方式代替自由水（可供选择的液体包括 5% 葡萄糖溶液、0.25% 氯化钠溶液、0.45% 氯化钠溶液）。
- 在脑损伤和脑水肿的情况下限制低渗液体的使用。
- 估计游离水丢失量 =（目前全身总水量）×（血钠浓度 /140−1）/140。
  - Watson 公式：

    男性 TBW=2.447−（0.091 56× 年龄）+（0.107 4× 身高）+（0.336 2× 体重）

    女性 TBW=−2.097+（0.106 9× 身高）+（0.246 6× 体重）
  - Hume-Weyers 公式：

    男性 TBW=（0.194 786× 身高）+（0.296 785× 体重）−14.012 934

    女性 TBW=（0.344 54× 身高）+（0.183 809× 体重）−35.270 121

    对于急性高钠血症患者，我们建议在 24h 内补充全部失水量。补液量每小时输注速率应超过游离水丢失量除以 24 的值。

对于慢性高钠血症患者，建议缓慢降低血钠水平，在 24h 内只补充失水量的一部分（即补液量可使血钠水平降低 10mmol/L）。

本章 13.4.1 提到的低钠血症治疗的补液计算公式同样可以用来预测需要静脉输注多少液体才能将血钠水平降低到目标值（只需将所选静脉补液液体的钠离子浓度代替 513mmol/L 即可）。对于高钠血症，表 13.6a 中提供的公式和表 13.6b 中所列的输液特性也可用于计算该值。

表 13.6a 补液后血钠浓度计算公式

临床表现	公式（使用表 13.6b 计算输注值）
用 1L 钠溶液估计血清钠浓度的变化	血钠浓度改变 =（输注的钠浓度 – 血钠浓度）/（TBW+1）
用 1L 同样含有钾的钠溶液估计血清钠浓度的变化	血钠浓度改变 =（输注的钠浓度 + 输注的钾浓度 – 血钠浓度）/（TBW+1）

TBW ＝全身总水量。改编自 Adrogué HJ, Madias NE. Hyponatremia. N Engl J Med, 2000, 342(21):1581–1589

表 13.6b 输注钠浓度（单位：mmol/L）

5% 氯化钠注射液	885
3% 氯化钠注射液	513
0.9% 氯化钠注射液	154
林格氏乳酸盐注射液	130
0.45% 氯化钠注射液	77
葡萄糖（5%）氯化钠（0.2%）注射液	34
5% 葡萄糖注射液	0

改编自 Adrogué HJ, Madias NE. Hyponatremia. N Engl J Med, 2000, 342(21):1581–1589

13.6.2 中枢性尿崩症的治疗

● 首选治疗：去氨加压素 0.1mg，口服，每天 2 次或鼻喷剂 2.5mg，每天 2 次。

● 也可以考虑使用增强抗利尿激素作用的药物：氯贝丁酯 500mg，口服，每天 4 次，或氯磺丙脲（增加肾脏对抗利尿激素的敏感性）

及噻嗪类利尿剂。

13.6.3 肾性尿崩症的治疗

- 噻嗪类利尿剂（氢氯噻嗪，每天 25mg 或每天 2 次）。
- 低盐低蛋白饮食。
- 其他建议包括：
  - 加用非甾体抗炎药，如布洛芬、吲哚美辛或萘普生 [20]。
  - 噻嗪类利尿剂联合阿米洛利 [21]。然而，大多数研究都是在儿童中进行的 [7]，且一般用于难治性病例。

（肖金凤 译，汤文龙 校）

参考文献

[1] Spasovski G, Vanholder R, Allolio B, et al. Clinical practice guideline on diagnosis and treatment ofhyponatraemia. Intensive Care Med, 2014, 40(3):320–331.

[2] Adrogué HJ, Madias NE. Hyponatremia. N Engl J Med, 2000, 342(21):1581–1589.

[3] Cho KC. Electrolyte & acid-base disorders//Papadakis MA, McPhee SJ, Rabow MW, eds. Current Medical Diagnosis & Treatment 2017, New York: McGraw-Hill, 2016.

[4] Halawa I, Andersson T, Tomson T. Hyponatremia and risk of seizures: a retrospective crosssectional study. Epilepsia, 2011, 52(2):410–413.

[5] Verbalis JG, Goldsmith SR, Greenberg A, et al. Diagnosis, evaluation, and treatment of hyponatremia: expert panel recommendations. Am J Med, 2013, 126(10) Suppl 1:S1–S42.

[6] Sterns RH. Pathophysiology and etiology of the syndrome of inappropriate antidiuretic hormone secretion (SIADH)//UpToDate, Post TW, ed. UpToDate, Waltham, MA.

[7] Rose B, Post T. Clinical Physiology of Acid-Base and Electrolyte Disorders. New York: McGraw-Hill Education, 2001:704,754, 782.

[8] Yee AH, Burns JD, Wijdicks EF. Cerebral salt wasting: pathophysiology, diagnosis, and treatment. Neurosurg Clin N Am, 2010, 21(2):339–352.

[9] Huang WY, Weng WC, Peng TI, et al. Association of hyponatremia in acute stroke stage with threeyear mortality in patients with first-ever ischemic stroke. Cerebrovasc Dis, 2012, 34(1):55–62.

[10] Kuramatsu JB, Bobinger T, Volbers B, et al. Hyponatremia is an independent predictor of inhospital mortality in spontaneous intracerebral hemorrhage. Stroke, 2014, 45(5):1285–1291.

[11] Kalita J, Singh RK, Misra UK. Cerebral salt wasting is the most common cause of hyponatremia in stroke. J Stroke Cerebrovasc Dis, 2017, 26(5):1026–1032.

[12] Gennari FJ. Hypo-hypernatraemia: disorders of water balance. In: Davison AM, Cameron JS, Grünfeld J-P, Kerr DNS, Ritz E, Winearls CG, eds. Oxford Textbook of Clinical Nephrology. 2nd ed. Vol. 1. Oxford, England: Oxford University Press, 1998:175–200.

[13] Sterns RH. Diagnostic evaluation of adults with hyponatremia//UpToDate, Post TW, ed. UpTo-Date,Waltham, MA.

[14] Sterns RH, Hix JK, Silver SM. Management of hyponatremia in the ICU. Chest, 2013,

144(2):672–679.

[15] Sterns RH, Nigwekar SU, Hix JK. The treatment of hyponatremia. Semin Nephrol, 2009, 29(3):282–299.

[16] Wijdicks EF, Vermeulen M, Hijdra A. Hyponatremia and cerebral infarction in patients with ruptured intracranial aneurysms: is fluid restriction harmful? Ann Neurol, 1985, 17(2):137–140.

[17] Gross P. Clinical management of SIADH. Ther Adv Endocrinol Metab, 2012, 3(2):61–73.

[18] Adrogué HJ, Madias NE. Hypernatremia. N Engl J Med. 2000, 342(20):1493–1499.

[19] Greenberg MS. Handbook of Neurosurgery. New York: Thieme, 2010:15–17, 661.

[20] Allen HM, Jackson RL, Winchester MD, et al. Indomethacin in the treatment of lithium-induced nephrogenic diabetes insipidus. Arch Intern Med, 1989, 149(5):1123–1126.

[21] Knoers N, Monnens LAH. Amiloride-hydrochlorothiazide versus indomethacin-hydrochlorothiazide in the treatment of nephrogenic diabetes insipidus. J Pediatr, 1990, 117(3):499–502.

[22] Sprigings D, Chambers J. Acute Medicine: A Practical Guide to the Management of Medical Emergencies. 4th ed. Oxford, Malden: Blackwell Science, 2008.

[23] Diringer MN, Zazulia AR. Hyponatremia in neurologic patients: consequences and approaches to treatment. Neurologist, 2006, 12(3):117–126.

第14章 营 养

Stephanie Dobak, Jacqueline S. Urtecho

摘 要 脑损伤会影响新陈代谢，使机体的血糖管理及营养供给面临挑战。营养治疗的主要目标是通过控制血糖和提供充足的营养以预防或治疗营养不良。本章将讨论脑损伤患者面临的营养问题和对应建议。
关键词 葡萄糖 营养 肠内营养 肠外营养 脑损伤

14.1 葡萄糖的利用

脑损伤后常并发高血糖，由应激、炎症、皮质类固醇、糖尿病、胰岛素敏感性降低及乳酸清除导致的糖异生增加等因素引起[1]。早期严重高血糖与创伤性脑损伤（TBI）、脑卒中和蛛网膜下腔出血预后不良独立相关。高血糖与感染风险增加和危重病性多发性神经病有关。研究证明，急性缺血性脑卒中持续高血糖与不良结局有关[2]。然而，有研究显示，低血糖（血糖 < 60mg/dL 或 < 80mg/dL）也会对患者产生有害影响。针对神经系统损伤患者的强化胰岛素治疗（IIT）研究（血糖 80~120mg/dL）非常有限，许多被高频引用的研究排除了神经系统损伤患者。表 14.1 汇总了关键的 IIT 研究。值得注意的是，尽管 NICE-SUGAR 试验观察到 IIT 组的低血糖事件更多，但这与 TBI 后 24 个月的格拉斯哥评分结果无关[3]。

综上所述，IIT 可能会损害脑损伤后的脑葡萄糖代谢，可能需要更宽松的血糖目标。虽然血糖的理想目标值仍无定论，但建议维持在 140~180mg/dL，避免低血糖发生[2,4-6]。

表 14.1 强化胰岛素治疗（IIT）随机对照试验

试验（年份）	样本量（N）	研究场所	主要结局指标	IIT 组血糖范围（mg/dL）	P 值
Van den Berghe（2006）	1 200	MICU	住院死亡率	80~110	NS
HI-5（2006）	240	CCU（AMI）	6 个月内死亡率	＜180	NS
Glucontrol[a]（2009）	1 101	MICU/SICU	ICU 死亡率	80~110	NS
Gandhi（2007）	400	OR（心脏病）	30d 死亡率/发病率	80~100	NS
VISEP[b]（2008）	537	ICU（严重脓毒血症）	28d 死亡率/器官衰竭	80~110	NS
De La Rosa（2008）	504	MICU/SICU	28d 死亡率	80~110	NS
Oddo（2008）	20	神经重症监护病房	脑葡萄糖代谢	80~120	＜0.01（IIT 增加脑代谢危象）
NICE-SUGAR（2009）	6 104	ICU	3 个月内死亡率	81~108	＜0.05（IIT 增加死亡率）
Vespa（2012）	13	ICU（TBI）	脑代谢	80~110	0.05（IIT 增加脑代谢危象）

a 试验因高违规率提前停止

b 试验因安全隐患被迫提前结束（严重低血糖和严重急性呼吸窘迫综合征）

CCU（AMI）：冠心病监护病房（急性心肌梗死）；ICU：重症监护病房；MICU：内科重症监护病房；OR：手术室；RCT：随机对照试验；SICU：外科重症监护病房；TBI：创伤性脑损伤；NS：无显著性差异

14.2 危重症护理的营养支持

脑损伤改变了机体的营养物质代谢，导致机体出现高代谢和高分解状态。营养不足引起的营养不良，可能导致下列情形：

● 增加了感染性并发症风险。

● 机械通气时间延长。

● 延长住院时间和重症监护病房（ICU）监护时间。

- 伤口愈合延迟。
- 总体上增加了发病率和死亡率风险 [7-8]。

卡路里和蛋白质的需求量受多种因素影响，在制定营养方案前必须优先考虑以下情况：

- 脑损伤的严重程度。
- 病史（如糖尿病、肾脏疾病、心脏病）。
- 手术史（如广泛性肠切除，减重手术）。
- 当前用药情况（如苯妥英钠、氟喹诺酮类药物）。
- 营养史（近期体重变化、摄入量、维生素或矿物质及中草药补充剂）。

14.3 营养状况

14.3.1 营养不良

入院时应评估患者是否存在营养不良。营养不良不应仅基于体重指数（BMI），因为肥胖患者也可能营养不良。美国肠外肠内营养学会（ASPEN）营养和饮食学会营养不良共识建议使用以下标准诊断营养不良。

- 能量摄入不足（评估占正常摄食量的百分比）。
- 体重减轻 [（平常体重 – 当前体重）/ 平常体重 × 100]。
- 肌肉量减少（位于颞部、锁骨、肩部、肩胛骨、股四头肌、小腿）。
- 皮下脂肪丢失（眼眶脂肪垫、肱三头肌、肋骨上方）。
- 局部或全身性积液（排除其他引起水肿或腹水的原因）。
- 功能状态减弱（手测力强度和整体活动水平）。

表 14.2 罗列了诊断中度和重度营养不良的标准 [9]。

请注意：根据指南，无轻度营养不良的定义。必须认识到，某些神经系统损伤的患者发生营养不良的风险仍然很高，包括：

- 脑卒中。
- 动脉瘤性蛛网膜下腔出血。
- 脑肿瘤。
- 脊髓损伤。
- 创伤性脑损伤。
- 痴呆。
- 多发性硬化症。

表 14.2　急性疾病 / 损伤时营养不良的诊断标准 [9]a

营养不良严重程度	能量摄入	体重下降（%）		肌肉萎缩	皮下脂肪消耗	积液	握力
重度	≤正常需要量50%的能量摄入，持续5d及以上	1周内＞2% 1个月内＞5% 3个月内＞7.5%	中度	中度	中度到重度	显著降低
中度	＜正常需要量75%的能量摄入，持7d以上	1周内1~2% 1个月内5% 3个月内7.5%	轻度	轻度	轻度	没有

a 必须符合两个标准才能确诊

14.3.2　再喂养综合征

在启动营养支持之前进行营养不良筛查很重要。营养不良患者开始积极进行营养支持可能会导致再喂养综合征。再喂养综合征是由碳水化合物的摄入和随后的胰岛素分泌引起的潜在致命性的细胞内液体和电解质转移。为预防患者发生再进食综合征，必须采取措施识别再喂养综合征风险的患者，缓慢增加营养，密切监测电解质，补充维生素 B_1。图 14.1 提供了用于预防再喂养综合征的流程[11]。

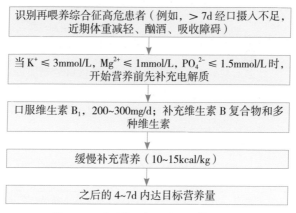

图 14.1　再喂养综合征的预防措施

14.3.3 营养相关的实验室检查

由于炎症，血清蛋白标记物（前白蛋白、白蛋白、转铁蛋白）不能准确反映患者危重症期间的营养状况，即便营养充足，也可能维持在较低水平[12]。24h 尿液的尿素氮检测有助于确定每日的蛋白质需求量。

14.4 营养评估

14.4.1 热量需求

需要先评估热量和蛋白质，再制订营养计划，特别是在 ICU。间接量热法（IC）被认为是评估静息能量消耗（REE）的金标准，即通过测量耗氧量和二氧化碳生成量来计算 REE。尽管 IC 被认为是金标准，但其费用昂贵，需要专业人员操作，且取决于多种变量。表 14.3 概述了影响 IC 的变量[10]。相比之下，虽然预测方程（Penn State，Mifflin-St. Jeor，基于体重的方程）通过干体重或正常体重来确定能量需求可靠性差，但往往比 IC 更可行。按体重分类的热量需求见表 14.4。重要的是，颅脑损伤、发热、创伤可能会增加热量需求，治疗性低体温、巴比妥昏迷、麻痹、四肢瘫痪或截瘫会减少对热量的需求，在确定营养目标时应考虑这点。

表 14.3 影响间接量热法测量的变量[10]

变量	参考范围	机制
RQ	0.67~1.2	超范围值提示存在技术错误
FiO_2	≤ 60%	FiO_2 升高会增加测量 VO_2 的误差
PEEP	< 12cmH$_2$O，未使用 APRV	高 PEEP 会增加 FiO_2 的变异性
活动（PT/OT，转运）	活动后 1~2h 进行 IC 测量	过度通气会导致 VCO_2、REE、RQ 值增加
透析	HD 后 IC 执行 ≥ 4h，CRRT 和 ECMO 不适合	过滤过程去除 CO_2，导致 RQ 不准确和 REE 被低估
潜在的空气泄露	无支气管胸膜瘘，无胸腔引流管、气管或 ETT 套囊漏气	空气泄露降低 VO_2、VCO_2、REE 测量值，导致数据错误

FiO_2：吸入气氧浓度；VO_2：耗氧量；APRV：气道压力释放通气模式；CRRT：连续性肾脏替代治疗；ECMO：体外膜氧合法；ETT：气管插管；HD：血液透析；IC：间接量热法；OT：作业疗法；PT：物理疗法；VCO_2：二氧化碳生成量；RQ：呼吸商；REE：静息能量消耗；PEEP：呼气末正压通气

表 14.4　热量需求量通过成人体重类别 /BMI 计算

体重类别	BMI（kg/m²）	热量需求（kcal/kg）
体重过轻	< 18.5	30~40
正常	18.5~24.9	25~30
超重	25~29.9	20~25
一级肥胖	30~34.9	15~20
二级肥胖	35~39.9	10~15
三级肥胖（病态肥胖）	≥ 40	10~15

BMI：体重指数

14.4.2　蛋白质需求

神经系统损伤后由于分解代谢亢进，蛋白质需求量往往增加。此时，不再建议急性肾脏损伤或肝衰竭的危重患者限制蛋白质摄入 [5]。通常根据理想体重（按 Hamwi 方法测定）计算蛋白质需要量。表 14.5 根据临床病情及治疗列出了蛋白质的需求量。

表 14.5　根据临床病情或治疗需要确定蛋白质需求量 [8]

临床病情	根据理想体重计算蛋白质需求量（g/kg）
脑卒中、AKI、肝衰竭	1.2~2
HD	1.2~1.5
TBI	1.5~2.5
CRRT	2~2.5

AKI：急性肾损伤；CRRT：连续性肾脏替代治疗；HD：血液透析；TBI：创伤性脑损伤

14.4.3　营养支持

充足的口服摄入量始终是首要营养目标。当口服摄入不可行时，应在实现液体复苏和血流动力学稳定后开始肠内营养（EN）或肠外营养（PN）。图 14.2 列出了选择适当营养途径的流程。

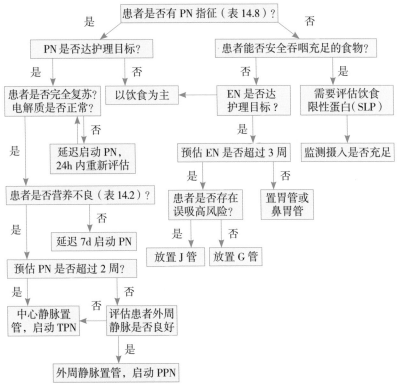

图 14.2　最佳营养支持路径图。PN：肠外营养；EN：肠内营养；TPN：全胃肠外营养；PPN：经周围静脉肠外营养

14.4.4　肠内营养 [8]

对于肠道功能正常的患者，目前建议使用 EN 而非 PN。

- 早期启动 EN（入院后 24~48h 内）有助于：
  - 降低肠道通透性（支撑上皮细胞紧密连接和绒毛高度，刺激血液流动和释放胆囊收缩素、促胃液素和胆盐释放）。
  - 减缓炎性细胞因子释放。
  - 临床结局：降低感染率、死亡率，减少住院时间。
- EN 输注速率应增加至在 48~72h 内提供 80% 以上的热量或蛋白质的水平。
- 针对某些药物，需要调整 EN（表 14.6）。可考虑调整药物剂量以减少 EN 中断次数。

- 表 14.7 列出了 EN 并发症的处理方法。

很少有试验研究脑损伤患者的最佳喂养方式。以目标速度启动早期 EN 与减少主要并发症、减轻损伤后炎症反应及加速神经功能恢复趋势有关。研究证明，基于容量的喂养方案[5]（护士被授权提高 EN 输注速度以补偿 EN 的中断）可增加所有 ICU 中的 EN 供应。建议不再常规监测危重患者的胃残余容积（GRV）[8]。GRV 监测需要更多的护理时间和资源，且 GRV 与肺炎、反流或误吸风险无关。在 Thomas Jefferson 大学，以下措施行之有效：

- 早期启动 EN（入院后 24h 内）。
- 以目标速率启动 EN（当不存在再喂养风险时）。
- 采用标准 EN 方案。
- 采用基于每日量的喂养方案。
- 不监测胃残余容积。
- 结合自身状况及时解决 EN 不耐受问题和恢复 EN。
- 限制气道保护患者手术前的禁食时间。

表 14.6　持续 EN 常见药物与营养素的相互作用

药物	相互作用	结果	预防措施
苯妥英钠	药物黏附于喂养管管壁，与蛋白质、钙盐结合	药物吸收减少	·监测药物水平 ·如果药物水平较低，在给药前和给药后 1~2h 停止 EN ·稀释药物混悬液 ·给药后冲洗营养管
卡马西平	药物可能黏附于喂养管管壁，EN 可能改变药物的溶解度	药物吸收减少，生物利用度下降	·给药后冲洗营养管 ·稀释药物混悬液
华法林	药物可能与蛋白质结合，药物可能会附着于管壁	药物吸收减少	·监测 INR，按需增加剂量， ·建议给药前和给药后 1h 内暂停 EN
氟喹诺酮	药物可能与 EN 中的阳离子竞争	降低药物生物利用度	给药前 1h 和给药后 2h 内暂停 EN

EN：肠内营养；INR：国际标准化比率

表 14.7　肠内营养常见胃肠道并发症的处理

并发症	首要步骤	原因	治疗方法
腹泻	·检查用药情况	高渗性肠内营养液（＞300mOsm/L）	改用等渗性肠内营养液
		（＞4次/天的液便）	·改用肽基、中链甘油三酯肠内营养液 ·建议补充可溶性纤维
		·继续喂养	·减少肠道用药 ·取消含山梨醇的溶剂 ·检查是否接受抗生素治疗 ·如果排除感染，使用止泻剂
		艰难梭菌感染	抗生素
便秘	·检查肠内液体摄入情况	液体摄入不足	增加冲洗水量
		（当 EN 达目标速率，3d 以上	改用含可溶性膳食纤维的肠内营养配方
		无大便）	·灌肠 ·侵入性肠道清洁
		·检查以排除肠梗阻	轻度肠梗阻，继续肠内营养 重度肠梗阻，暂停肠内营养
大量胃残留（＞500mL）或恶心、呕吐	·体格检查 ·进行腹部放射检查 ·检查用药情况 ·测血糖值 ·评估误吸风险	·胃排空延迟 ·胃轻瘫	使用促胃动力剂，考虑幽门后喂养，减少误吸风险因素
		镇静剂作用	减少镇静用药，增加肠道用药
		持续高血糖	加强血糖控制
误吸	·检查床头高度 ·检查用药情况 ·查看误吸史	俯卧位	若允许，抬高床头 30°~45°
		意识减退	尽可能减少使用镇静剂
		有误吸史	考虑幽门后喂养

EN：肠内营养

14.5　特殊情况下的肠内营养 [5]

　　脑损伤患者的最佳肠内营养治疗方案仍有争议。针对该类人群，重症监护医学学会和 ASPEN 指南建议：

- EN 配方：标准 EN 配方（完整蛋白质）通常是可耐受的，也应考虑使用免疫调节 EN 配方（含精氨酸、二十碳五烯酸、二十二碳六烯酸、谷氨酰胺和核酸）。
- 谷氨酰胺：目前不推荐补充谷氨酰胺。
- 精氨酸：没有足够的数据支持常规补充精氨酸。
- ω–3 脂肪酸：使用含 EPA/DHA 的 EN 配方可能有助于 TBI 预后。
- 纤维素：存在高风险肠缺血或严重动力障碍，应避免使用；若血流动力学稳定，应考虑 10~20g/d 的可发酵可溶性纤维以减轻腹泻。
- 益生菌：由于已研究细菌菌株的异质性和缺乏一致的结果效应，不推荐常规使用益生菌。

14.5.1　肠外营养 [5]

当 EN 不适应或不耐受时，可通过 PN 满足营养需求。表 14.8 列出了 PN 的适应证。表 14.9 列出了经周围静脉肠外营养和全胃肠外营养的区别与利弊。重症监护医学学会和 ASPEN 建议：

- 当经口进食或 EN 不可行时，应立即为严重营养不良或高营养风险患者提供 PN。

表 14.8　PN 应用的疾病指征

疾病	启动 PN 的标准
胃肠道瘘	排出量＞ 500mL/d 无法接入远端肠管
短肠综合征	残留小肠＜ 200cm 经口进食 /EN 摄入损失超过 50% 尿量＜ 1L/d
炎症性疾病（重症胰腺炎、重症感染性肠炎、克罗恩病）	经口进食或 EN 不可行，肠道需要休息
机械性原因（小肠梗阻、肠系膜缺血）	非手术治疗
严重脂肪吸收不良	每日经口进食或 EN 摄入 50g 脂肪，粪便的脂肪含量＞ 50%
严重胃肠动力障碍（胃瘫、硬皮病、长期肠梗阻）	促动力药物无效

EN：肠内营养；PN：肠外营养

表 14.9　PPN 和 TPN 的区别和利弊

路径	优点	缺点
PPN	·无中心静脉的感染风险 ·当无法预测胃肠道功能恢复时间时提供营养 ·适用于轻、中度营养不良	·要求外周静脉通路状态良好 ·持续时间受外周静脉耐受性限制（最多 10d） ·要求能够承受较高的容量负荷（2.5~3L/d） ·渗透压限制（900mOsm/L）限制了营养的输送 ·可能引起静脉炎
TPN	·通过更高的渗透压负荷（1 300~1 800mOsm/L）满足总营养需求 ·适用于严重营养不良 ·可长期供给	·需要中心静脉通路 ·有导管相关静脉血栓形成的风险 ·有中心静脉相关血流感染的风险 ·骨骼和肝胆疾病的长期风险

PPN：经周围静脉肠外营养；TPN：全胃肠外营养

● 营养良好的患者延迟启动 PN 7d。

　○ 营养良好的患者早期启动 PN 将增加感染性疾病发病率和死亡率的风险。

● 如果 7~10d 后仍未达到 EN 目标的 60% 以上，应采用补充 PN 的方法。

14.6　特定疗法的注意事项

　　某些疗法，如巴比妥昏迷、治疗性瘫痪及针对体温过低的靶向温度管理可能会影响 EN 的耐受性。图 14.3~ 图 14.5 为接受这些治疗的患者提供了喂养指导。Stevens 等指出，在巴比妥昏迷期间，以目标速率给予 EN，患者是可耐受的，喂养不耐受与戊巴比妥剂量、持续时间或起始时间无关 [12]。相反，Bochiccio 等注意到在该类患者中存在 EN 不耐受的情况 [13]。然而，随后的一项研究中，不耐受的定义是低 GRV 阈值（150mL）和滋养型喂养在完全昏迷（平均昏迷时间 3.8 ± 3d）后启动。延迟 EN 和延长禁食时间会导致肠梗阻。

　　很少有关于麻痹患者 EN 耐受性的研究。麻痹患者以骨骼肌为靶点，而胃肠道是平滑肌。Tamion 等指出，以苯磺顺阿曲库铵维持胃肠道吸收能力，胃排空不受影响 [14]。如果将麻痹与其他疗法结合使用，应谨慎实施更为保守的 EN 方案。目标导向温度管理至体温过低期间的 EN 研究也很少。当体温 < 34°F[F=（9/5）C+32] 时，常发生肠梗阻。我们研究了颅内出血后目标导向温度管理至亚低温的 EN 耐受性，注意到早期 EN 是安全的，EN 不耐受很常见，但对促动力药很敏感。

如果治疗过程中出现对促动力药物敏感的肠梗阻，应考虑启动 PN。

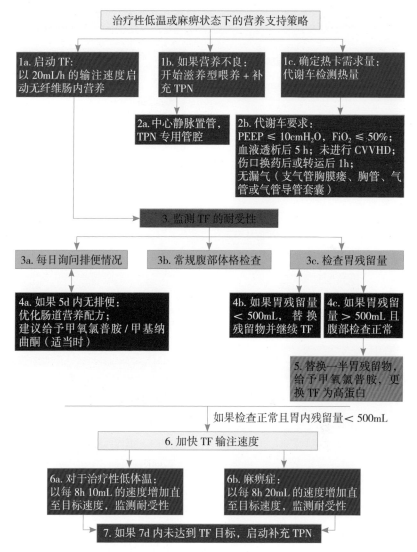

图 14.3　治疗性低体温或麻痹状态下的营养支持。TPN：全胃肠外营养；PEEP：呼气末正压；FiO₂：吸入气氧浓度；TF：滋养型喂养；CVVHD：连续性静脉-静脉血液透析

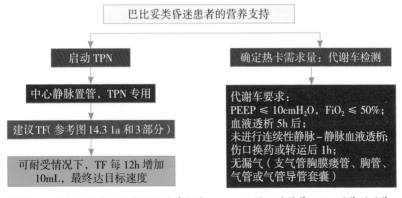

图 14.4　巴比妥类昏迷状态下的营养支持。TPN：全胃肠外营养；TF：滋养型喂养；PEEP：呼气末正压；FiO$_2$：吸入气氧浓度

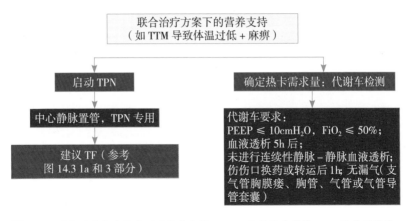

图 14.5　联合治疗方案状态下的营养支持。TPN：全胃肠外营养；TF：滋养型喂养；TTM：目标导向温度管理；PEEP：呼气末正压；FiO$_2$：吸入气氧浓度

14.7　结　论

　　头部损伤通常会改变葡萄糖代谢，增加对热量和蛋白质的需求。建议血糖值维持在 140~180mg/dL，避免低于 100mg/dL。在可行的情况下，EN 优先于 PN。一旦血流动力学稳定，应立即启动 EN。应首先使用标准 EN 配方，若发生不耐受，则采用半元素（肽基）EN 配方以提高耐受性。如果不适合 EN，对于营养良好的患者应该在 7d 后启动 PN。补充 ω–3 脂肪酸对这类患者有益。必须采取措施预防再喂养

综合征和医源性营养不良。提供充足的营养支持可减轻急性期反应并
改善临床结局。

（莫梦燕　译，汤文龙　校）

参考文献

[1] Glenn TC, Martin NA, McArthur DL, et al. Endogenous nutritive support after traumatic brain injury: peripheral lactate production for glucose supply via gluconeogenesis. J Neurotrauma, 2015, 32(11):811–819.

[2] Powers WJ, Rabinstein AA, Ackerson T, et al. 2018 guidelines for the early management of patients with acute ischemic stroke: a guideline for healthcare professionals from the American Heart Association/American Stroke Association. Stroke, 2018, 49(3):e46–e110.

[3] Finfer S, Chittock DR, Su SY, et al. NICE-SUGAR study investigators. Intensive versus conventional glucose control in critically ill patients. N Engl J Med, 2009, 360(13):1283–1297.

[4] Torbey MT, Bösel J, Rhoney DH, et al. Evidence-based guidelines for the management of large hemispheric infarction: a statement for health care professionals from the Neurocritical Care Society and the German Society for Neuro-intensive Care and Emergency Medicine. Neurocrit Care, 2015, 22(1):146–164.

[5] McClave SA, Taylor BE, Martindale RG, et al. Guidelines for the provision and assessment of nutrition support therapy in the adult critically ill patient: Society of Critical Care Medicine (SCCM) and American Society for Parenteral and Enteral Nutrition (A.S.P.E.N.). JPEN J Parenter Enteral Nutr, 2016,40(2):159–211.

[6] Jacobi J, Bircher N, Krinsley J, et al. Guidelines for the use of an insulin infusion for the management of hyperglycemia in critically ill patients. Crit Care Med, 2012, 40(12):3251–3276.

[7] Alberda C, Gramlich L, Jones N, et al. The relationship between nutritional intake and clinical outcomes in critically ill patients: results of an international multicenter observational study. Intensive Care Med. 2009, 35(10):1728–1737

[8] Corkins MR, Guenter P, DiMaria-Ghalili RA, et al. Malnutrition diagnoses in hospitalized patients: United States, 2010. JPEN J Parenter Enteral Nutr, 2014, 38(2):186–195.

[9] White JV, Guenter P, Jensen G, et al. Consensus statement: Academy of Nutrition and Dietetics and American Society for Parenteral and Enteral Nutrition: characteristics recommended for the identification and documentation of adult malnutrition (undernutrition). JPENJ Parenter Enteral Nutr, 2012, 36(3):275–283.

[10] Branson RD. technical aspects of indirect calorimetry. critical decisions. Burlington, VT: Saxe Healthcare Communications, 2001:2–5.

[11] National Institute for Health and Clinical Excellence. Nutrition support for adults: oral nutrition support, enteral tube feeding and parenteral nutrition. [2016-11-11]. https://www.nice.org.uk/guidance /cg32/chapter/1-Guidance.

[12] Davis CJ, Sowa D, Keim KS, et al. The use of prealbumin and C-reactive protein for monitoring nutrition support in adult patients receiving enteral nutrition in an urban medical center. JPEN J Parenter Enteral Nutr, 2012, 36(2):197–204.

[13] Stevens AM, Then JE, Frock KM, et al. Evaluation of feeding intolerance in patients with pentobarbital-induced coma. Ann Pharmacother, 2008,42(4):516–522.

[14] Bochicchio GV, Bochicchio K, Nehman S, et al. Tolerance and efficacy of enteral nutrition in traumatic brain-injured patients induced into barbiturate coma. JPEN J Parenter Enteral Nutr, 2006,30(6):503–506.

[15] Tamion F, Hamelin K, Duflo A, et al. Gastric emptying in mechanically ventilated critically ill patients: effect of neuromuscular blocking agent. Intensive Care Med, 2003,29(10):1717–1722.

第 15 章 镇 静

Akta Patel, Michelle Ghobrial

摘 要 在神经重症监护病房（NICU）内，为了更好地保护患者的神经功能并配合完成神经系统查体评估，使得重症患者的镇静治疗相对复杂。NICU患者镇静方案的选择主要取决于镇静目的及结合患者生理状况所用的镇静药物。丙泊酚和苯二氮䓬类药物是该类患者最常用的镇静药物；同时，右美托咪定也已被证实是一种较好的镇静药物。芬太尼最初作为一种镇痛剂也具有一定的镇静作用，在NICU患者中也经常使用。本章主要介绍NICU患者的镇静理念，并讨论上述药物的优缺点。

关键词 神经重症监护病房 重症监护病房 镇静 丙泊酚 芬太尼 咪达唑仑 右美托咪定

15.1 引 言

镇静是重症监护病房（ICU）危重患者护理工作的重要组成部分。在 NICU 内，为更好地保护患者的神经功能并配合完成神经系统查体评估，使得重症患者的镇静治疗相对复杂。

- 镇静可以减少应激反应，抗焦虑，提高机械通气耐受性，降低脑氧代谢率，协助护理。
- 长期使用镇静剂可能导致药物积累，过度镇静，气管拔管延迟，ICU 住院时间延长等现象。
- 明确躁动的潜在病因，如疼痛、谵妄、低氧血症、低血糖、低血压、戒酒或戒毒等对于镇静方案的选择是非常重要的，并且在镇静前需给予相应的对症治疗 [1-2]。

15.2 镇静的适应证

- 神经损伤：脑外伤，危重颅高压，癫痫持续状态，阵发性交感神经过度兴奋综合征，酒精、药物戒断或中毒等常见疾病通常需要镇静。

- 患者安全性：认知功能障碍（痴呆）和脑损伤会导致患者出现烦乱、躁动或好斗等精神错乱，为了患者和工作人员的安全也需要进行镇静。

- 安抚患者：在进行颅内压监测、血管内导管置入和目标体温治疗等操作前应给予短效镇静剂，但需要注意的是镇静之前应先给予镇痛剂。

15.3　镇静的并发症

- 所有的镇静措施都具有一定的风险，因此对神经损伤患者镇静前，评估利弊是非常重要的。

- 镇静会影响患者的神经功能评估，而神经功能检查对于蛛网膜下腔出血、脑卒中和脑外伤患者的病情判断是非常重要的。

- 镇静也可以影响不同脏器的正常生理功能。
  ○ 心脏：心动过缓，低血压。
  ○ 肺：呼吸抑制，二氧化碳潴留。
  ○ 脑：脑低灌注，降低癫痫阈值。

- 对于合并有慢性疾病如肾衰竭、心力衰竭和肝衰竭的患者，镇静持续状态可能会延长。另外在病理性肥胖或体温治疗过程中镇静时间也会延长。

15.4　镇静的评估

- 由于镇静药物药代动力学和药效动力学的不同，镇静方案的选择必须个体化。
  ○ 比较推荐以镇静目的为导向的镇静方案，可以避免过度镇静，且有利于尽早拔除气管插管。
  ○ 对于神经损伤的患者，短效镇静剂的效果较好。

- 可靠的镇静评分系统如 Richmond 躁动 – 镇静等级（RASS）评分量表使镇静给药剂量更准确，更经济（RASS 详见第 1 章）。
  ○ RASS 躁动 – 镇静量表分 10 级，其在 NICU 成年患者中被证实是有效的，其中 4 级是关于躁动和激动（1~4 分），清醒和平静状

态属同级（0分），镇静状态分为5级（–1~–5分），最差为无
反应状态（–5分）[3-5]（表15.1）。

表 15.1 Richmond 躁动 – 镇静量表（RASS）[3]

分值	描述	
+4	好斗	暴力，对工作人员有危险
+3	很激动	拔出引流管或导管，好斗
+2	激动	频繁而无目的地躁动，打砸呼吸机
+1	不安	焦虑，忧虑，但不好斗
0	清醒，平静	
–1	昏睡	声音刺激后清醒，睁眼，眼神交流 10s 以上
–2	轻度镇静	声音刺激后短暂清醒，睁眼，眼神交流不足 10s
–3	适度镇静	声音刺激后可睁眼，无眼神交流
–4	深度镇静	声音刺激无反应，接触刺激可睁眼
–5	无反应	声音和接触刺激均无反应

15.5 镇静药物的选择

- 丙泊酚和苯二氮䓬类药物是最常用的镇静剂。
  - 这些药物具有镇静和顺行性遗忘特性，但没有镇痛作用[2]。
- 右美托咪定有镇静、镇痛、麻醉和抗焦虑特性。
- 芬太尼最初作为一种镇痛剂，也有一定的镇静作用，由于其短效镇静的特性而多用于 NICU。
- 长期输注镇静药物会使患者处于持续稳定的镇静状态，并提高患者舒适度，但也容易引起机械通气时间和 ICU 住院时间延长。
  - 因此，通过间歇给药和每日中断镇静，促使患者"清醒"，可能会改善患者的治疗效果[6]。
- 表 15.2 概述了 NICU 常用镇静药物的药理特性。
- 表 15.3 列举了多项危重患者镇静药物使用情况的相关临床研究。

表 15.2 镇静药物的药理学特性

药物	作用时间	持续时间	给药剂量	使用注意	副作用	特点
丙泊酚	1~2min	短期: 0.5~1h。时间剂量依赖变长,为25~50h	5~50μg/(kg·min),肥胖患者需进行剂量调整	低血压,心动过缓,肝衰竭,胰腺炎	低血压,呼吸抑制,心动过缓,PRIS,高甘油三酯血症,胰腺炎	无明显的药物相互作用
咪达唑仑	2~5min(静脉注射)	2~6h,持续给药可延长作用时间	每2~4h给药1~2mg或1~5mg/h [(0.02~0.1mg/(kg·h)]	肝衰竭,终末期肾衰竭,透析,谵妄	过度镇静,呼吸抑制	与泊酚相比,血流动力学反应较少
右美托咪定	5~10min(有负荷剂量),1~2h(无负荷剂量)	1~2h	负荷剂量为1μg/kg,维持剂量为0.2~0.7μg/(kg·h),最高剂量为1.5μg/(kg·h)	肝衰竭,症状性心动过缓	低血压或高血压,心动过缓,口干	较少出现呼吸抑制,降低寒战阈值
芬太尼	1~2min,最长5~10min	0.5~1h	负荷剂量为50~100μg(0.35~0.5μg/kg);维持剂量为25~100μg/h[0.7~10μg/(kg·h)],肥胖患者需进行剂量调整	与CYP3A4抑制剂或诱导剂合用,可能产生药物相互作用	大剂量给药时:肌肉僵硬,胃蠕动障碍,低血压,呼吸抑制	起效快
氯胺酮	30s(静脉注射)	α期麻醉时间:45min;β期镇痛时间:2.5h	不同治疗方案剂量不同 麻醉:单药负荷剂量为1~4.5mg/kg,辅助用药>1min时,维持剂量为0.5~2mg/kg,维持剂量为0.1~0.5mg/min	眼球震颤,肌张力增高,短暂性高血压,使用期间需持续心电监护	快速大剂量静脉给药可导致快速心律失常,谵妄,幻觉或精神疾病,颅内压升高,严重呼吸暂停抑制或呼吸暂停	保留咽喉部反射,无呼吸损害者(除非给予快速负荷剂量);肥胖患者无需调整剂量

PRIS: 丙泊酚输注综合征

表 15.3　危重患者镇静药物使用情况的多项相关研究

研究名称	研究设计	患者资料	干预措施	重要研究结论
Chamorro, 1996[7]	多中心、前瞻性、随机、非盲法	西班牙 9 个 ICU 的 98 例患者（14 例为神经疾病患者或神经创伤患者）	丙泊酚（n=50），咪达唑仑（n=48）	两组间镇静效果无显著差异，丙泊酚苏醒时间为 23 ± 16min，咪达唑仑为 137 ± 185min
Kelly, 1999[8]	多中心、前瞻性、随机、双盲、试点	11 个 ICU 的 42 例神经创伤患者	2% 丙泊酚 +NS（n=23），吗啡 + 脂肪乳剂（n=19），吗啡镇痛 1~3mg/h	丙泊酚组的损伤严重程度评分高于吗啡组，两组间吗啡副作用发生率无显著差异，丙泊酚组患者颅内压辅助治疗较少，但血管升压药物使用较多
Sandiumenge Camps, 2000[9]	前瞻性、随机、非盲法	西班牙 1 个 ICU 的 63 例患者（43 例为神经创伤患者）	2% 丙泊酚（n=32），咪达唑仑（n=31）	丙泊酚使用经验不足导致其使用率低于历史值 1%，两组间的血流动力学尚无明显差异
Jakob, 2012[10]	两项多中心、随机、双盲、III 期临床试验	8 个国家的 31 个 ICU 患者，9 个国家的 44 个 ICU 患者	PRODEX: 丙泊酚（n=247），右美托咪定（n=251）；MIDEX: 咪达唑仑（n=251），右美托咪定（n=249）	两组中右美托咪定的麻醉效果与标准品无显著差异，右美托咪定组的患者更易唤醒，能更好地表达不适和疼痛
Erdman, 2014[11]	多中心、回顾性队列	2 个 NICU 的 190 例患者	丙泊酚（n=95），咪达唑仑（n=95）	两组间严重心动过缓和低血压的发生率相似

ICU: 重症监护病房; NS: 生理盐水; NICU: 神经重症监护病房

15.5.1 丙泊酚（异丙酚）

【作用机理】

一种亲脂性的短效 γ – 氨基丁酸 A 受体激动剂 [12]。

【药物代谢动力学】

- 在肝脏中通过与非活性代谢产物结合进行代谢，经肾脏排出。
- 其清除率并不受肾脏疾病的影响，但肝功能异常时，由于其会从脂肪和肌肉中重新分配到血浆中去，使得消除半衰期明显延长 [13-14]。
- 当肾衰竭或肝功能不全时，不需要调整给药剂量。
- 起效很快，持续时间较短 [12]。
- 由于其代谢清除较快，患者在持续给药后仍可以快速复苏 [5]。
- 对于脑组织代谢的影响具有剂量依赖性，也适用于癫痫发作的控制 [5]。

【成分及注意事项】

- 丙泊酚标准品是 1%（10mg/mL）脂质乳剂，脂肪含量为 1.1kcal/mL（1mL 丙泊酚含 0.1g 脂肪）[1-2]。
- 含有 0.005% 乙二胺四乙酸二钠盐（乙二胺四乙酸），可通过螯合微量元素（例如锌）抑制微生物的生长速度。
- 对于缺锌高危患者（脓毒症、烧伤、严重腹泻），使用丙泊酚超过 5d，要考虑补锌。
- 生产商建议丙泊酚药瓶使用后丢弃，并要求每 12h 更换一次静脉导管，以减少污染的风险。

【丙泊酚输注综合征】

丙泊酚输注综合征（PRIS）为高致死性综合征。

- 作用机理。
  - 可能由于脂肪乳剂在肝脏中代谢作用异常，导致酮体和乳酸堆积，或线粒体呼吸链中断 [13-14]。
  - PRIS 的临床表现。
    - 横纹肌溶解、肌酸激酶升高、急性肾衰竭、严重代谢性酸中毒、高钾血症、心律失常、心搏骤停、血脂异常（特别是高甘油三酯血症）和低血压 [13-14]。

- PRIS 的危险因素。
  - 丙泊酚每小时给药剂量＞ 5mg/kg 且治疗时间＞ 48h[13-15]。
- 由于 PRIS 的致死率较高，PRIS 的成功治疗主要依赖于早期及时发现。
  - 若发现 PRIS，应立即终止丙泊酚的输注，更换其他镇静剂。
  - 急性肝衰竭和胰腺炎的临床表现与 PRIS 较难区分，应注意鉴别。
  - 检测甘油三酯基线值，后续 3~5d 监测一次。
    - ► 应进行肝功能测试，但不宜过度频繁。

15.5.2　咪达唑仑（咪唑安定）

【药物代谢动力学】

- 一种高亲脂性药物，具有起效快和持续时间短等特性。
- 其短效作用在连续注射超过 24h 后也可起到长效作用。
- 苯二氮䓬类药物与突触后氨基丁酸 A 受体结合，通过 I 期肝代谢形成葡萄糖醛酸化代谢产物 α - 羟基咪达唑仑，然后经肾排泄 [2,5]。
- 如果肝脏（主要为药物积累）或肾脏（活性代谢物 α - 羟咪达唑仑积累）功能显著受损，则咪达唑仑或其代谢物的清除将会受到很大影响 [2]。
  - 高亲脂性和分布容积大，可能导致 ICU 患者出现明显的药物累积和上限效应 [2]。
  - 长期使用苯二氮䓬类药物治疗后，不建议常规使用苯二氮䓬类拮抗剂，如氟马西尼，因为有诱发戒断症状和增加心肌耗氧量的风险 [2]。

【副作用】

- 大剂量使用时会出现低血压和呼吸抑制 [16]。
- 过度镇静是咪达唑仑最常见的副作用。
- 另外一种常见副作用为诱发谵妄 [16]。
  - SEDCOM 研究比较了咪达唑仑和右美托咪定在内科和外科 ICU 成人患者中的镇静效果 [17]。
  - 右美托咪定组谵妄发生率（54%）低于咪达唑仑组（76.6%），$P < 0.001$[17]。

15.5.3 右美托咪定（盐酸右美托咪定）

【作用机理】

右美托咪定是中枢神经系统中一种高度选择性的 α_2 肾上腺素能受体激动剂，具有剂量依赖的镇静和抗焦虑特性，在维持患者觉醒状态的同时没有明显的呼吸抑制作用。

- 它与 α_2 受体的亲和力大约是可乐定的 8 倍[16]。
- 通过抑制蓝斑核释放去甲肾上腺素从而达到催眠和镇静的作用[18-19]。

【药物代谢动力学】

- 在肝脏中通过葡糖醛酸化为不活跃代谢产物，最后经肾脏排出。
- 其清除率并不受肾脏疾病的影响，但存在肝功能障碍的患者可能有较长的消除半衰期。

【ICU 镇静药物使用剂量】

- 负荷剂量（LD）1μg/kg 静脉注射 10min 以上，随后以每小时 0.2~0.7μg/kg 剂量维持。
  - LD 最初可能导致严重的心动过速和高血压，但很快会由于受体饱和，继发严重的心动过缓和（或）低血压[18]。
    ► 在 ICU 临床治疗中，LD 很少使用[18]。
- 随机对照试验已证实，右美托咪定的维持输注剂量高于生产商的推荐剂量，最高至 1.5μg/（kg·h），是较为安全的。
  - 剂量大于 1.5μg/（kg·h）的临床疗效尚不清楚[18-20]。

【持续使用时间】

尽管推荐使用时间最长为 24h 或更短，但大型随机试验结果证实持续使用 7d 后仍较为安全[21]。

【戒断综合征】

- 已经发表的病例报告描述了高于推荐剂量使用超过 7d 时出现的戒断症状（例如，心动过速、高血压、焦虑和全身不适）。
  - 可能需要逐渐减少给药剂量，或在某些病例中通过使用可乐定协助减轻戒断综合征[22]。
- 注意事项：右美托咪定属于轻度镇静剂，不适用于深度镇静（例如需要神经肌肉阻滞的患者）。

15.5.4 芬太尼

阿片类镇痛剂具有起效快和作用时间短的特性，常用于 NICU 镇静。

【作用机理】

- 芬太尼与吗啡的作用机制相同，通过与中枢神经系统中的 μ 受体结合而发挥作用，但其作用效果约是吗啡的 100 倍 [16]。
- 由于芬太尼容易在脂肪组织中堆积，只有在持续注射或大剂量给药后，才可能达到长效作用 [2,5]。

【药物代谢动力学】

芬太尼具有高脂溶性，在肝脏中由细胞色素 P450 系统代谢为非活性代谢产物，经肾脏排出 [5,16]。

【副作用】

- 常见的副作用有呼吸抑制，减少胃动力，便秘，低血压和肌肉强直等 [2]。
  - 排除禁忌证后，应在给药第一天开始保护胃肠道，随后每 24~48h 进行一次胃肠道功能评估。

【剂 型】

当更换用药剂型时，应严格按照说明书给药原则使用，而不能通过 1∶1 微克等量转换原理计算给药剂量。

- 芬太尼注射液是 ICU 中最常用的剂型。
- 由于芬太尼贴剂具有潜伏期（约 12h）且在发热患者中具有不稳定或递增的药物吸收作用，因此通常不适用于 ICU 的危重患者，除存在慢性疼痛的情况时 [2,5]。

15.5.5 氯胺酮（盐酸氯胺酮）

氯胺酮是一种非巴比妥类麻醉剂和镇静剂。其适应证包括在进行无须骨骼肌松弛状态下的诊断或外科手术时所使用的一种麻醉剂，或作为辅助麻醉剂使用。它通常会导致患者出现明显的镇痛和健忘等镇静解离状态，但不影响患者气道功能 [23]。氯胺酮已被广泛应用于急性和慢性疼痛的治疗，操作前的镇静、镇痛及癫痫持续状态的治疗。

【作用机理】

氯胺酮是一种快速非竞争性 N- 甲基 -D 天冬氨酸受体拮抗剂，可与 σ 阿片受体相互作用。

【药物代谢动力学】

在肝脏中通过 N- 脱烷基化 CYP3A 进行代谢。

【副作用】

● 常见的副作用包括幻觉、谵妄或精神疾病及恶心、呕吐。

● 能否导致颅内压增高仍然具有争议，最新的研究证实氯胺酮可以安全地应用于神经损伤患者 [24]。

【剂　量】

麻醉剂量

● 诱导：单药 1~4.5mg/kg，缓慢静脉推注 1min（苯二氮䓬类辅助治疗时推荐使用 1/2 剂量）。

● 维持：根据需要按照 0.5~2.5mg/kg 剂量重复使用以保持稳定的麻醉剂量。按照 0.1~0.5mg/min 滴注剂量与苯二氮䓬类药物一起使用。

（刘文超　译，汤文龙　校）

参考文献

[1] Barr J, Fraser GL, Puntillo K, et al. Clinical practice guidelines for the management of pain, agitation, and delirium in adult patients in the intensive care unit. Crit Care Med, 2013, 41(1):263–306.

[2] Jacobi J, Fraser GL, Coursin DB, et al. Clinical practice guidelines for the sustained use of sedatives and analgesics in the critically ill adult. Crit Care Med, 2002, 30(1):119–141.

[3] Sessler CN, Gosnell MS, Grap MJ, et al. The Richmond Agitation-Sedation Scale: validity and reliability in adult intensive care unit patients. Am J Respir Crit Care Med, 2002, 166(10):1338–1344.

[4] Ely EW, Truman B, Shintani A, et al. Monitoring sedation status over time in ICU patients: reliability and validity of the Richmond Agitation-Sedation Scale (RASS). JAMA, 2003, 289(22):2983–2991.

[5] Keegan MT. Sedation in the neurologic intensive care unit. Curr Treat Options Neurol, 2008, 10(2):111–125.

[6] Kress JP, Pohlman AS, O'Connor MF, et al. Daily interruption of sedative infusions

in critically ill patients undergoing mechanical ventilation. N Engl J Med, 2000, 342(20):1471-1477.

[7] Chamorro C, de Latorre FJ, Montero A, et al. Comparative study of propofol versus midazolam in the sedation of critically ill patients: results of a prospective, randomized, multicenter trial. Crit Care Med, 1996, 24(6):932-939.

[8] Kelly DF, Goodale DB, Williams J, et al. Propofol in the treatment of moderate and severe head injury: a randomized, prospective double-blinded pilot trial. J Neurosurg, 1999, 90(6):1042-1052.

[9] Sandiumenge Camps A, Sanchez-Izquierdo Riera JA, Toral Vazquez D, et al. Midazolam and 2% propofol in long-term sedation of traumatized critically ill patients: efficacy and safety comparison. Crit Care Med, 2000, 28(11):3612-3619.

[10] Jakob SM, Ruokonen E, Grounds RM, et al. Dexmedetomidine for long-term sedation investigators. Dexmedetomidine vs midazolam or propofol for sedation during prolonged mechanical ventilation: two randomized controlled trials. JAMA, 2012, 307(11):1151-1160.

[11] Erdman MJ, Doepker BA, Gerlach AT, et al. A comparison of severe hemodynamic disturbances between dexmedetomidine and propofol for sedation in neurocritical care patients. Crit Care Med, 2014, 42(7):1696-1702.

[12] Beretta L, De Vitis A, Grandi E. Sedation in neurocritical patients: is it useful? Minerva Anestesiol, 2011, 77(8):828-834.

[13] Hutchens MP, Memtsoudis S, Sadovnikoff N. Propofol for sedation in neuro-intensive care. Neurocrit Care, 2006, 4(1):54-62.

[14] Kam PCA, Cardone D. Propofol infusion syndrome. Anaesthesia, 2007, 62(7):690-701.

[15] Oddo M, Crippa IA, Mehta S, et al. Optimizing sedation in patients with acute brain injury. Crit Care, 2016, 20(1):128-138.

[16] Makii JM, Mirski MA, Lewin JJ III. Sedation and analgesia in critically ill neurologic patients. J Pharm Pract, 2010, 23(5):455-469.

[17] Riker RR, Shehabi Y, Bokesch PM, et al. SEDCOM (Safety and efficacy of dexmedetomidine compared with midazolam) Study Group. Dexmedetomidine vs midazolam for sedation of critically ill patients: a randomized trial. JAMA, 2009, 301(5):489-499.

[18] Grof TM, Bledsoe KA. Evaluating the use of dexmedetomidine in neurocritical care patients. Neurocrit Care, 2010, 12(3):356-361.

[19] Gerlach AT, Dasta JF. Dexmedetomidine: an updated review. Ann Pharmacother, 2007, 41 (2):245-242.

[20] Venn M, Newman J, Grounds M. A phase II study to evaluate the efficacy of dexmedetomidine for sedation in the medical intensive care unit. Intensive Care Med, 2003, 29(2):201-207.

[21] Shehabi Y, Ruettimann U, Adamson H, et al. Dexmedetomidine infusion for more than 24 hours in critically ill patients: sedative and cardiovascular effects. Intensive Care Med, 2004, 30(12):2188-2196.

[22] Kukoyi A, Coker S, Lewis L, et al. Two cases of acute dexmedetomidine withdrawal syndrome following prolonged infusion in the intensive care unit: report of cases and review of the literature. Hum Exp Toxicol, 2013, 32(1):107-110.

[23] Green SM, Roback MG, Kennedy RM, et al. Clinical practice guideline for emergency department ketamine dissociative sedation: 2011 update. Ann Emerg Med, 2011, 57(5):449-461.

[24] Himmelseher S, Durieux ME. Revising a dogma: ketamine for patients with neurological injury? Anesth Analg, 2005, 101(2):524-534.

第 16 章 神经重症监护病房的疼痛管理

Amy Shah, David A. Wyler, Andrew Ng

摘 要 疼痛是一种不愉快的感觉和情感体验，对神经重症监护病房（NICU）的护理人员提出了巨大挑战。近年来，在普通ICU中，治疗疼痛的策略发生了变化，治疗目标转变为在治疗疼痛的同时保持患者的兴奋性。ICU解放协作组侧重于镇痛或先治疗疼痛，并利用多种工具进行持续评估，以区分疼痛与躁动和谵妄（PAD）。最终通过减少镇静药物的使用和支持早期活动，使患者更早地从ICU和机械通气中解脱出来。本章旨在强调在当前ICU解放运动的框架下，NICU疼痛管理面临的挑战。本章将讨论评估工具、个体化治疗、有疼痛风险的神经退行性疾病患者，以及NICU疼痛管理非常困难的特殊病例。

关键词 ICU解放协作 ABCDEF集束化管理 个体化疼痛治疗 持续评估 阿片类药物治疗 辅助药物治疗 局部阻滞 非药物治疗

16.1 引 言

疼痛是一种不愉快的感觉和情感体验，对NICU的护理人员提出了巨大挑战。在过去的10年中，令人信服的数据推动了普通ICU模式的转变，即在治疗疼痛的同时保持患者觉醒性[1]。ICU解放协作组推荐首先治疗疼痛，并利用多种工具持续评估，以区别PAD。最终通过减少镇静药物和支持早期活动，使患者更早地从ICU和机械通气中解脱出来[1-2]。危重病医学（CCM）协作机构创建了ABCDEF集束化管理来实现这一目的，其代表：

- 评估、预防和管理疼痛。
- 自主觉醒试验（SATs）和自主呼吸试验（SBTs）。

- 镇静剂的选择。
- 谵妄：评估、预防和管理。
- 早期活动和锻炼。
- 家庭参与和授权 [1-3]。

一些风险限制了神经损伤患者的疼痛管理策略，目前缺乏数据验证 NICU 患者的疗效 [4-5]。尽管如此，指南建议，在保证患者安全的前提下，应谨慎治疗疼痛并保留神经系统检查，这是中枢神经系统监测的金标准 [1,4]。

本章旨在强调在当前 ICU 解放运动的框架下，神经 ICU 疼痛管理所面临的挑战。个体化治疗将讨论针对术后患者、有疼痛风险的神经退行性疾病患者以及在 NICU 疼痛管理中特别困难的特殊情况。阿片类药物曾是治疗疼痛的主要手段，但这些药物往往会使虚弱的神经易感患者过度镇静 [4]。因此，阿片类药物的治疗方法，例如局部麻醉、辅助止痛药和各种放松技术被广泛讨论。本章旨在为 NICU 的 ABCDEF 集束化管理的 A 部分（评估、预防和治疗疼痛）提供快速指南。

16.2 "ICU 解放运动"中疼痛管理的现代策略

- 国际医疗卫生机构认证联合委员会（JCAHO）2002 年在疼痛的评估、预防和治疗方面批准的"实施标准"，被称为 ICU 的"第五生命体征" [1,4]。
- 研究支持减少镇静和动员患者可改善 ICU 结局 [1,2-3,6]。
- CCM 指南（2012）中的 ABCDEF 集束化管理策略实现了 ICU 解放运动 [1-2]。
- 基于安全原因，神经损伤患者不适用于 CCM 指南 [1]。
- 建议先实施 ABCDEF 管理中的 A 部分（评估、预防和治疗疼痛），因为疼痛会混淆谵妄和躁动不安 [1-2]。
- 推荐使用不同的疼痛量表进行持续评估 [1,6-7]。
- 在 ICU 为患者进行手术和可能引起疼痛的操作之前，要预防 / 预测疼痛 [1]。
- 减少阿片类药物剂量，降低精神错乱的发生概率和神经毒性作用 [3,5-6]。

16.3　神经重症监护病房疼痛管理的挑战 [1,4–5,7]

● 保持神经系统检查与患者舒适度之间的平衡。

● 对于"神经特异性"问题，例如，减少脑血容量、降低颅内压和氧脑代谢率及控制癫痫发作，应在神经系统检查与充分镇静之间取得平衡 [4–5,8]。

● 颅内压和其他多模式监测对判断脑损伤患者的严重程度可能会有帮助 [4]。

● 进行神经系统平衡检查与充分镇静，以维持气管内耐受性、呼吸机同步性和寒战控制之间的关系 [7]。

● 只有在神经特异性问题得到良好控制的前提下，才建议患者早期活动。

16.4　神经重症监护病房疼痛的个体化治疗

16.4.1　疼痛的药物干预（表 16.1）

　　疼痛管理还需考虑特定的合并症（表 16.2）。

【非阿片类镇痛药（主要用于轻度疼痛）[5]】

● 对乙酰氨基酚 [10–11]。

　○ 对无法接受口服药物治疗的患者有用。

　○ 静脉注射剂量可降低对阿片类药物的需求 [11]。

● 非甾体抗炎药 [12]。

　○ 因抑制血小板聚集，避免在神经外科人群中使用。

　○ 长期使用可能导致肾脏损伤，并有无菌性脑膜炎的风险。

【阿片类镇痛药（表 16.1）[9]】

● 在 NICU，用于治疗剧烈疼痛（由 ICU 工具报告或评估的患者）或患者与呼吸机不同步 [4,13–14]。

● 副作用包括中枢神经系统抑制、呼吸抑制、心动过缓、恶心、呕吐、便秘、尿潴留和瘙痒。

【患者自控镇痛（PCA）[15]】

● 如果警觉、清醒且能够自我管理，患者满意度更高。

● 芬太尼或氢吗啡酮可用于阿片类耐受患者（表 16.3）。

● 准确记录每日阿片类药物总量，可用于转换为口服方案。

表 16.1　重症监护中常用镇痛药的性质

药物 / 类别	作用机理	剂量	优势	劣势	代谢	备注
对乙酰氨基酚	确切机制未知，对下丘脑有解热作用，对前列腺合成有抑制作用	静脉注射：每6h 1 000mg。口服：每4~6h 650~1 000mg（≤4000mg/d）	具有镇痛和解热作用，静脉注射制剂起效迅速	无消炎特性	肝脏	使用静脉注射剂可能掩盖感染过程，静脉制剂价格昂贵，使用可能受限，且可能导致肝衰竭，应谨慎使用
非甾体抗炎药 [a]						
酮咯酸	COX-1 和 COX-2 抑制剂	静脉注射：每6h 15~30mg，最多5d	镇痛作用强、无呼吸抑制作用，抗炎性能好	有出血和肾功能损伤的风险	肝脏（肾脏代谢）	可用于静脉注射，使用限制在5d内，避免肾衰竭。由于有出血风险，不常用于 NICU
布洛芬	COX-1 和 COX-2 抑制剂	静脉注射：每4~6h 400~800mg（<3 200mg/d）	无呼吸抑制作用	有出血和肾功能损伤的风险	肾脏	避免肾衰竭，静脉注射
萘普生钠	COX-1 和 COX-2 抑制剂	口服：每12h 500mg（最大剂量1 250mg/d）	用于关节炎疼痛、偏头痛，无呼吸抑制作用	有出血和肾功能障碍的风险	肝脏	肌酐清除率<30mL/min 时不推荐使用，缓释剂不推荐用于急性疼痛
塞来昔布	COX-2 抑制剂	200mg，2次/天	无呼吸抑制作用，减少胃出血风险	有出血风险	肝脏	不常用于 ICU

续表

药物/类别	作用机理	剂量	优势	劣势	代谢	备注
阿片类						
曲马多	部分结合阿片类物质 μ 受体可抑制去甲肾上腺素和 5-羟色胺的再摄取	即时释放：每 4~6h 50~100mg（最大剂量 400mg/d）	适用于中度至重度疼痛	中枢神经系统和呼吸抑制增加了服用 SSRI、SNRI、TCA 和抗精神病药患者和 5-羟色胺综合征的发作风险	肝脏	滴定可提高耐受性，活性代谢产物对阿片受体有 200 倍的亲和力，肾衰竭的最大剂量为 200mg/d，肝硬化患者的再量为 50mg/12 h，毒性可能是由单胺效应而不是阿片效应引起的[28]
吗啡	阿片受体激动剂	静脉注射：每 2~4h 2~5mg；首次连续注入：1~2mg/h；口服：每 3~4h 10~30mg	易于调整剂量	具有呼吸抑制风险，活性代谢物可导致肾衰竭	肝脏（肾脏代谢）	避免肾衰竭，与组胺释放有关的瘙痒
芬太尼	阿片受体激动剂	静脉注射：每 5~15min 25~50μg；首次连续输注：10~20μg/h	易于调整剂量，可用于多种配方；起效快	高剂量有呼吸抑制、胸壁僵硬的风险	肝脏	半衰期短，长时间输注对体征敏感的半衰期明显增加
氢吗啡酮	阿片受体激动剂	口服：每 3~4h 1~2mg；静脉注射：每 3~4h 0.5~1mg；首次连续输注：0.2~0.3mg/h	易于调整剂量	呼吸抑制风险	肝脏	与吗啡相比，作用持续时间较短，阿片类药物耐药者可能需要频繁给药，瘙痒感比吗啡少

续表

药物/类别	作用机理	剂量	优势	劣势	代谢	备注
瑞芬太尼	阿片受体激动药	负荷剂量：1.5μg/kg；连续输注：0.5~15μg/(kg·/h)	调整剂量方便，起效快、代谢快	呼吸抑制，反跳性痛觉过敏	血浆和组织中非特异性酯酶	停药前考虑长效阿片类药物
羟考酮	阿片受体激动药	初始口服剂量：每3~4h 5~10mg	中间作用时间	呼吸抑制	肝脏	可与乙酰氨基酚联用，但与对乙酰氨基酚联用时应谨慎
膜通道稳定剂						
加巴喷丁	镇痛作用机制尚不清楚；GABA类似物（对GABA受体无影响）	100mg，3次/天，每天最多可调整至1800mg	作为多模式治疗的一部分，对神经性疼痛和癫痫发作有效，可减少阿片类药物的需求	镇静作用	可以忽略不计（肾脏代谢）	快速停药可能会引起癫痫发作，根据肌酐清除率缓慢停药
普瑞巴林	确切机制未知：GABA类似物阻断电压依赖性钙通道	50mg，3次/天，可增至100mg，3次/天	当用作多模式疗法的一部分时，对神经性疼痛和纤维肌痛和癫痫有效，可降低阿片类药物的需求	眩晕和镇静的剂量依赖性症状需要稳定	可以忽略不计（肾脏代谢）	逐步滴定，根据肌酐清除率调整剂量，对肾衰竭的剂量，对阿片受体无影响

续表

药物/类别	作用机理	剂量	优势	劣势	代谢	备注
麻醉药						
氯胺酮	NMDA 拮抗剂	负荷剂量: 0.1~0.5mg/kg; 输注剂量: 0.05~0.4 mg/(kg·h)	轻微呼吸抑制, 预防慢性疼痛	出现幻觉	肝脏	亚麻醉剂量对颅内压影响最小, 可用于对阿片类药物耐受的患者
右美托咪定	中枢性 α_2 受体激动剂	负荷剂量: 1μg/kg, 持续10min; 输注剂量: 0.2~0.7μg/(kg·h)	滴定简便, 无呼吸抑制, 镇痛温和, 对颅内压影响小	低血压, 高剂量时可出现心动过缓	肝脏	在机械通气脱机过程中有作用, 协同镇静剂静脉常用, 血压迅速下降时可选择适当的患者可延长使用5~7d
利多卡因[30]	钠离子通道阻滞剂	负荷剂量: 1~2 mg/kg; 注射剂量: 1~2 mg/(kg·h) 为最佳剂量	作为多模式的一部分, 减少阿片类药物需求时可有效地治疗急性疼痛和炎症性疼痛	大剂量会引起心脏毒性: 癫痫发作; 非联合使用时, 稳态延迟	肝脏	慢性肝衰竭患者禁用, 治疗水平血浆水平2.5~3.5μg/mL, 当浓度>5μg/mL时, 可发生中枢神经系统神经系统毒性, 中枢神经系统毒性症状: 舌麻木, 口中有金属性味觉: 耳鸣, 头晕, 嗜睡, 肌肉抽搐, 神志不清, 昏迷甚至死亡

a 禁止非甾体抗炎药用于冠状动脉旁路移植术的围手术期疼痛

GABA: γ-氨基丁酸; ICU: 重症监护病房; NMDA: N-甲基-D-天冬氨酸; SNRI: 5-羟色胺-去甲肾上腺素再摄取抑制剂; SSRI; 5-羟色胺选择性重摄取抑制剂; TCA: 三环类抗抑郁药

表 16.2 特定患者群体的疼痛管理

病理生理学	备注
老年人	·GFR 降低，根据肌酐清除率调整药物剂量 ·呼吸中枢敏感性降低，阿片类药物初始剂量较低 ·中枢神经系统的受体减少（5HT、AcH 和 Dop）；因此，可增强丁丙诺啡、曲马多和他喷他多的副作用
终末期肾病	肾小球滤过率降低，要根据肌酐清除率精确给药剂量
慢性肝病	肝血流量减少和药物代谢率下降，应减少剂量
心脏疾病	某些慎用药物可能引起心动过缓或低血压（例如大剂量的阿片类药物、右美托咪定）或高血压或心律不齐（例如氯胺酮）
肺病	肥胖患者的阻塞性睡眠呼吸暂停和 FRC 可降低补充氧合，CPAP 的使用可能会有所帮助，尽量减少阿片类药物的使用并增加辅助药物的使用
痴呆	·避免使用会加重认知障碍的药物（如阿片类药物、膜通道稳定剂）避免使用多种药物 ·PCA 不适用
阿片类药物耐受	·可表现出阿片类药物引起的痛觉过敏；因此，需使用更高剂量的阿片类药物 ·呼吸抑制不常见 ·不同种类阿片类药物的交叉耐受 ·氯胺酮有助于提高阿片类药物的耐受性 ·最大限度地使用辅助剂
药物滥用	·应该继续使用美沙酮维持治疗，同时增加阿片类药物控制急性疼痛 ·应停止使用丁丙诺啡，静脉注射 ·具有高 μ 受体亲和力的阿片类药物应用于疼痛的治疗 ·最大限度地使用辅助剂
酒精中毒	·急性摄入酒精对中枢神经系统有抑制作用，并增强了对镇静剂的敏感性 ·酒精可增加内源性阿片类药物的释放 ·长期摄入酒精会导致慢性肝脏疾病，从而减缓药物代谢
脊柱术后	·非甾体抗炎药可能会抑制骨愈合 ·膜通道稳定剂有助于缓解神经性疼痛 ·可采用肌肉松弛剂（例如地西泮、环苯扎林、替扎尼定、巴氯芬）治疗肌肉痉挛
开颅术	·开颅术需频繁进行神经学评估；因此，容易滴定的药物是首选 ·避免服用镇静剂和影响呼吸功能的药物 ·阿片类药物可降低充分通气患者的颅内压 ·右美托咪定和亚麻醉剂量的氯胺酮对颅内压的影响很小 ·头皮阻滞可减少患者对阿片类药物的需求

CPAP：持续气道正压；FRC，功能残气量；GFR：肾小球滤过率； PCA：患者自控镇痛

表 16.3   PCA 剂量标准

	中度疼痛	中重度疼痛	重度疼痛
药物 / 浓度	剂量 / 锁定间隔 / 每小时最大剂量 / 护理 PRN 剂量		
吗啡（1mg/mL）	1mL/6min/10mL/ 每 1~2h 给 药 1~ 2mL	1~1.5mL/6min/ 10~15mL/ 每 1~2h 给药 2~3mL	1~2mL/6min/ 10~20mL/ 每 1~2h 给药 2~4mL
芬太尼（10μg/mL）			
氢化吗啡酮（0.2mg/mL）			

伴随的基础输注与呼吸抑制有关。PCA：患者自控镇痛；PRN：必要时

【膜通道稳定剂（加巴喷丁和普瑞巴林）】[16-17]

- 对神经性疼痛有效，可减少对阿片类药物的需求。
- 也可能有效减少蛛网膜下腔出血（SAH）和其他类型脑膜炎的阿片类药物剂量[17]。
- 肾功能损伤患者慎用。

【氯胺酮】[5,18-19]

- 可辅助降低阿片类药物的需求量、对阿片类药物的耐受性和阿片类药物引起的痛觉敏感。
- 氯胺酮可增高颅内压，尽管有新证据反驳了这一观点[19]。
- 麻醉下剂量（小于 1mg/kg）的最小副作用：唾液增多，高血压，心动过速，视觉、触觉和听觉出现幻觉。

【右美托咪定】[4-5,20]

- 右美托咪定是 α_2 肾上腺素受体激动剂。
- 在 NICU 患者中避免采用负荷剂量，因为可能发生严重而短暂的低血压。
- 较高剂量可受到低血压和心动过缓反应的限制。
- 目前，FDA 批准在 ICU 持续进行镇静，剂量为每小时 0.2~0.7μg/kg，最长镇静时间为 24h(越来越多的证据支持每小时 1.5μg/kg 为安全剂量，最长镇静时间为 28d）。

16.4.2   非药物方法

非药物方法可以减少镇痛剂量和相关的不良反应[6]。

- 音乐疗法。

- 针灸。
- 冥想疗法。
- 冷热敷法。

16.5　有疼痛风险的神经特异性疾病

16.5.1　蛛网膜下腔出血疼痛

- 突然出现剧烈头痛（患者通常主诉"生平最严重的头痛"）。
- 蛛网膜下腔出血后头痛至少可持续 2 周，可能与首次头部 CT 显示的蛛网膜下腔出血量有关 [29]。
- 治疗方法：阿片类药物、膜通道稳定剂和地塞米松。

16.5.2　脊椎病和椎间盘突出 [21–22]

- 疼痛通常发生在下背部，可能有神经根病。
  - 成人的终生患病率为 3%~5%。
- 机制。
  - 慢性微创伤导致应力型骨折。
  - 椎间盘髓核退行性变与年龄相关。
- 治疗：药物、物理治疗和硬膜外类固醇注射可适度短暂缓解疼痛，也可进行手术治疗。

16.5.3　痉　挛

【中枢性中风后疼痛 [23–24]】

- 机制。
  - 疼痛是缺血性损伤的直接后果。
- 慢性疼痛的危险因素。
  - 中风严重程度增加。
  - 发病前出现抑郁症状。
- 疼痛严重程度的增加与痉挛和半脱位密切相关。
- 治疗。
  - 一线三环类抗抑郁药（TCA）：阿米替林。
  - 加巴喷丁或普瑞巴林（如果有 TCA 禁忌证，则使用一线药物）。
  - 阿片类药物。

【运动障碍】

○ 帕金森病[25]。

　○ 疼痛原因不同：肌肉骨骼、神经根性、肌张力障碍相关、中枢性和静坐不动引起的不适。

　○ 30%~50% 的患者会感到疼痛。

　○ 治疗：针对疼痛，治疗潜在原因。

【横贯性脊髓炎 [26-27]】

● 初始症状为背部或神经根疼痛、感觉异常、感觉水平上升，常常发展为截瘫。

● 痉挛是一种促进行走的适应性反应；过度痉挛会引起疼痛。

● 机制：直接神经损伤或痉挛。

● 治疗：非甾体抗炎药、TCA 和抗惊厥药，如加巴喷丁、卡马西平和阿片类药物。

16.6　神经重症监护病房持续疼痛的监测 [7,13-14]

16.6.1　疼痛量表

　　具有自我评估能力的患者可采用以下量表进行疼痛程度的评估。

● 疼痛数字评定量表：意识清楚的患者首选的评估方法（图 16.1）。

● 面部表情疼痛量表（图 16.2）或疼痛行为量表：可用于非语言表达患者。

● 不具有自我评估能力的患者，可采用重症监护疼痛观察工具（CPOT，表 16.4）或疼痛行为量表进行评估。

● 家庭参与可能有助于评估。

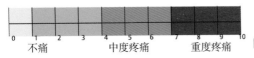

　0　1　2　3　4　5　6　7　8　9　10
　　不痛　　　　中度疼痛　　　　重度疼痛

图 16.1　疼痛数字评定量表

不痛　轻微疼痛　可容忍　中度　剧烈　最剧烈
　　　　　　　的疼痛　疼痛　疼痛　的疼痛

图 16.2　面部表情疼痛量表

表 16.4　重症监护疼痛观察工具

观察指标	描述	分数
表情	轻松 皱眉 面部扭曲	0 1 2
行为	安静 蜷缩 躁动不安	0 1 2
肌张力	放松 紧张或僵硬 非常紧张或僵硬	0 1 2
呼吸或发声	呼吸顺畅或稍喘 咳嗽但可忍受 剧烈咳嗽 正常说话或不说话 叹息，呻吟 哭泣，悲伤	0 1 2 0 1 2

（邢嫘嫘　译，莫梦燕　校）

参考文献

[1] Barr J, Fraser GL, Puntillo K, et al. American College of Critical Care. Clinical practice guidelines for the management of pain, agitation, and delirium in adult patients in the intensive care unit. Crit Care Med, 2013, 41(1):263–306.

[2] Balas MC, Vasilevskis EE, Olsen KM, et al. E□ectiveness and safety of the awakening and breathing coordination, delirium monitoring/management, and early exercise/mobility bundle. Crit Care Med, 2014, 42(5):1024–1036.

[3] Ely EW. The ABCDEF bundle: science and philosophy of how ICU liberation serves patients and families. Crit Care Med, 2017, 45(2):321–330.

[4] Makii JM, Mirski MA, Lewin JJ III. Sedation and analgesia in critically ill neurologic patients. J Pharm Pract. 2010, 23(5):455–469.

[5] Dunn LK, Naik BI, Nemergut EC, et al. Post-craniotomy pain management: beyond opioids. Curr Neurol Neurosci Rep, 2016, 16(10):93.

[6] Erstad BL, Puntillo K, Gilbert HC, et al. Pain management principles in the critically ill. Chest, 2009, 135(4):1075–1086.

[7] Payen JF, Bru O, Bosson JL, et al. Assessing pain in critically ill sedated patients by using a behav- ioral pain scale. Crit Care Med, 2001, 29(12):2258–2263.

[8] Costello TG, Cormack JR. Anaesthesia for awake craniotomy: a modern approach. J Clin Neurosci, 2004, 11(1):16–19.

[9] Trescot AM, Datta S, Lee M, et al. Opioid pharmacology. Pain Physician, 2008, 11(2) Suppl:S133–S153.

[10] Yeh YC, Reddy P. Clinical and economic evidence for intravenous acetaminophen. Pharmacother-apy, 2012, 32(6):559–579.

[11] Memis D, Inal MT, Kavalci G, et al. Intravenous paracetamol reduced the use of opioids, extubation time, and opioid-related adverse effects after major surgery in intensive care unit. J Crit Care, 2010, 25(3):458–462.

[12] Scott WW, Levy M, Rickert KL, et al. Assessment of common nonsteroi- dal anti-inflammatory medications by whole blood aggregometry: a clinical evaluation for the perioperative setting. World Neurosurg, 2014, 82(5):e633–e638.

[13] Puntillo K, Pasero C, Li D, et al. Evaluation of pain in ICU patients. Chest, 2009, 135(4):1069–1074.

[14] Puntillo KA, Neuhaus J, Arai S, et al. Challenge of assessing symptoms in seriously ill intensive care unit patients: can proxy reporters help? Crit Care Med, 2012, 40(10):2760–2767.

[15] Macintyre PE. Safety and efficacy of patient-controlled analgesia. Br J Anaesth, 2001, 87(1):36–46.

[16] Ruts L, Drenthen J, Jongen JL, et al. Dutch GBS Study Group. Pain in Guillain-Barre syndrome: a long-term follow-up study. Neurology, 2010, 75(16):1439–1447.

[17] Dhakal LP, Hodge DO, Nagel J, et al. Safety and tolerability of gabapentin for aneurysmal subarachnoid hemorrhage (SAH) headache and meningismus. Neurocrit Care, 2015, 22(3):414–421.

[18] Loftus RW, Yeager MP, Clark JA, et al. Intraoperative ketamine reduces perioperative opiate consumption in opiate-dependent patients with chronic back pain undergoing back surgery. Anesthesiology, 2010, 113(3):639–646.

[19] Zeiler FA, Teitelbaum J, West M, et al. The ketamine effect on intracranial pressure in non-traumatic neurological illness. J Crit Care, 2014, 29(6):1096–1106.

[20] Tan JA, Ho KM. Use of dexmedetomidine as a sedative and analgesic agent in critically ill adult patients: a meta-analysis. Intensive Care Med, 2010, 36(6):926–939.

[21] Kreiner DS, Hwang SW, Easa JE, et al. North American Spine Society. An evidence-based clinical guideline for the diagnosis and treatment of lumbar disc herniation with radiculopathy. Spine J, 2014, 14(1):180–191.

[22] Tarulli AW, Raynor EM. Lumbosacral radiculopathy. Neurol Clin, 2007, 25(2):387–405.

[23] O'Donnell MJ, Diener HC, Sacco RL, et al. Chronic pain syndromes after ischemic stroke: PRoFESS trial. Stroke, 2013, 44(5):1238–1243

[24] Flaster M, Meresh E, Rao M, et al. Central poststroke pain: current diagnosis and treatment. Top Stroke Rehabil, 2013, 20(2):116–123.

[25] Truini A, Frontoni M, Cruccu G. Parkinson's disease related pain: a review of recent findings. J Neurol, 2013, 260(1):330–334.

[26] Frohman EM, Wingerchuk DM. Clinical practice: transverse myelitis. N Engl J Med, 2010, 363 (6):564–572.

[27] Krishnan C, Kaplin AI, Deshpande DM, et al. Transverse myelitis: pathogenesis, diagnosis and treatment. Front Biosci, 2004, 9:1483–1499.

[28] Sansone RA, Sansone LA. Tramadol: seizures, serotonin syndrome, and coadministered antidepressants. Psychiatry (Edgmont Pa), 2009, 6(4):17–21.

[29] Glisic EK, Gardiner L, Josti L, et al. Inadequacy of headache management after subarachnoid hemorrhage. Am J Crit Care, 2016, 25(2):136–143.

[30] Eipe N, Gupta S, Penning J. Intravenous Lidocaine for acute pain: an evidence based clinical update. BJA Educ, 2016, 16(9):292–298.

第17章 神经重症监护病房高级血流动力学监测和神经系统监测

David F. Slottje, John W. Liang

摘　要　血流动力学不稳定性是神经重症监护病房（NICU）面临的常见问题。医护人员经常需要思考患者的容量状态，判断是否需要输液，以优化脑血流量和脑组织氧的输送。体格检查作为临床护理的重要组成部分，通常在这类患者中受到限制。每个患者的心功能、全身血管阻力和肺血管阻力、合并感染及药物等因素互相影响，并且这些参数时刻都在发生变化。床旁生命体征和尿量的简单测量常常不足以估计容量状态。在本章中，我们将讨论临床可用的高级血流动力学监测和神经系统监测技术及其优点和局限性。

关键词　血流动力学监测　心血管功能　热稀释　微创　监测

17.1　血流动力学监测

在 NICU 中，危重患者血流动力学可能会很快发生不稳定。必须有适当的工具充分评估生命体征之外的血流动力学，才可能预防器官衰竭或死亡。要求患者连续进行血压监测或使用血管升压素（通过动脉压力监测导管和中心静脉导管监测）的情况并不少见。当初步的心肺复苏努力失败时，可使用先进的血流动力学监测仪来提供更多信息，以进一步指导治疗。监测仪的选择取决于所需的特定信息、可用的系统及从业人员的经验（表 17.1）。无论使用哪种监测仪，医护人员都必须对生理学有充分的了解，并具有基本的血流动力学知识（表17.2），以便有效地解释取得的数据。

表 17.1　血流动力学监测的优缺点

监测	优势	劣势或风险
动脉压力监测导管	连续血压测量 容易采血	出血 血肿 血栓形成 损伤周围组织或神经 假性动脉瘤 感染 栓塞
中心静脉导管	措施： ・RAP ・CVP ・SCVO$_2$	受呼吸变化和 PEEP 的限制 气胸 血胸 感染
肺动脉导管	措施： ・CVP ・PAP ・PAOP ・CI ・SVO$_2$	气胸 血胸 心律失常 肺动脉破裂 通常需要在 72h 内处理
脉冲轮廓分析	措施： ・CO ・SVR（需要 CVP） ・SVV 微创 不受低温影响 医护人力消耗少 经过充分验证（在理想情况下）	・使用未发布的专有算法 ・错误的可能性更高 ・与其他更具侵入性的监测仪相比，不能提供更多信息 ・不适用于快速性心律失常患者
脉搏轮廓心输出量（PiCCO）	创伤小于 PAC 肺动脉导管 措施： ・CO ・SVR ・ELWI ・GEDI ・SVV ・PPV	・可能需要大量医护人员投入 ・需要经常校准 ・以下患者的数据可能不准确或无法获得： 　- 心内分流 　- 主动脉瘤 　- 主动脉瓣狭窄 　- 肺切除术 　- PE
VolumeView/ EV 1000	措施： ・CO ・SV ・SVV ・SVR ・EVWI ・GEDV ・GEF	具有与脉搏轮廓心输出量（PiCCO）监测仪类似的限制

监测	优势	劣势或风险
锂稀释法心输出量监测（LiDCO）	侵害性低于 PAC 措施： · CO · SV · SVV · SVR 不需要中心静脉置管	· 不提供体积测量，例如： · GEDI · ELWI · 不能用于： - 体重 < 40 kg - 服用肌松药的患者 · 离子选择电极法需要每 3d 更换一次 · 价格昂贵

BP：血压；CI：心指数；CO：心输出量；CVP：中心静脉压；ELWI：血管外肺水指数；EVWI：血管外水指数；GEDI：全心舒张末期容积指数；GEDV：全心舒张末期容积；GEF：全心射血分数；PAC：肺动脉导管；PAOP：肺动脉阻塞压力；PAP：肺动脉压；PE：肺栓塞；PEEP：呼气末正压；PPV：脉压变异；RAP：右房压；SCVO₂：中心静脉氧饱和度；SV：每搏输出量；SVO₂：混合静脉血氧饱和度；SVR：全身血管阻力；SVV：每搏输出量变异度

17.1.1　侵入性监测：肺热稀释法

【肺动脉导管】

　　数十年来，肺动脉导管（PAC）或 Swan-Ganz 导管监测一直是血流动力学监测的首选方法，但随着新型微创监测仪的问世，它已不被 ICU 医生所青睐。PAC 通过颈静脉或锁骨下静脉插入右心，并直接放置于肺动脉，以测量右心房压力（CVP）、肺动脉压及肺动脉阻塞压力或楔压，可反映左心房充盈压。使用 PAC 也有缺点。这是侵入性操作并且技术上有困难。当 PAC 进入肺动脉时，需要大量的专业知识来正确解释动脉波形描记。对在欧洲 86 个 ICU 中工作的 534 名重症监护医生的调查显示，多数医生认为自己知识储备存在不足 [1]。Cochrane 对 1954—2012 年随机试验的回顾表明，死亡率、住院时间或住院费用均未发生变化 [2]。PAC 的最佳适应证仍然是右心室衰竭或肺动脉高压，因为目前尚无其他方法可以直接测量右心或肺动脉压。

表 17.2　血流动力学正常参考值

平均动脉血压	70~100mmHg
混合静脉血氧饱和度	60%~75%
中心静脉血氧饱和度	70%
右心房压力 / 中心静脉压	2~6mmHg
每搏输出量	50~100mL
心输出量	4~8L/min
心指数	2.5~4L/（min·m²）
全身血管阻力	800~1 200dyn·s/cm⁻⁵
肺动脉压	
收缩压	15~30mmHg
舒张压	8~15mmHg
平均值	9~18mmHg
肺动脉阻塞压力	8~12mmHg
氧输送	950~1 150mL/min
耗氧量	200~250mL/min
血管外肺水指数	0~7mL/kg
全心舒张末期容积指数	650~800mL/kg

$dyn \cdot s/cm^{-5}=0.1kPa \cdot s/L$

17.1.2　微侵袭技术：经肺热稀释

经肺热稀释（TPTD）是一种测量心输出量的方法，它是在 Dr. Swan 和 Ganz 20 世纪 70 年代初引入的 PAC 右心热稀释法基础上进行了改良，更加微创。将已知温度的已知溶液（通常为 15~20mL 的冷盐水）推注到中心静脉循环中，通过右心、肺、左心，最后进入恒温器的中心动脉循环中，在股动脉或腋动脉导管（取决于制造商不同）的尖端测量温度变化的速率和程度。心输出量与热稀释曲线下的面积成反比。将该方法与肺动脉热稀释法进行了临床可接受的准确性比较 [7-8]。

注射器溶液穿过心脏和肺血管的 4 个腔室，因此可以计算其他体积参数及肺中的液体状态。

- 全心舒张末期容积（GEDV）和全心舒张末期容积指数（GEDI）。
  - 这与舒张末期心脏的 4 个腔室体积有关，并且是前负荷的代表。
  - GEDV 或 GEDI 降低可能表明对前负荷复苏有反应。
- 全心射血分数（GEF）和心功能指数（CFI）。
  - GEF 是心脏收缩力的标志，正常范围为 25%~35%。
  - CFI 是心脏收缩力的另一个指标，CFI= 心输出量 ÷GEDV。
  - GEF 和 CFI 低表示心室功能不佳，是导致每搏输出量（SV）或心输出量降低的原因，提示应增加正性肌力支持。
- 血管外肺水（EVLW）、血管外肺水指数（EVLWI）和肺血管通透性指数（PVPI）。
  - 肺中积聚的液体会影响氧合作用。EVLW 和 EVLWI 可以评估肺水肿，并有助于监测疾病的进展。
  - EVLW 或 EVLWI 升高可能出现在心力衰竭、容量超负荷或肺损伤中。
  - PVPI 可用于鉴别 EVLW 增加的原因：PVPI 升高见于肺损伤导致的肺水肿，例如急性呼吸窘迫综合征（ARDS），而 PVPI 正常可见于静水性肺水肿和心源性肺水肿。

  通常，TPTD 可用于血流动力学不稳定、容量状态不明确或组织供氧和需求受损的患者。典型病例，如败血性休克、心源性休克、肺水肿和 ARDS。需要严格控制血流动力学参数范围的患者（例如，蛛网膜下腔出血导致血管痉挛患者的正常血容量维持），也可考虑 TPTD。额外的容量数据有助于选择恰当的干预措施，例如液体复苏、利尿、正性肌力疗法或升压药支持等。

【脉搏轮廓心输出量（PiCCO）监测】

  PiCCO 是一个结合动脉脉搏轮廓分析和经肺热稀释测量心输出量的系统。

通道要求

- 中心静脉导管。
- 股动脉、肱动脉或腋动脉管路。

技　　术

  与体积视图类似，脉冲轮廓分析可提供连续的血流动力学信息，而热稀释校准可提供间歇性的体积参数。

数据输出

- 血流动力学：心输出量、SV、SVR、每搏输出量指数（SVI）。
- 前负荷：GEDV、GEDI。
- 可收缩性：GEF。
- 容量：脉压变异度（PPV）、每搏输出量变异度（SVV）。
- 肺水：EVLW、EVLWI。
- 后负荷：SVR、全身血管阻力指数（SVRI）。
- 胸腔内血容量指数。

局限性

- 需要受控的机械通气，无自主呼吸。
- 需要定期校准，每天 3~4 次。
- 最长持续 10d。
- 不推荐使用心内分流。
- 严重的快速性心律失常、瓣膜功能不全、肺栓塞、部分肺切除及主动脉瘤患者数据可能不准确。

【VolumeView/EV 1000】

Volume View 系统由 VolumeView 传感器和 EV1000 平台监视器组成。它将脉冲轮廓分析和 TPTD 概念结合到一个系统中。

通道要求

- 锁骨下或颈内静脉中的中心静脉导管。
- 股动脉置管。

技 术

TPTD 用于测量校准的心输出量（COTT）。然后，类似于 FloTrac，将 COTT 用于专有算法的校准中，以通过脉冲轮廓分析估计连续心输出量（COCont）。

数据输出

血流动力学（COCont、SV、SVI 和 SVV）。

- 前负荷（GEDV/GEDI）。
- 后负荷（SVR/SVRI）。
- 可收缩性（GEF/CFI）。

● 肺水（EVLW/EVLWI 和 PVPI）。

优　点

● 与 FloTrac 不同，TPTD 不受通气方式的影响，对于感染性休克患者更准确[10]。

● 研究表明，与用于心源性休克患者的 PAC 热稀释法相比，无论二尖瓣或三尖瓣流，还是主动脉内球囊反搏或治疗性体温过低，都与 PAC 热稀释法无显著差异[11]。

局限性

● 它需要建立一条中心静脉和一条中心动脉通道。

● 必须至少每 8h 进行一次校准，以使连续脉冲轮廓得出的 COCont 估算值可靠。

● 与标准的 8h 相比，在重新校准间隔较短的情况下（分别为 1h 和 2h），COCont 和 COTT 之间的误差较小[12]。这表明在临床表现不稳定患者和进行任何重大临床干预后，应该更频繁地进行重新校准。

【锂稀释法心输出量监测（LiDCO）】

　　LiDCO 是依赖于操作者的系统，用稀释锂联合脉冲功率分析（而不是脉冲轮廓分析）的概念来测量心输出量。该系统被证明与通过 PAC 的推注热稀释法一样准确[9]。

通路要求

　　桡动脉通路及静脉（中心或外周）通路。

技　术

● 通过静脉导管注入大剂量氯化锂，并在动脉导管上连接一个锂传感器，以检测血液中锂的浓度。

● 锂浓度“洗出”时间被用于校准提供 SV、SVV 和心输出量连续读数的动脉波形分析。

数据输出

　　获得 SV、SVV、PPV 和心输出量。

优　点

● 与其他 TDTP 相似，比脉搏轮廓分析更准确，尤其是在血流动力学不稳定的患者中。

- 心输出量与 PAC 相关性很好。
- 可以通过中心静脉或外周静脉注射。

局限性

- LiDCO 不提供任何高级容积变量，例如 GEDV、GEF、CFI 或 EVLW。
- LiDCO 需要每 8h 校准一次，每次约 5mL 血液样本。需要输入血红蛋白和钠含量通过软件计算。
- 为了进行正确的校准，氯化锂的剂量可能需要根据患者的体重进行调整。
- 尽管标准锂剂量（成人平均剂量为 0.15~0.30mmol）很小且毒性不太，但其风险仍然高于冷盐水注射。
- LiDCO 不能用于接受锂治疗（即双极疗法）的患者。

17.1.3　微创监测：脉搏轮廓分析

脉搏轮廓分析基于 SV 与动脉压力波形下的面积成比例的概念。一旦获得 SV，就可以使用"心输出量 =SV × 心率"轻松计算出心输出量。多家公司已经开发了通过专有算法分析波形和计算心输出量的方法。脉搏轮廓分析法的主要缺点之一是，当患者血压不稳定时，脉搏轮廓分析会变得不准确。

【FloTrac/Vigileo】

FloTrac/Vigileo 是未经校准的微创脉搏轮廓分析传感器。FloTrac 传感器可连接到 Vigileo 监视器，也与更新的 EV1000 临床平台监视器兼容。

通道要求

外周或中心动脉导管，通常通过桡动脉置管。

技　术

传感器测量的是脉搏率而非心率；因此，它可捕获灌注脉搏。SV 使用专有公式计算，且每 20s 更新一次。该公式包括：年龄、性别、体表面积、波形偏斜和峰度，以及动脉搏动压力的标准差。脉搏率乘计算得出的 SV 即为心输出量。

数据输出

- 心输出量、SV、SVV 和 SVI。

- SVR（结合中心静脉导管中心静脉压读数）。

SVV

- SVV 通过评估呼吸周期中的动脉搏动压力变化来确定。

- 如果 SVV > 10%，则与液体推注后 SV 的增加有关。

- 注意：SVV 不是衡量容量状态的指标，而是前负荷响应能力的指标。SVV < 10% 的患者提示流体反应的可能性较低，但无法区分正常血容量与高血容量。

- 经过验证，SVV 仅可用于受控的机械通气，呼吸频率固定且潮气量 > 8mL/kg 的患者。由于自然波动率和潮气量变化，SVV 监测在自主呼吸的患者中不可靠。

优　点

- 设置快速，简单。

- 不需要中心血管通路（除非需要 SVR）。

- 输出在血流动力学稳定的患者中得到很好的验证，而在接受低温治疗的患者中不受影响 [3-4]。

- 传感器连续监控动脉血管变化并自动校准，使系统独立于操作员。

局限性

- 计算 SV 时有多个变量，使该方法在数学上最复杂，因此有更多的潜在误差源。输入参数（年龄、性别、身高、体重）的准确性及良好的动脉压力波形对于计算 SV 和心输出量至关重要。

- 在严重的休克状态下，由于周围血管收缩会抑制动脉波形，导致假性心输出量降低，因此准确性较差 [5-6]。在这种情况下，建议使用中心动脉通路，例如股动脉。

- 心律失常会影响 SVV 的准确性，心输出量和 SV 不受影响。

17.1.4　无创血流动力学监测

无创血流动力学监测设备是完全无创的，不需要静脉或动脉通路。

【 ClearSight 系统 】

ClearSight 利用体积钳制方法提供关键血流动力学参数的实时、无创、连续监测。它由配备红外感应技术的手指血压袖带组成。血压袖带放气和充气，而红外线传感器则连续监测手指动脉的血容量和搏动。

监测频率为每秒 1 000 次，并且动脉变化显示为类似于传统动脉通道获得的波形。然后，系统使用专有算法分析动脉波形以获得血流动力学指标值。

ClearSight 系统可以使用一个手指套长达 8h，或者通过每个手指每小时交替操作，使用长达 72h。自动校正患者手掌高于或低于心脏水平运动时的数据波动，从而不影响波形测量。

数据输出

ClearSight 系统可获得血压、脉搏率、SV、SVV、SVR 和心输出量的数据。

优　点

● 进行择期冠状动脉搭桥术（CABG）的病情稳定的患者中，心输出量的监测值可与 PiCCO TPTD 相媲美 [13]。

● 无创性和易于安装使其成为在血流动力学稳定的患者中进行围手术期连续心输出量监测的有吸引力的方法。

局限性

● 由于手指灌注不足，这种方法在血流动力学不稳定或周围血管阻力显著变化期间的可靠性受到限制 [14]。

● 与危重患者中的 PiCCO TPTD 相比，用来估计心功能的可靠性差，并且无法可靠地检测到因容量增加而产生的心输出量的变化 [15]。

● 治疗性低体温期间的可靠性未知。

【猎豹 NICOM 系统】

猎豹 NICOM 是一种无创监测系统，由 4 个利用生物反应性概念应用于胸腔的传感器垫组成。发射传感器在胸腔上施加电流，胸腔中的血流导致电流出现时间延迟，并且信号由记录的传感器检测到。记录的信号使用专有算法进行分析，然后转换为主动脉波形。SV 是通过计算波形收缩期部分下方的面积而获得。胸腔中的电传播受身体表面积影响。因此，心输出量计算包括 SV 和心率及年龄、体重和身高。

数据输出

心输出量、心指数、SV、SVI 和 SVV。

优　点

● 易于设置。

- 适用于自主呼吸或机械通气的患者。
- 提供响应流体挑战或被动举腿时 SV 的变化。
- 当将 Cheetah NICOM 与 PAC 热解仪 FloTrac 进行比较时，对相对稳定的心脏术后患者进行的研究显示出良好的相关性 [16–17]。

局限性

- 某些条件可能会影响显示器的准确性，包括严重的主动脉瓣关闭不全，胸主动脉（即主动脉移植物、大主动脉瘤或主动脉夹层）的严重解剖异常，左心室辅助装置，以及一些旧型号的外部和内部起搏器。
- 由于该系统依赖于流经胸腔的电流，可能会受到增加胸腔容积相关疾病（即肥胖、慢性阻塞性肺疾病、肺水肿或胸腔积液）的影响，这方面的研究受到限制。
- 最新相关数据显示，与 PAC 热稀释法或 PiCCO TPTD 相比，猎豹 NICOM 系统的准确性在重症患者中相关性较差 [18–19]。

17.2　神经系统监测

　　神经损伤患者的重症监护管理超出了最初的范畴。众所周知，这些患者处于继发性脑损伤的风险中，进而导致发病率和死亡率增加。神经监测在早期识别和管理 / 预防继发性脑损伤中具有关键作用。我们通常将其称为多模式监测，将先进的血流动力学监测与有创和无创神经监测（表 17.3）一起使用，以最佳地管理患者。

表 17.3　神经监测仪

监测方法	优点	缺点
无创监测		
经颅多普勒	·床旁检查 ·价格低	·孤立的时间点，不连续 ·窗口不佳或无窗口
脑电图	·连续监测	·由于伪影，应将其移除以进行成像
近红外光谱	·连续监测	·未通过有效验证（成人） ·对深度伤害无效 ·颅骨厚度增加，穿透率可变 ·可能受前额肌肉粗大的影响 ·对于潜在的头皮血肿或积液而言，监测结果不可靠

监测方法	优点	缺点
有创监测		
脑室外引流	·金标准 ·连续监测 ·允许脑脊液引流 ·波形可提供有关大脑顺应性的信息 ·允许体内校准	·有导管周围出血的风险 ·过度引流可导致硬膜下出血的风险 ·大量血块增加了失败的风险 ·血液或组织导致导管阻塞可能需要经常冲洗（近端和远端） ·根据患者的位置，压力传感器可能需要频繁"调零" ·感染风险 ·脑脊液漏可能导致颅内压 ICP 读数偏低并增加脑室炎的风险
颅内压监测器（微传感器）	·实质内或硬膜下放置 ·比脑室外引流 EVD 更容易放置 ·并发症风险少	·无法排出脑脊液 ·仅测量局部压力，不利于整体伤情评估 ·往往随着时间的延长导致读数不准确
颈静脉血氧饱和度	·适用于多种患者：颅脑创伤 TBI 患者，伴有血管痉挛的蛛网膜下腔出血 SAH 患者，手术患者，心脏停搏患者 ·评估全脑氧输送和代谢需求	·在放置过程中有机械或技术难题 ·长时间放置会增加血栓形成的风险 ·可以根据氧合血红蛋白解离曲线更改值 ·对于幕下病变（脑干或小脑病变）的患者不理想 ·凝血功能障碍患者存在禁忌证 ·颈静脉球血氧饱和度 SjvO$_2$ 可能会受到放置位置的影响（显性与非显性） ·不能在无法控制的 ICP 患者中使用 ·无法检测局部缺血
脑组织氧分压监测仪	·金标准 ·实现了脑氧合的实时监控 ·协助确定患者的最佳 CPP ·建立了明确的范围	·价格昂贵 ·凝血障碍患者禁止使用 ·可能需要频繁进行故障排除 ·在区域内测量脑组织氧分压，其放置很重要需要 2h 才能达到平衡
热扩散和激光多普勒血流仪	·实时评估局部脑血流量 ·热流是侵入性的，而激光流是非侵入性的	·全身受伤患者监测效果不理想 ·受伪影的影响，激光多普勒血流仪的临床使用受限
微透析	·有助于早期发现缺血	·价格昂贵 ·耗费人力 ·需要频繁进行故障排除

CPP：脑灌注压；EVD：脑室外引流；ICP：颅内压；SAH：蛛网膜下腔出血；TBI：颅脑损伤；SjvO$_2$：颈静脉球血氧饱和度

17.2.1　无创监护仪

【经颅多普勒】

经颅多普勒超声（TCD）（图 17.1）是 NICU 中重要的床旁工具。其相关使用信息将在第 18 章中详述。

用　途

● 可检测蛛网膜下腔出血（SAH）患者的血管痉挛。

● 可用于镰状细胞病患者中风风险的预测。

● 可作为通过神经系统标准诊断死亡的辅助检查。

优　点

可以对 SAH 患者定期进行便捷无创的检查，以帮助患者发现血管痉挛。此检查的敏感性在前循环血管中最高，尤其是大脑中动脉和颈内动脉。

局限性

● 不能提供有关末梢远端血管构筑的有用信息。

● TCD 检测结果的可靠性依赖于操作者的技术水平。

● TCD 检测结果的准确性可能因非裔美国人、女性和老年患者中常见的"共鸣骨窗不良"而受到限制。

● 脑血流速度加快并不总是与脑缺血延迟相关 [21]。

【连续脑电图】

传统上，连续脑电图（eEEG）已用于癫痫持续状态和非惊厥性癫痫持续状态（NCSE）的管理中。除癫痫发作监测和管理外，cEEG 通常用在术中及 ICU 中用于滴定药物（镇静剂，如巴比妥类药物）监测，心脏停搏后的神经功能预后，以及死亡（依据神经系统诊断标准）的诊断 [22]。cEEG 也可用于早期发现 SAH 患者的血管痉挛和脑缺血 [23,25]。

定量脑电图（qEEG）已成为 ICU 中脑电图检查的重要工具（图 17.2）。通过应用各种计算机算法，数字化的脑电图能够将大量原始数据压缩成显示大脑功能的彩色图像 [22]。SAH 患者的 qEEG 多项相关研究表明，qEEG 对检测血管痉挛和脑梗死具有很高的敏感性 [22-25]。尽管研究表明 qEEG 具有一定应用前景，但人们对于在应用时应监视哪些参数仍缺乏共识。

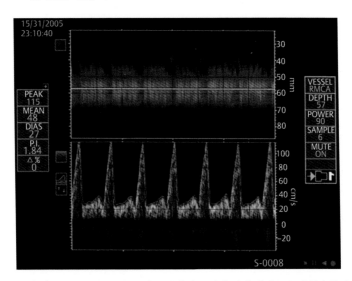

图 17.1　患有严重颅脑损伤的 65 岁男性患者，右大脑中动脉经颅多普勒检查的结果。受伤后第 12 天，逐渐出现进展性脑病症状，且无法解释。患者家属考虑放弃治疗。搏动指数为 1.84，表明颅内压升高，腰椎穿刺显示初压为 52cmH$_2$O。重复头颅 CT 检查显示存在双侧硬膜下积液。患者被送至手术室进行硬膜下穿刺引流，术后恢复意识，后被送往康复中心接受进一步治疗

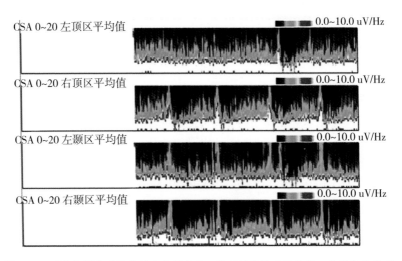

图 17.2　压缩频谱阵列的定量脑电图分析，显示周期性痫性发作，表现为右侧顶区功率谱出现峰值（由哥伦比亚大学神经科 Larry Hirsch 友情提供）。经许可引自 Jallo J, Loftus C. Neurotrauma and Critical Care of the Brain.1st ed. Thieme, 2009

优　点

- 无创。
- 连续脑电图可以长期、无创、实时监测继发性神经损伤，因为这类疾病发生在神经学检查有限制、不易跟踪随访的患者中。
- 与 cEEG 相比，qEEG 检查耗时更少，尽管在临床上未普遍应用，但可以纳入现有的多模式监测程序中。

缺　点

- 耗费人力。
- 耗时。
- 可引起条纹伪影，无法用于颅内成像。
- 可用性有限。
- 需要高水平的专业知识才能正确解释重症患者的数据。

【近红外光谱技术】

　　近红外光谱（NIRS）技术可以连续无创地监测局部组织的充氧情况。该设备适用于皮肤，由近红外光（波长 700~1 000nm）和两个光电探测器组成（图 17.3）。光被吸收到大脑组织中 2~3mm 处。光的吸收与血红蛋白中铁的浓度成正比。尽管 NIRS 经常在心胸疾病患者中使用，但 NIRS 尚未广泛用于颅脑损伤或颅骨术后患者。软组织肿胀、血肿和颅骨切除术对其在创伤或术后患者中的使用提出了严峻的挑战[26]。

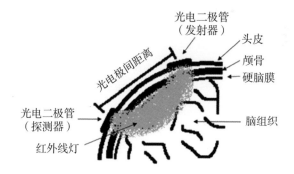

图 17.3　前额上的近红外光谱传感器的位置及从发射器到 2 个检测器的近红外光的路径。　经 Singh G P. Near-infrared spectroscopy—current status. Journal of Neuroanaesthesiology and Critical Care, 2016, 03(04): 66−69

适应证
- 体外膜肺氧合（ECMO）患者。
- 冠状动脉搭桥术。

优　点
- 可以连续方便地进行无创性检查。

局限性
- 在血肿或有其他肿块病变的患者中测量可能不准确。
- 头皮肿胀、血肿或颅骨切除术患者的测量结果可能不准确。
- 散布伪影。
- 仅用于浅表脑组织或皮质损伤。
- 与颅内和颅外氧源的交叉污染会导致在真正的低流量状态下流量看起来正常的情况。

17.2.2　侵袭性监测：脑氧饱和度

　　目前，存在几种用于评估向损伤大脑输送氧能力的技术，包括脑组织氧分压（$PbtO_2$）监测、颈静脉球动静脉血氧含量差（$AVDO_2$）监测、细胞外谷氨酸和其他分子的微透析监测，以及区域脑组织氧饱和度的近红外光谱监测。目前在这些技术中，专业指南仅推荐使用 $AVDO_2$ 监测[26]，尽管 $PbtO_2$ 监测在临床中已获得一定关注，并且越来越多的研究开始对这些技术感兴趣。有证据表明，即使在颅内压和脑灌注压正常的患者中，也可能发生继发性脑损伤[27]。从理论上讲，脑血氧饱和度可以作为目标导向疗法的基础，以确保充足的氧供应以满足损伤脑组织的高代谢需求。

【脑组织氧分压监测】

　　临床中常用的 $PbtO_2$ 监测设备有 Licox（Integra，Plainsboro，NJ，USA）和 Neurovent（Raumedic，Mills River，NC，USA）（图 17.4）。这些设备需要通过颅骨钻孔将探针插入大脑白质中。Licox 探头包含 1 个 Clark 极谱电极，其中相邻的阴极和阳极浸入通过透氧膜与大脑组织隔开的电解质溶液中。插入大脑后，氧气扩散到容纳电极的电解质溶液中。溶液的氧分压会影响通过阳极和阴极之间的电流。该探头通过监测此电流实现 $PbtO_2$ 的连续监测[28]。Neurovent 探头包含发光的钌，

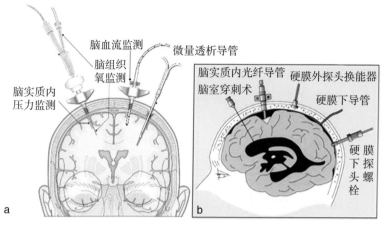

图 17.4　各种颅内监测器。脑组织氧监测仪可以测量脑实质内压力。（a）微透析导管。（b）脑血流监测使用的导管

钌发射的光可被光电探测器探测到。钌发光体通过氧气失活，该过程被称为"发光猝灭"。可以从检测到的光量中推断出 $PbtO_2$[29]。

观察性研究的大量证据表明，$PbtO_2$ 降低与脑损伤后死亡风险增加和不良预后有关。尽管尚未确定 $PbtO_2$ 的最佳值，但似乎低于 20mmHg 是有害的[30-35]。$PbtO_2$ 降低与不良结局之间的相关性已经明确，但旨在改善 $PbtO_2$ 的治疗方案是否可以避免这些不良结局，仍存在争议。一些队列研究比较了基于监测颅内压和 $PbtO_2$ 的治疗方案与仅监测颅内压的方案，结果不一致。有几项研究显示，增加 $PbtO_2$ 监测可改善临床结局[36-37]；一项研究表明，增加 $PbtO_2$ 监测可改善神经系统的临床结局[38]，而其他研究则显示无差异[39-40]。

BOOST 试验是一项 II 期随机临床研究，该研究将仅基于颅内压控制的颅脑损伤治疗方案与基于颅内压和 $PbtO_2$ 的定向干预方案进行了比较。在这项研究中，研究者使用 Licox 装置（Integra，Plainsboro，NJ，USA）监测了 $PbtO_2$。$PbtO_2$ 组患者脑组织缺氧持续时间的减少具有统计学意义（定义为 $PbtO_2 < 20mmHg$），但死亡率降低的趋势没有统计学意义。在笔者撰写本书时，研究者计划进行 III 期临床研究以更好地评估该问题[41]。

在颅脑损伤患者中，$PbtO_2$ 监测使用最普遍。发生局灶性脑损伤时，监测仪的插入部位仍有争议。监测探头放置于损伤侧对侧的额叶白质中可以测量整体脑氧合，而理论上放置于邻近受损组织可以进行"半影"区域的代谢评估。目前还没有明确的证据表明哪一种方法更好。从理论上讲，$PbtO_2$ 监测对于同时患有脑和肺损伤的多发性创伤患者尤为适用。在这些患者中，可能需要平衡神经保护策略和肺保护策略。$PbtO_2$ 监测也被用于监测蛛网膜下腔出血患者的血管痉挛，但一项前瞻性观察研究得出结论，认为 $PbtO_2$ 监测并没有足够快地检测出缺血事件，因此无法采取纠正措施[42]。

优　点

　　$PbtO_2$ 监测提供了大脑氧合的区域评估。

局限性

- 需要插入颅内探头。
- 氧必须扩散到 Clark 电极中以提供准确的信息，可能需要 1h。
- 对大脑氧合提供区域性评估，该评估可能无法反映全脑氧合或远离监测探头区域的缺血半暗带脑组织的氧合。
- $PbtO_2$ 导向的干预措施循证治疗方案尚未确切建立。

【 颈静脉球 $AVDO_2$ 的监测 】

　　颈静脉球监测所得的 $AVDO_2$ 提供了一种间接测量脑氧含量的方法。使用 Seldinger 技术可将导管以逆行方式放置于优势侧颈静脉中（通常为右侧）[46]。测量氧使用量的最简单方法是考虑供需关系（图 17.5）。大脑损伤可能会增加需氧量，从而导致颈静脉的氧合作用低于正常水平，即需求大于供应。同样，当供应超过需求时，返回的血液氧含量将高于正常水平。

　　还可以通过数学方法理解这一问题。脑氧输送（DO_2）取决于脑血流量（CBF）和动脉血氧含量（CaO_2）。

$$DO_2 = CBF \times CaO_2$$

大脑的需求（消耗）即为脑代谢率（$CMRO_2$）。它受 CBF 及动脉和颈静脉血氧含量（$AjvDO_2$）差异的影响，该差异与 CaO_2–$CjvO_2$ 的差异相同。

$$CMRO_2 = CBF \times AjvDO_2，即 AjvDO_2 = CMRO_2/CBF$$

如果 $CMRO_2$ 相对恒定，则氧含量差异的变化将由 CBF 补偿（图

17.5）。一方面，颈静脉球血氧饱和度（$SjvO_2$）降低可能是由于低血压、血管痉挛、颅内压升高、缺氧、贫血、败血症或呼吸困难引起氧供给减少而导致的，或者是由于新陈代谢、发热、寒战、癫痫发作、躁动和疼痛引起氧需求增加而导致的。如果不及时治疗，可能会导致缺血性损伤。另一方面，$SjvO_2$ 升高可能是由于严重的高碳酸血症、药物引起的血管扩张、高血压、动静脉畸形（AVM）等导致氧供给增加或氧分压（PaO_2）升高；$SjvO_2$ 升高也可能是由于氧需求减少引起的，如体温过低、使用巴比妥类药物、脑梗死或脑死亡。如果不及时治疗，可能会导致脑水肿或死亡。了解 $SjvO_2$ 升高或降低的病因可进行定向治疗（表 17.4）。

优 点

- 提供对大脑氧合的总体评估。
- 其使用得到基于证据的专业标准的支持。

局限性

- 光纤导管需要频繁校准。
- 导管上的血块形成或导管尖端直接与血管壁并置可能会影响准确性。
- 可能无法检测出大脑氧合的区域异常。
- 具有加重颅内高压的理论风险。优势侧窦内的血栓形成可能导致大脑静脉回流减少。

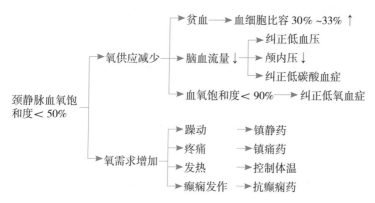

图 17.5 纠正低颈静脉血氧饱和度的路径图。经许可引自 Bhardwaj A, Bhagat H, Grover V K. Jugular venous oximetry. Journal of Neuroanaesthesiology and Critical Care, 2015,02(03): 225-231

表 17.4　颈静脉低氧饱和度和高氧饱和度的处理

SjvO$_2$ 降低（＜50%）	
O$_2$ 供应减少	O$_2$ 需求增加
输血增加血红蛋白	如果躁动，给予镇静治疗
血压升高	镇痛
脑脊液引流	维持正常体温
降低呼吸频率或镇静	治疗寒战
如有指征，使用强心剂	治疗癫痫发作
SjvO$_2$ 升高（＞75%）	
O$_2$ 供应增加	O$_2$ 需求减少
治疗高血压	减少镇静药用量
增加呼吸频率	亚低温后缓慢复温
降低 PaO$_2$	增加高渗性药物治疗脑水肿

SjvO$_2$：颈静脉球血氧饱和度；PaO$_2$：血氧分压

【微透析监测】

微透析（图 17.6）是一种成熟的评估组织代谢状态的实验室方法。该技术将双腔导管插入目标组织。透析液通过导管被泵送。透析液通过半透膜与组织隔离，该半透膜仅允许直径＜20kDa 的颗粒从组织传递至透析液，回收透析液并进行分析。研究的最常见分子包括葡萄糖、丙酮酸和乳酸盐、甘油和谷氨酸盐 [43]。

应　用

● 在蛛网膜下腔出血 SAH 患者中可用于血管痉挛的早期预测。

● 任何与迟发性脑缺血有关的临床表现。

优　点

微透析监测可提供脑组织的代谢情况，具有监测众多靶分子的潜力。

局限性

● 技术要求高：需要熟悉操作和维护的人员日夜不停地工作。

● 有创：需要插入颅内探针。

- 在临床实践中使用受限。
- 可用性有限。
- 没有基于微透析监测的循证学治疗方案。

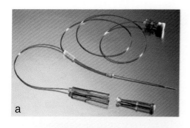
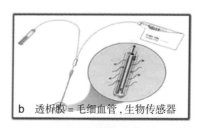
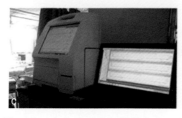
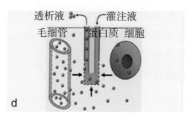

图 17.6 （a）脑微透析导管和用于脑微透析的微瓶。（b）微透析导管作为通用生物传感器 / 血液毛细血管。（c）床旁脑微透析分析仪，用于监测透析液的值。（d）示意图，揭示了微透析原理，即通过扩散从细胞中收集细胞的代谢产物和毛细管中的间质液成分，从而进行微透析。Gupta D, Mazzeo A. Cerebral microdialysis: going deep into brain biochemistry for a better understanding of pathomechanisms of acute brain injury. Indian Journal of Neurosurgery, 2017

17.2.3　脑血流监测仪

【QFlow 500 灌注探头】

Probe 与 Bowman Perfusion Monitor 结合使用，可通过热扩散计算局部血流量。

使　用

- 蛛网膜下腔出血 SAH。
- 颅脑损伤。
- 神经外科手术需要连续进行血流监测（动脉瘤夹闭，EC/IC 旁路）。

优　点

- 最多可以使用 10d。
- 无需校准或归零。
- 兼容计算机断层扫描（CT）。

缺　点

- 被测量的组织量少（27mm³）。
- 由于要监视的区域很小，因此导管的放置变得至关重要。

17.2.4　颅内压监测

颅内压监测和以颅内压为导向的疗法对于颅脑损伤及导致颅内高压的其他神经系统疾病的护理至关重要。颅内压可以使用脑室切开术留置导管（被认为是金标准）或脑实质监测器进行监测。这两种设备都通过颅骨钻孔插入大脑。进行脑室造瘘术，将导管放置在侧脑室中，形成连续的脑脊液液柱。液柱的高度即颅内压的直接测量值。导管可以连接到压力传感器以进行连续监测。目前有几种市售的脑实质颅内压监测器。Camino（Integra，Plainsboro，NJ，USA）和微传感器（Codman，Raynham，MA，USA）使用普遍。Camino 探头包含一个光纤换能器[44]，而微传感器则通过安装在探头尖端的应变仪来测量电导率[45]。在不需要脑脊液分流的患者中，相比于脑室切开术，应首选脑实质内监测器，因为它们具有较低的感染风险。此外，还有硬膜下和硬膜外监测仪，但在临床中较少使用。

颅内压正常值的范围仍存在争议。颅内压＞22mmHg 已被证明与颅脑损伤的患者神经系统疾病预后不良和死亡率增加有关[44]。专家普遍认为，基于颅内压的监测来控制颅内高压对于减轻继发性神经系统损伤至关重要。当前的专业指南建议，严重颅脑损伤患者应进行颅内压监测，美国和其他许多国家或地区将此建议作为护理标准[26]。尽管颅内压监测被普遍支持，但尚无 1 级证据证明其益处。

颅内压监测通常与脑灌注压（CPP）监测结合使用。在正常生理情况下，CPP 是平均动脉压（MAP）与颈静脉压（JVP）之间的差值。在颅内高压状态下，颅内压（ICP）高于 JVP。在这种情况下，CPP 计算如下：

$$CPP=MAP-ICP$$

当前的专业指南建议将颅脑损伤患者的 CPP 维持在 60~70mmHg[26]，这也是一个有争议的问题。专家建议将 CPP 的目标范围设定得更高或更低。争议双方都提出了强有力的生理依据。由于脑血容量增加和跨毛细血管静水压力增加，较高的 CPP 可能会导致脑水肿和颅内压升高。而受伤的大脑中的自动调节机制并没有完全被破坏，而是右移。因此，在 CPP 较高时，大脑的传入小动脉会收缩，从而减少脑血容量并降低颅内压，同时保持稳定的脑血流[45]。实际上，每个患者的病情都是不同的，床旁医生必须相应进行个体化调整。

【优点：脑室外引流】

- 被认为是测量颅内压的"金标准"。
- 除了进行颅内压测量外，还可以进行 CSF 的治疗性外引流。

【局限性：脑室外引流】

- 需要插入颅内导管。
- 容易导致脑脊液感染。
- 颅内高压患者可能发生脑室塌陷的情况时测量不准确。
- 在严重脑室内大出血或导管内出现血凝块的情况下，测量可能不准确。
- 在颅内高压、中线偏移或脑室塌陷的情况下插入可能会很困难。

【优点：脑实质内监测】

- 在颅内高压和脑室塌陷的情况下，比脑室导管更精确。
- 比脑室导管更不易导致颅内感染。
- 几乎可以在任何疾病状态下轻松安全地放置。

【局限性：脑实质内监测】

- 需要插入颅内探头。
- 监测容易受到校准误差和"漂移"的影响，随着时间的推移，可靠性会降低。
- 易碎的探头尖端很容易因插入而损坏，从而导致测量不准确。
- 大多数脑实质内监测探头均不兼容 MRI。

（李耀华　译，汤文龙　校）

参考文献

[1] Gnaegi A, Feihl F, Perret C. Intensive care physicians' insufficient knowledge of right-heart catheterization at the bedside: time to act? Crit Care Med, 1997, 25(2):213–220.

[2] Rajaram SS, Desai NK, Kalra A, et al. Pulmonary artery catheters for adult patients in intensive care. Cochrane Database Syst Rev, 2013(2):CD003408.

[3] Broch O, Renner J, Gruenewald M, et al. A comparison of third-generation semi-invasive arterial waveform analysis with thermodilution in patients undergoing coronary surgery. Scientific-WorldJournal, 2012, 2012:451081.

[4] Mutoh T, Ishikawa T, Kobayashi S, et al. Performance of third-generation FloTrac/Vigileo system during hyperdynamic therapy for delayed cerebral ischemia after subarachnoid hemorrhage. Surg Neurol Int, 2012, 3:99.

[5] Monnet X, Anguel N, Jozwiak M, et al. Third-generation FloTrac/Vigileo does not reliably track changes in cardiac output induced by norepinephrine in critically ill patients. Br J Anaesth, 2012, 108(4):615–622.

[6] Ganter MT, Alhashemi JA, Al-Shabasy AM, et al. Continuous cardiac output measurement by uncalibrated pulse wave analysis and pulmonary artery catheter in patients with septic shock. J Clin Monit Comput, 2016, 30(1):13–22.

[7] Felbinger TW, Reuter DA, Eltzschig HK, et al. Cardiac index measurements during rapid preload changes: a comparison of pulmonary artery thermodilution with arterial pulse contour analysis. J Clin Anesth, 2005, 17(4):241–248.

[8] Friesecke S, Heinrich A, Abel P, et al. Comparison of pulmonary artery and aortic transpulmonary thermodilution for monitoring of cardiac output in patients with severe heart failure: validation of a novel method. Crit Care Med, 2009, 37(1):119–123.

[9] Linton R, Band D, O'Brien T, et al. Lithium dilution cardiac output measurement: a comparison with thermodilution. Crit Care Med, 1997, 25(11):1796–1800.

[10] Slagt C, Helmi M, Malagon I, et al. Calibrated versus uncalibrated arterial pressure waveform analysis in monitoring cardiac output with transpulmonary thermodilution in patients with severe sepsis and septic shock: an observational study. Eur J Anaesthesiol, 2015, 32(1):5–12.

[11] Schmid B, Fink K, Olschewski M, et al. Accuracy and precision of transcardiopulmonary thermodilution in patients with cardiogenic shock. J Clin Monit Comput, 2016, 30(6):849–856.

[12] Scully CG, Gomatam S, Forrest S, et al. Importance of re-calibration time on pulse contour analysis agreement with thermodilution measurements of cardiac output: a retrospective analysis of intensive care unit patients. J Clin Monit Comput, 2016, 30(5):577–586.

[13] Broch O, Renner J, Gruenewald M, et al. A comparison of the Nexfin® and transcardiopulmonary thermodilution to estimate cardiac output during coronary artery surgery. Anaesthesia, 2012, 67(4):377–383.

[14] Fischer MO, Avram R, Cârjaliu I, et al. Non-invasive continuous arterial pressure and cardiac index monitoring with Nexfin after cardiac surgery. Br J Anaesth, 2012, 109(4):514–521.

[15] Monnet X, Picard F, Lidzborski E, et al. The estimation of cardiac output by the Nexfin device is of poor reliability for tracking the effects of a fluid challenge. Crit Care, 2012, 16(5):R212.

[16] Squara P, Denjean D, Estagnasie P, et al. Noninvasive cardiac output monitoring (NICOM): a clinical validation. Intensive Care Med, 2007, 33(7):1191–1194.

[17] Marqué S, Cariou A, Chiche JD, et al. Comparison between Flotrac-Vigileo and

Bioreactance, a totally noninvasive method for cardiac output monitoring. Crit Care, 2009, 13(3):R73.

[18] Fagnoul D, Vincent JL, Backer D. Cardiac output measurements using the bioreactance technique in critically ill patients. Crit Care, 2012, 16(6):460.

[19] Kupersztych-Hagege E, Teboul JL, Artigas A, et al. Bioreactance is not reliable for estimating cardiac output and the effects of passive leg raising in critically ill patients. Br J Anaesth, 2013, 111(6):961–966.

[20] Miller C, Armonda R, Participants in the International Multi-disciplinary Consensus Conference on Multimodality Monitoring. Monitoring of cerebral blood flow and ischemia in the critically ill. Neurocrit Care, 2014, 21, Suppl 2:S121–S128.

[21] Carrera E, Schmidt JM, Oddo M, et al. Transcranial Doppler for predicting delayed cerebral ischemia after subarachnoid hemorrhage. Neurosurgery, 2009, 65(2):316-323, discussion 323–324.

[22] Foreman B, Claassen J. Quantitative EEG for the detection of brain ischemia. Crit Care, 2012, 16 (2):216.

[23] Claassen J, Hirsch LJ, Kreiter KT, et al. Quantitative continuous EEG for detecting delayed cerebral ischemia in patients with poor-grade subarachnoid hemorrhage. Clin Neurophysiol, 2004, 115(12):2699–2710.

[24] Labar DR, Fisch BJ, Pedley TA, et al. Quantitative EEG monitoring for patients with subarachnoid hemorrhage. Electroencephalogr Clin Neurophysiol, 1991, 78(5):325–332.

[25] Vespa PM, Nuwer MR, Juhász C, et al. Early detection of vasospasm after acute subarachnoid hemorrhage using continuous EEG ICU monitoring. Electroencephalogr Clin Neurophysiol, 1997, 103(6):607–615.

[26] Carney N, Totten AM, O'Reilly C, et al. Guidelines for the Management of Severe Traumatic Brain Injury, Fourth Edition. Neurosurgery, 2017,80(1):6–15.

[27] Bergsneider M, Hovda DA, Shalmon E, et al. Cerebral hyperglycolysis following severe traumatic brain injury in humans: a positron emission tomography study. J Neurosurg, 1997, 86(2):241–251.

[28] Stewart C, Haitsma I, Zador Z, et al. The new Licox combined brain tissue oxygen and brain temperature monitor: assessment of in vitro accuracy and clinical experience in severe traumatic brain injury. Neurosurgery, 2008, 63(6):1159-1164, discussion 1164–1165.

[29] Huschak G, Hoell T, Hohaus C, et al. Clinical evaluation of a new multiparameter neuromonitoring device: measurement of brain tissue oxygen, brain temperature, and intracranial pressure. J Neurosurg Anesthesiol, 2009, 21(2):155–160.

[30] Eriksson EA, Barletta JF, Figueroa BE, et al. The first 72 hours of brain tissue oxygenation predicts patient survival with traumatic brain injury. J Trauma Acute Care Surg, 2012, 72(5):1345–1349.

[31] Chang JJ, Youn TS, Benson D, et al. Physiologic and functional outcome correlates of brain tissue hypoxia in traumatic brain injury. Crit Care Med, 2009, 37(1):283–290.

[32] Stiefel MF, Udoetuk JD, Spiotta AM, et al. Conventional neurocritical care and cerebral oxygenation after traumatic brain injury. J Neurosurg, 2006, 105(4):568–575

[33] Bardt TF, Unterberg AW, Härtl R, et al. Monitoring of brain tissue PO2 in traumatic brain injury: effect of cerebral hypoxia on outcome. Acta Neurochir Suppl(Wien), 1998, 71:153–156.

[34] Valadka AB, Gopinath SP, Contant CF, et al. Relationship of brain tissue PO2 to outcome after severe head injury. Crit Care Med, 1998, 26(9):1576–1581.

[35] van den Brink WA, van Santbrink H, Steyerberg EW, et al. Brain oxygen tension in severe head injury. Neurosurgery, 2000, 46(4):868-876, discussion 876–878.

[36] Narotam PK, Morrison JF, Nathoo N. Brain tissue oxygen monitoring in traumatic brain injury and major trauma: outcome analysis of a brain tissue oxygen-directed therapy. J Neurosurg, 2009, 111(4):672–682.

[37] Spiotta AM, Stiefel MF, Gracias VH, et al. Brain tissue oxygen-directed management and outcome in patients with severe traumatic brain injury. J Neurosurg, 2010, 113(3):571–580.

[38] Martini RP, Deem S, Yanez ND, et al. Management guided by brain tissue oxygen monitoring and outcome following severe traumatic brain injury. J Neurosurg, 2009, 111(4):644–649.

[39] Green JA, Pellegrini DC, Vanderkolk WE, et al. Goal directed brain tissue oxygen monitoring versus conventional management in traumatic brain injury: an analysis of in hospital recovery. Neurocrit Care, 2013, 18(1):20–25.

[40] McCarthy MC, Moncrief H, Sands JM, et al. Neurologic outcomes with cerebral oxygen monitoring in traumatic brain injury. Surgery, 2009, 146(4):585-590, discussion 590–591.

[41] Shutter L. Brain Oxygen and Outcome in Severe TBI (BOOST) Phase 2 Presentation of Initial Results. Presentation to Neurocritical Care Society. 2014.

[42] Kett-White R, Hutchinson PJ, Al-Rawi PG, et al. Adverse cerebral events detected after subarachnoid hemorrhage using brain oxygen and microdialysis probes. Neurosurgery, 2002, 50(6):1213-1221, discussion 1221–1222.

[43] de Lima Oliveira M, Kairalla AC, Fonoff ET, et al. Cerebral microdialysis in traumatic brain injury and subarachnoid hemorrhage: state of the art. Neurocrit Care, 2014, 21(1):152–162.

[44] Sorrentino E, Diedler J, Kasprowicz M, et al. Critical thresholds for cerebrovascular reactivity after traumatic brain injury. Neurocrit Care, 2012, 16(2):258–266.

[45] Rosner MJ, Rosner SD, Johnson AH. Cerebral perfusion pressure: management protocol and clinical results. J Neurosurg, 1995, 83(6):949–962.

[46] Schell RM, Cole DJ. Cerebral monitoring: jugular venous oximetry. Anesth Analg, 2000, 90(3):559–566.

第18章 神经影像学检查

Michael J.Lang

摘 要 本章主要介绍不同的神经影像学检查方式及其适应证和局限性,重点讨论脑和脊髓成像的主要方式,特别关注神经重症监护患者群体中常用的成像序列类型。

关键词 神经影像学 磁共振成像 计算机断层扫描 血管造影 超声

18.1 引 言

神经影像学在神经系统重症疾病的诊断和管理中起着至关重要的作用。神经内科和神经外科的进步与神经影像学的发展密切相关,自伦琴发明 X 射线以来,影像学诊断领域的发明者受其影响也获得了无数诺贝尔奖[1]。对神经影像物理学、神经放射学的解释和临床应用的深入讨论超出了本章的范围。本章简要介绍神经重症患者常用的相关影像学检查的特点。

18.2 影像学检查

18.2.1 脑成像检查

目前计算机断层扫描(CT)和磁共振成像(MRI)在脑成像检查中比较常见,这主要是由于 CT 和 MRI 易于采集、相对无创、可单次采集多个图像集并可多平面重建,并且易于使用较先进的成像技术。本章还将讨论脑血管造影,脑血管造影在脑血管疾病的诊断中仍然起着关键作用,对脑血管介入治疗手术至关重要。

18.2.2 脊髓成像检查

与脑成像检查一样,CT 和 MRI 构成了现代脊柱疾病神经成像的核心，它们互相补充：CT 适用于骨骼成像，而 MRI 对神经或软组织的分辨率非常高。唯一的例外是 CT 脊髓造影（CT-M），通过腰椎穿刺注射碘对比剂来对鞘内内容物进行成像。与脑成像不同的是，X 线检查可广泛使用于诊断脊柱疾病，特别是因运动或负重造成的脊柱相关变化。

18.3　优势及局限

18.3.1　脑成像检查

【CT 检查】

CT 检查是通过计算机将不同角度拍摄的一系列 X 线图像重建从而产生横截面图像（类似切片）的一种检查方式，其优缺点参见表 18.1。通常，CT 检查通过密度来描述：等密度影、低密度影和高密度影。

表 18.1　不同成像的优缺点

图像类型	优点	缺点	费用	风险
CT	·快速获取图像 ·创伤检查的最佳方式 ·区分缺血性中风和出血性中风的最佳方式 ·最适合蛛网膜下腔出血的急性筛查 ·最适合了解脊椎骨性解剖结构 ·允许对比成像、静脉成像、灌注成像	·组织对比度差（不如 MRI 敏感） ·脑干和后颅窝分辨率差 ·不兼容功能成像 ·对脊髓损伤/解剖不敏感 ·对骨伪影和光束硬化伪影敏感 ·接触电离辐射 ·灌注研究的成像处理时间	低	·辐射暴露 ·碘对比剂
MRI	·软组织对比 ·脱髓鞘和脑水肿清晰成像 ·无辐射 ·高级（特殊化）序列（MRA、DTI、fMRI、MRS） ·最适合脊髓	·采集时间长 ·磁化率和运动伪影 ·血肿时间的判断 ·磁性安全规定	高	射频热沉积可导致烧伤 ·钆对比剂风险低（肾衰竭除外） ·设备磁铁兼容性患者可能需要镇静以保持冷静、不动

图像类型	优点	缺点	费用	风险
功能 MRI	·提供大脑的解剖和功能视图 ·代谢研究实时跟踪大脑活动，可在术前使用 ·使用组织氧合和记录大脑信号 ·高空间分辨率	·与普通 MRI 局限性相同 ·需要熟练的医生解读影像 ·有误报风险 ·基于低血容量作为大脑的相关因素活动 ·"噪音" ·可用性有限	非常高	与 MRI 相似
血管造影	·血管疾病成像的金标准 ·支持脑血管介入治疗	·侵入性 ·成像不佳	非常高	·医源性中风或出血大辐射剂量 ·使用碘对比剂
超声检查	·快速 ·使用方便 ·可用于床旁检查 ·无辐射	·依赖使用者的能力 ·难以查看腹膜后	低	结果错误（对图像的误解）
经颅多普勒成像	·快速 ·无创 ·可进行床旁检查 ·可筛查镰状细胞病儿童的脑卒中风险	·高达 20% 的患者无法监测颅内血管 ·依赖技术人员 ·灵敏度低	低	无直接风险

DTI：弥散张量成像；fMRI：功能磁共振成像；MRS：磁共振波谱

- 灰色区域表示等密度影，为脑组织。
- 深灰色或黑色区域表示低密度影，为脑脊液（深灰色）或空气（黑色）。
- 白色区域表示高密度影，为骨骼、血液或含钙较多的组织。

　　X 射线被组织吸收的程度取决于组织的密度，而密度值可被转换为不同强度的灰度值。该强度用术语表示为"Hounsfield"单位（HU），范围从 1 000（骨骼）至 –1 000（空气）（表 18.2）。数值越大成像越亮，同样，数值越小成像越暗[17]。

　　CT 检查具有显著优势，通常作为疑似颅内病变患者的初步检查。CT 检查的便捷性使其成为急重症住院患者紧急或反复颅脑成像的理想检查方式[2]。常规头部 CT 成像（HCT）能产生 5mm 厚的轴向图像，然而具有多个探测器的扫描仪现在可以以最小的插值伪影适应多平面重建下形成亚毫米厚度的图像。常规头部 CT 检查能显示丰富的临床相关信息，例如是否存在脑水肿或脑疝、脑室结构、缺血及颅骨和鼻窦的骨成像（图 18.1）。一般而言，CT 检查是颅内出血的首选方法。首先，CT 检查图像采集速度快，能帮助医生快速制定治疗策略。其

表 18.2　Hounsfield 单位

组织	Hounsfield 单位
空气	−1 000
脂肪	−30~−70
水	0
肌肉或软组织	20~40
脑白质	25
脑灰质	35
颅内出血	60~100
点状钙化	30~500
碘对比剂	100~600
骨或金属	1 000

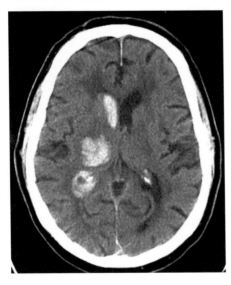

图 18.1　CT 平扫显示右侧丘脑实质内出血伴脑室内扩张和非特异性白质改变。助记符"BCBVB"可能有助于新手系统回顾颅内结构（B：血液，C：脑池，B：组织，V：脑室，B：骨），以避免遗漏关键线索

次，对于脑出血后血肿从急性期到亚急性期再到慢性期的演变过程的呈现，CT 比 MRI 更直接。最后，便携式 CT 扫描仪的出现意味着除了最不稳定的重症监护患者之外，普通患者都可以根据临床表现进行头部 CT 成像检查 [3]。

但是，CT 检查确实也有限制。与所有基于 X 射线的成像技术一样，CT 需要暴露于电离辐射，这对儿科患者来说需要特别注意。HCT 显示脑实质变化的能力也受到很大限制。对比增强的 HCT 有利于显示某些疾病状态下的组织对比度，但由于需要使用碘对比剂，可能伴随肾损伤和过敏风险。CT 成像中遇到的主要图像伪影包括因运动造成的伪影（MRI 中表现更明显）、图像场中金属条纹造成的伪影和光束硬化造成的伪影（这限制了 HCT 在后颅窝成像的效果）[4]。

自 20 世纪 70 年代 CT 成像被发明以来，其技术不断发展，现在可以通过血管造影、强化剂灌注、静脉造影和对比度增强来提供详细的神经血管成像信息。

CT 血管造影

CT 血管造影（CTA）已成为颈椎和颅内血管疾病成像的三大核心成像技术之一（见下文）。高分辨率采集可以在多个平面上重建，并且可以在三个维度上呈现。CTA 联合 CT 灌注（CTP）成像，是进行血管内取栓术等急性脑缺血患者的重要神经影像学检查手段 [5]。血管树形影像突然中断是急性血栓形成的诊断依据。虽然 CTA 不能显示脑血流动态图像，但 CTA 与数字减影血管造影（DSA）在检测脑动脉瘤和其他颅内血管病变的敏感性和特异性上具有相似性。血管介入装置（例如动脉瘤夹、弹簧圈或支架）的存在会导致 CTA 出现条纹伪影，从而限制 CTA 在长期随访中的应用 [6]。推注时间不当（如心肌病）可能导致动脉浑浊或静脉污染。

CT 静脉造影

CT 静脉造影（CTV）是一种有用且高效的成像技术，用于诊断脑静脉血栓形成。据报道，与传统 DSA 相比，CTV 具有 95% 的多平面重建灵敏度 [19]。它可以提供颅内静脉系统的详细解剖结构，包括深静脉和浅静脉。然而静脉系统的正常变异是很常见的，不应被误认为是病理状态 [18]。它与所有需要强化造影的检查一样，具有局限性，例如在怀孕期间应谨慎使用。

CT 灌注成像

1980 年，Axel[22] 首次描述了脑灌注成像在缺血性脑卒中急性期治疗中发挥的核心作用。灌注成像是根据对比剂通过一定体积组织的动态图像形成的。实际血流参数可以逐个像素地绘制，重建灌注图可以确定脑血流量（CBF）、平均通过时间（MTT）和脑血容量（CBV），以下公式可描述其相关性。

$$CBF=CBV/MTT$$

这种成像技术用能显示缺血与梗死的脑组织图像。足以产生细胞死亡的严重缺血区域（每分钟小于 $8\sim10mL/100cm^3$ 组织）具有匹配的 CBF 和 CBV 降低区域（表 18.3）。然而，中等程度的缺血可以导致神经元功能受损而没有细胞死亡，从而引起潜在的可逆性临床症状。这被视为 CBF 减少但 CBV 保留的区域，这些区域能够接收足够的侧支血流，因而在一段时间内可保持神经元的完整性，该区域被称为缺血半暗带，可以通过溶栓或机械取栓来治疗（图 18.2）[7]。CT 灌注成像通常比 MR 灌注（MRP）成像更可靠，因为碘化对比剂的浓度和密度不同于钆对比剂与构成 MRP 基础 T2* 信号之间的非线性关系。

对比增强

虽然脑部 MRI 是评估颅内病变的首选成像方式，但对比增强的头部 CT 检查仍有一些实用性。它可用于体内有金属或植入物不能接受 MRI 检查的患者。此外，在某些情况下，也需要行对比成像。例如，肾衰竭患者使用钆对比剂存在肾源性系统性纤维化（NSF）的风险，而 CT 检查使用的是碘对比剂，可以透析。

表 18.3　CTP 影像解读

CTP	MTT	CBF	CBV	意义
半影	延长	适度减少	正常或增加	组织损伤
梗死	延长	减少	减少	完全梗死

CBF：脑血流量；CBV：脑血容量；CTP：计算机断层扫描灌注；MTT：平均通过时间

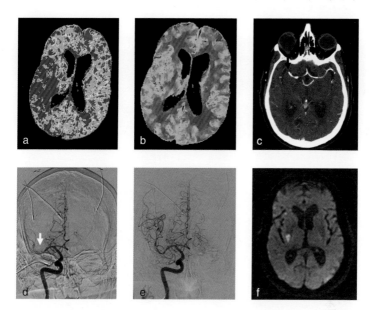

图 18.2 急性中风患者的影像学评估。（a）CT 灌注成像显示右侧大脑中动脉区域的平均血流通过时间升高。（b）同一区域的脑血容量被保留，表明半暗带是可挽救的。CTA 显示右侧远端 M1 中断（c，黑色箭头）。这一发现与急诊脑血管造影（d，白色箭头）、机械取栓后的后续再灌注（e）和术后 MRI 有关。弥散加权成像（f）显示缺血区域很小

【MRI】

MRI 在核磁共振物理学原理基础上 [8]，利用氢核、射频能量和磁场的相互作用成像。大多数图像是由人体组织中的水分子所包含的氢核的磁性产生的。各个序列的物理学原理不在本章叙述。

与 CT 检查相比，MRI 脑组织对比度更强。尽管对某些类型的伪影有明显的限制，然而新的更高场强磁场核磁共振机（3T 或更大）尤其如此 [9]。MRI 还能够使用更高级的成像技术，例如扩散成像或光谱学，并且不存在电离辐射的问题。相反，MRI 比 CT 更容易受到运动伪影的影响，需要更长的图像采集时间，安装和维护成本也更高，并且需要注意患者和设备在磁环境中的安全性。与 CT 检查相比，MRI 以信号强度来表示：低信号、高信号和等信号。表 18.4 列举了通过常规 MRI 完成的各种序列。

表 18.4 MRI 序列

MRI 序列	特性	应用
DWI/ADC	· DWI：反应水分子的扩散 · ADC：测量扩散	· 缺血引起的快速变化 · 急性缺血 · 细胞毒性水肿 · 脑脓肿或脑炎 · 蛋白肿瘤高 · 弥漫性轴索损伤 · 缺氧性损伤 /HIE · 急性脱髓鞘 · 肿瘤坏死或高核细胞质比率 ADC：用于评估和区分急性、亚急性脑卒中和病变时间 ADC 中的低信号： · 脓肿 · 淋巴瘤 · 多发性硬化 · 癫痫发作 · 代谢 d/o（海绵状白质脑病）
T1 加权成像	· 图像基于脂肪和水之间的弛豫时间 · 高脂肪信号（白色） · 低水信号（黑色）	显示解剖结构： · T1 高信号：脂肪、亚急性血液疾病、黑色素、蛋白质流体、顺磁性物质（钆对比剂） · T1 信号暗：水肿（水）、肿瘤、感染、炎症、血液疾病（超急性和慢性）
T2 加权成像	· 图像基于水和脂肪之间的弛豫时间 · 高水信号（白色） · 低脂信号（黑色）	病理评估 T2 信号亮：血管源性脑水肿、肿瘤、感染、炎症、硬膜下血、晚期亚急性血
FLAIR	T2 加权成像同时抑制脑脊液信号（脑脊液信号暗）	· 检测白质异常（影响室旁组织的疾病） · 对颞叶内侧硬化错构瘤敏感但不具体
GRE	单射频脉冲 + 梯度反转	血液代谢产物

ADC：表观扩散系数；CSF：脑脊液；DWI：弥散加权成像；GRE：梯度回波；HIE：缺氧缺血性脑病；MRI：磁共振成像 FLAIR：液体衰减反转恢复

弥散成像

弥散加权成像（DWI）是目前评估脑梗死的首选成像方式。DWI 利用水分子的运动进行组织对比。正常脑组织中水分子的扩散限制相对较小，因为大部分水存在于脑腔隙中。然而，脑卒中患者 Na^{2+}/K^+ 泵故障会导致细胞稳态丧失、钠内流和水净流入细胞内空间。这导致在梗死区域出现极其显著的高信号，被称为弥散受限。在脑脓肿和表皮样囊肿患者中可观察到类似的效果，两者在 MRI 中均显示弥散受限。由于采集时间短，DWI 可以快速执行并且相对而言能够抗运动伪影。然而，DWI 可能会受到磁敏感伪影的较大限制，特别是在颅底附近，由于空气 – 组织界面、血液区域或含金属硬件的影响。DWI 也可能因潜在水肿的存在而变得复杂。水肿可在 DWI 中独立显示高信号，但没有真正的弥散受限，这被称为 T2 穿透。T2 穿透是指 DWI 图像中的高强度信号没有受限制地扩散，而是由于高 T2 信号"穿透"[10]。使用表观扩散系数（ADC）图可以帮助描绘真正的扩散限制之间的差异和 T2 透光，ADC 上的暗区与扩散限制相关。ADC 变化也是急性脑卒中患者 MRI 中最早可识别的特征。

灌注成像

MRP 成像与 CTP 成像相似，可用于评估脑血流量和灌注测量。如上所述，由于非线性剂量依赖性增强，基于对比度的 MRP 成像计算困难。然而，采集时间可以通过延迟相对于 CTP 的干预来限制其对急性脑卒中的效用[11]。MRP 成像最常用作 MRI 和 MR 波谱成像的辅助手段，在胶质瘤术后放疗的患者中用以区分复发性肿瘤与放射性坏死。

T1 加权成像

该序列有利于解剖结构的识别，最适合查看增强对比后的图像。高信号可能由脂肪、高铁血红蛋白、钆对比剂强化对比或其他顺磁性对比、黑色素等组织形成。

T2 加权 FLAIR 及 GRE 成像

T2 加权液体抑制反转恢复（FLAIR）成像在脑病理评估中非常有用。由于局部环境中的磁力差异，脑脊液信号可能被抵消，同时加剧了实质内水肿（图 18.3）。因此，FLAIR 成像对于识别脑室周围水肿区域（例如，脑积水的跨室管膜血流或多发性硬化症的脑室周围白质病变）特别有用。此外，FLAIR 成像 [与 T2* 梯度回波（GRE）成像] 是诊断蛛网膜下腔出血（SAH）的最灵敏检查方法，腰椎穿刺在爆发性头痛的评估结果仍有质疑。

不同组织在 T1 和 T2 加权图像中具有不同的表现（表 18.5）。尤其是血液成像，这使其可用于确定 MRI 检查时血肿的形成时间（表 18.6）。

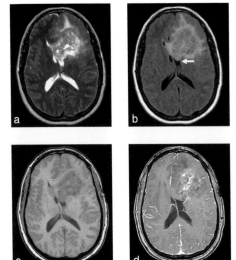

图 18.3 疑似胶质瘤患者的 MRI 评估。（a）T2 加权成像和液体衰减反转恢复（FLAIR）。（b）图像显示左额叶胶质瘤对左额角具有显著的占位效应，在 FLAIR 图像（箭头）上分界更清晰。T1 加权成像在对比剂使用之前（c）和之后（d），显示肿瘤增大，该肿瘤被证实为间变性少突星形细胞瘤

表 18.5 T1 和 T2 加权图像中不同组织的表现

组织类型	T1 加权图像	T2 加权图像
脂肪	白	黑
脑脊液	黑	白
空气	黑	黑
水肿	黑	高亮
钙化	黑	黑
对比剂	白	白

表 18.6 血肿在 MRI 中的不同表现

出血	时间	血红蛋白	T1 加权图像	T2 加权图像
超急性	< 24h	氧合血红蛋白（细胞内）	等强度	高信号
急性期	1~3d	脱氧血红蛋白（细胞内）	等强度	低信号
早亚急性期	3~7d	高铁血红蛋白（细胞内）	高信号	低信号
亚急性期	7~14d	高铁血红蛋白（细胞外）	高信号	高信号
慢性期	> 14d	含铁血黄素	低信号	低信号

增强的作用

钆对比剂在室温下具有顺磁性特性，因而被用于静脉造影增强。本章未详述对比增强病变，但实质性非缺血性局灶性病变的 MRI 评估都应使用对比剂。与碘对比剂相比，钆对比剂具有显著的安全性。虽然钆对比剂可引起轻度肾损伤，但引起明显肾衰竭的情况非常罕见，过敏也极为罕见。使用钆对比剂的严重并发症是 NSF，皮肤和内脏中可形成大纤维化斑块，导致严重的扭曲挛缩和疼痛。NSF 是一种罕见疾病，但在慢性血液透析患者中几乎都可发现（尽管某些文献中报道了少数有腹膜病史或透析前患者的病例）[12]。

磁共振动脉造影和磁共振静脉造影

磁共振动脉造影（MRA）和磁共振静脉造影（MRV）在临床诊疗中较为常用。飞行时间成像可用于在没有对比度的情况下对动脉或静脉进行成像，尽管对比度增强的方法也在使用。静脉造影最常用于评估静脉窦血栓形成或评估硬脑膜病变区域的静脉窦通畅性。鉴于 MRI 的总体优势，基于 MR 的血管成像是评估血管疾病的重要筛查工具。然而，某些重要的伪影与 MRA/MRV 有关。与所有 MR 技术一样，血管相关结构区域的磁敏感伪影会限制对附近结构的评估，尽管通常不如 CT 条纹伪影显著。湍流区域导致自旋移相，这可能导致高估血管狭窄或由于血管 – 血液界面的非层流而低估血管直径。此外，MRA/MRV 可能难以区分严重狭窄和完全闭塞 [13]。

【脑血管造影】

脑血管造影仍然是脑血管疾病诊断评估的金标准，基于导管介入的血管造影术对脑血管病变的敏感性和特异性仍然是最好的（图 18.4）。然而，血管造影术也有局限性。诊断性脑血管造影术的并发症发生率为 0.5%~1%，其中包括导管通过血管交叉区域形成的医源性损伤 [14]。这些风险在患有动脉粥样硬化血管疾病或结缔组织疾病的患者中会增加。碘对比剂的使用剂量明显高于 CTA 所需的剂量，这也是一个限制。

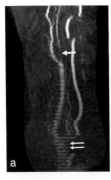
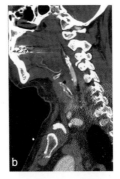
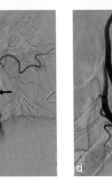
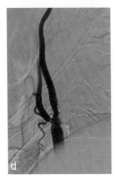

图 18.4　血管成像的三种方式。（a）MRA 显示右侧颈动脉分叉处有高度狭窄（箭头），但不能清楚地显示流经狭窄病变的血流。"百叶窗"伪影在整个三维重建中由于相邻平板采集的堆叠（双箭头）而明显。（b）CTA 显示斑块中广泛钙化的证据和颈动脉分叉处的解剖位置。鉴于斑块扩展到 C2~C3 水平，可选择颈动脉支架代替颈动脉内膜剥脱术。（c）颈动脉血管造影显示复杂斑块伴高度狭窄，导致颈内动脉（黑色箭头）相对于颈外动脉（白色箭头）延迟浑浊。（d）支架后血管造影显示颅内血流显著改善

18.3.2　脊柱成像

【CT】

　　CT 脊柱成像对于脊柱疾病的诊疗至关重要，并且在显示脊柱静态解剖结构方面具有无与伦比的能力。骨折的细微差异可能需要运用完全不同的治疗策略。同样，CT 成像对于器械融合手术非常有益，特别是对于骨质缺损的矫正。脊柱 CT 还有助于显示内分泌或肿瘤病理学引起的骨质量变化。一般而言，脊柱 CT 对神经组织结构的分辨率较差，但与 MRI 互补，后者对骨骼解剖结构的成像较差。对比增强脊柱 CT 可用于无法接受 MRI 的患者。在评估胸椎病变时，我们建议对相邻颈椎和腰椎进行连续成像，以便准确计算椎体水平，并作为术中 X 线定位的参考。另外，必须注意，脊柱是一个动态结构，仰卧位 CT 可能不能很好地反映脊柱在负重条件下的排列。全长负重脊柱侧弯患者应常规进行 X 线检查，以评估稳定性、对齐节段性及整体性。

【MRI】

脊柱 MRI 是目前评估神经组织结构的金标准。需要手术干预的、存在进行性脊柱退行性疾病的患者，都应进行脊柱 MRI 检查，骨关节炎、椎间盘突出和椎骨终板 Modic 改变都可以很好地观察到[15]。最重要的是，MRI 提供了评估临床表现与影像学改变一致性的重要手段。患者经常会出现无影像学表现，类似脊柱病变引起的疼痛综合征，然而也可能随年龄的增加逐渐出现无临床症状的影像学改变。还应考虑使用钆对比剂评估脊髓或脊柱（包括髓内、硬膜内 – 髓外和硬膜外病变）可能存在的肿瘤病理学改变（图 18.5）。在脊柱 MRI T2加权成像中，通过观察脑脊液连续性的缺损能准确诊断脊髓和神经根（包括外侧隐窝和椎间孔）损伤。先进的脊柱 MRI 技术，例如时间分辨 MRA，已在临床中被广泛用于硬脊膜动静脉瘘的定位，从而减少节段性导管介入血管造影的手术时间、辐射暴露和对比剂剂量[16]。另外，急诊 MRI 常用于评估可能发生的严重或永久性神经损伤相关的病理病变，例如，硬膜外脓肿、马尾综合征和侵入硬膜外腔的转移性肿瘤。

【脊髓造影】

尽管 MRI 得到广泛应用，但 CT-M 在脊柱疾病的评估中仍然发挥着重要作用。当无法接受 MRI 的患者（例如使用非 MRI 兼容的起搏器或脊髓刺激器装置的患者）需要对脊髓神经组织进行可视化检查时，

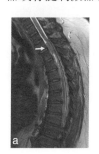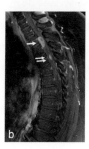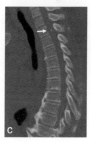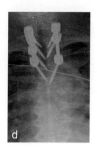

图 18.5　一名截瘫患者的影像学评估表明，在胸部 MRI T2 加权图像、MRI T1加权图像对比和 CT（a~c，箭头）中存在硬膜内 – 髓外肿块，符合脊膜瘤特点。在 T2 加权图像上可以看到小的空洞和脊髓水肿，在对比图像上可以看到继发性髓内肿块（c，双箭头）。选择经椎弓根入路切除髓外肿瘤并对髓内病变进行活检，需要器械融合固定，可在术中 X 线片中观察到（d）

它是首选的影像学检查。单个脊髓节段及其周围脑脊液可视化图像可以为患者的术前计划的制定提供有用的信息。然而，脊髓造影在严重椎管狭窄的情况下无法完整获取准确的可视图像信息，此类情况需在进行手术的侵入性操作前进行权衡分析。

18.3.3 系统超声检查

超声检查几乎已成为所有专业临床医生的常规诊疗手段。其在常规重症监护中的诊断用途包括超声心动图、深静脉血栓形成的筛查、急性动脉闭塞、颈动脉狭窄和腹腔内成像（例如外伤超声聚焦评估）等。同样，由重症监护医生执行的床旁超声检查在动脉或中心静脉管路放置、床旁容量评估及胸腔穿刺术和腹腔积液穿刺术等操作中也很常见。熟悉超声探头的使用（包括射线照相惯例、探头前沿的方向），并了解流体与实体组织的不同超声特性，以及骨与低回声空气信号或与高回声干扰相关的伪影信号特征，对于重症监护临床医生来说非常重要。

基于超声的经颅多普勒（TCD）是一种无创超声，可测量来自颅内和颅外动脉的血流速度和方向。它作为评估脑血管疾病的工具发挥着重要作用。它可用于识别和跟踪溶栓治疗后的颅内血管狭窄、动脉内栓塞或血管再通，以及早期发现 SAH 后脑血管痉挛。图 18.6 和图 18.7 是在评估 SAH 血管痉挛过程中看到的波形示例。图 18.6 为 1 例无血管痉挛迹象的患者，而图 18.7 中的患者根据表 18.7 中注明的 Lindegaard 比率，有中度血管痉挛。TCD 被推荐用于脑死亡诊断的辅助检查[20]。然而，5%~20% 的患者存在声窗不良或声窗不透声[21]。在 SAH 中，经颅血流速度加快可能在临床症状发生前 1~2d 发生。TCD 报告为入颅前血管和入颅后血管的平均流速（MFV，cm/s）。大脑中动脉血管的 MFV > 200cm/s，阳性预测值为 86%[21]。Lindegaard 比率，即大脑中动脉的平均流速 / 同侧颅外颈内动脉中的平均流速，应基于其他导致脑血流量增加的原因（贫血、发烧、使用血管加压药等）进行调整。该比率与是否有临床症状或迟发性脑缺血患者血管造影显示血管痉挛有关（表 18.7）。建议每天对所有 SAH 患者进行两次 TCD 检查。在筛查血管痉挛时，可参考表 18.6。

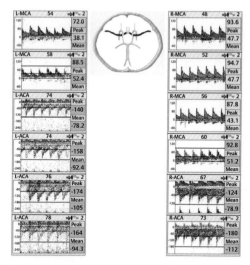

图 18.6　前交通动脉瘤破裂 7d 后患者经颅多普勒检查的 B 模式数据。检查发现患者双侧大脑前动脉的平均速度和峰值速度升高

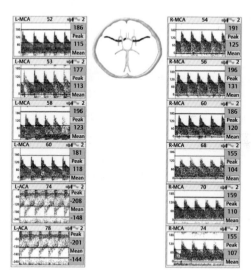

图 18.7　经颅多普勒用于蛛网膜下腔出血患者。Lindegaard 比率升高：右侧为 4.74，左侧为 4.44。表示血管中度痉挛

表 18.7 MFV、Lindegaard 比率和血管痉挛

MCA 平均流速（cm/s）	Lindegaard 比率	意义
< 90	< 3	正常
90~120	< 3	充血
120~150	3~4.5	血管轻度痉挛
150~200	4.5~6	血管中度痉挛
> 200	> 6	血管重度痉挛

MCA：大脑中动脉

（刘雪松 译，汤文龙 校）

参考文献

[1] Kirkman MA. The role of imaging in the development of neurosurgery. J Clin Neurosci, 2015, 22(1):55–61.

[2] Mirvis SE, Shanmuganathan K. Trauma radiology: Part IV. Imaging of acute craniocerebral trauma. J Intensive Care Med, 1994, 9(6):305–315.

[3] Carlson AP, Yonas H. Portable head computed tomography scanner—technology and applications:experience with 3421 scans. J Neuroimaging, 2012, 22(4):408–415.

[4] Imhof H, Czerny C, Dirisamer A. Head and neck imaging with MDCT. Eur J Radiol, 2003, 45 Suppl 1:S23–S31.

[5] Menon BK, Campbell BCV, Levi C, et al. Role of imaging in current acute ischemic stroke workflow for endovascular therapy. Stroke, 2015, 46(6):1453–1461.

[6] Kovács A, Möhlenbruch M, Hadizadeh DR, et al. Noninvasive imaging after stent-assisted coiling of intracranial aneurysms: comparison of 3-T magnetic resonance imaging and 64-row multidetector computed tomography—a pilot study. J Comput Assist Tomogr, 2011, 35(5):573–582.

[7] Mangla R, Ekhom S, Jahromi BS, Almast J, Mangla M, Westesson P-L. CT perfusion in acute stroke: know the mimics, potential pitfalls, artifacts, and technical errors. Emerg Radiol, 2014, 21(1):49–65.

[8] Plewes DB, KucharczykW. Physics of MRI: a primer. J Magn Reson Imaging, 2012, 35(5):1038–1054.

[9] Springer E, Dymerska B, Cardoso PL, et al. Comparison of routine brain imaging at 3 T and 7 T. Invest Radiol, 2016, 51(8):469–482.

[10] Oshio K, Okuda S, Shinmoto H. Removing ambiguity caused by T2 shine-through using weighted diffusion subtraction (WDS). Magn Reson Med Sci, 2016, 15(1):146–148.

[11] Menjot de Champfleur N, Saver JL, Goyal M, et al. Efficacy of stent-retriever thrombectomy in magnetic resonance imaging versus computed tomographic perfusion-selected patients in SWIFT PRIME trial (solitaire FR with the intention for thrombectomy as primary endovascular treatment for acute ischemic stroke). Stroke, 2017, 48(6):1560–1566.

[12] Fraum TJ, Ludwig DR, Bashir MR, Fowler KJ. Gadolinium-based contrast agents: a

comprehensive risk assessment. J Magn Reson Imaging, 2017, 46(2):338–353.

[13] Huang BY, Castillo M. Neurovascular imaging at 1.5 Tesla versus 3.0 Tesla. Magn Reson Imaging Clin N Am, 2009, 17(1):29–46.

[14] Chalouhi N, Theofanis T, Jabbour P, et al. Safety and efficacy of intraoperative angiography in craniotomies for cerebral aneurysms and arteriovenous malformations: a review of 1093 consecutive cases. Neurosurgery, 2012, 71(6):1162–1169.

[15] Modic MT, Steinberg PM, Ross JS, Masaryk TJ, Carter JR. Degenerative disk disease: assessment of changes in vertebral body marrow with MR imaging. Radiology, 1988, 166(1 Pt 1):193–199.

[16] Koizumi S, Takai K, Shojima M, et al. Spinal extradural arteriovenous fistulas with retrograde intradural venous drainage: diagnostic features in digital subtraction angiography and timeresolved magnetic resonance angiography. J Clin Neurosci, 2017, 45(August):276–281.

[17] Lev MH, Gonzalez RG. CT angiography and CT perfusion imaging. In: Toga A, Mazziotta JC, eds. Brain Mapping: The Methods. San Diego, CA: Academic Press, 2002:427–484.

[18] Rodallec MH, Krainik A, Feydy A, et al. Cerebral venous thrombosis and multidetector CT angiography: tips and tricks. Radiographics, 2006, 26 Suppl 1:S5-S18, discussion S42–S43.

[19] Wetzel SG, Kirsch E, Stock KW, et al. Cerebral veins: comparative study of CT venography with intraarterial digital subtraction angiography. AJNR Am J Neuroradiol, 1999, 20(2):249–255.

[20] Wijdicks EF, Varelas PN, Gronseth GS, et al. Evidencebased guideline update: determining brain death in adults: report of the Quality Standards Subcommittee of the American Academy of Neurology. Neurology, 2010, 74(23):1911–1918.

[21] Sarkar S, Ghosh S, Ghosh SK, et al. Role of transcranial Doppler ultrasonography in stroke. Postgrad Med J, 2007, 83(985):683–689.

[22] Axel L. Cerebral blood flow determination by rapid-sequence computed tomography: theoretical analysis, Radiology, 1980,137:679–686.

第 19 章　神经重症监护病房的通气策略

Amandeep S. Dolla, M. Kamran Athar

19.1　引　言

机械通气已成为现代重症监护病房（ICU）护理的基础。"通气"一词来源于拉丁语"ventus"，意思是"风"，其历史可以追溯到圣经时代[1-2]。本章阐述了正压通气的基本概念、呼吸机的初始设置，以及启动机械通气的适应证，同时还介绍了如何解决机械通气过程中常见的问题，以及机械通气的应用策略和各种阻碍通气释放的因素。

19.2　呼吸衰竭

在神经重症监护病房（NICU）带有气管插管的患者并不少见。呼吸衰竭可由多种原因引起，通常根据受累系统进行分类（表19.1）。根据病因可分为以下几种（图19.1）。

呼吸衰竭主要有两种类型：

表 19.1　呼吸衰竭的原因

定位	原因
中枢神经系统	脑干中风
	中枢性低通气
	药物过量
	缺氧性脑损伤
	蛛网膜下腔出血
	颅内出血
	延髓型脊髓灰质炎
	脑膜炎
	脑炎
	癫痫持续状态
脊髓前角细胞	急性脊髓损伤
	多发性硬化症/横贯性脊髓炎
	肌萎缩侧索硬化症
	脊髓灰质炎

续表

定位	原因
神经肌肉系统运动神经肌肉	重症肌无力 吉兰－巴雷综合征 神经肌肉阻滞 肌营养不良 危重症肌病 破伤风、肉毒中毒、毒素 低钾周期性瘫痪
胸廓和胸膜	气胸 大量胸腔积液 肺纤维化 连枷胸 病态肥胖 脊柱前侧弯
上呼吸道	声带麻痹 会厌炎 喉气管炎 拔管后气道水肿 气管阻塞 阻塞性睡眠呼吸暂停
下呼吸道	肺炎 哮喘 误吸 急性呼吸窘迫综合征 慢性阻塞性肺病 肺不张 肺间质性疾病 创伤性肺挫伤
心血管系统	左心室衰竭 双心室衰竭 瓣膜衰竭 肺栓塞

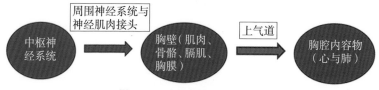

图 19.1　呼吸衰竭的病因分类

- Ⅰ型：低氧性呼吸衰竭，定义为 $PaO_2 < 60mmHg$，无高碳酸血症。
- Ⅱ型：高碳酸血症型呼吸衰竭，定义为二氧化碳分压（$PaCO_2$）＞ 50mmHg。

呼吸衰竭的主要原因参见表 19.2。

表 19.2　1 型和 2 型呼吸衰竭的原因

1 型	原因	2 型	原因
低氧性呼吸衰竭	·缺氧，无高碳酸血症 ·引起生理分流的实质疾病（疼痛、水肿、ARDS、ILD） ·通气 / 血流比例失调 ·弥散障碍 ·肺泡换气不足 ·吸入氧减少 ·急性组织缺氧	高碳酸血症型呼吸衰竭	·肺无法充分清除二氧化碳 ·由中枢神经系统镇静剂、脑或脑干病变（中风、创伤、肿瘤），甲状腺功能减退引起呼吸驱动减弱 ·由代谢率增加引起呼吸驱动增强（二氧化碳产生增加），代谢性酸中毒，与呼吸困难相关的焦虑 ·麻痹性疾病(重症肌无力、吉兰-巴雷综合征、脊髓灰质炎等) ·麻痹性药物（箭毒、沙林 / 神经毒气、琥珀胆碱、杀虫剂） ·影响神经肌肉传递的药物（钙通道阻滞剂，长期应用肾上腺皮质激素等）

ARDS：急性呼吸窘迫综合征；ILD：间质性肺病

19.2.1　无创氧合通气

并非所有的呼吸衰竭患者都需要机械通气。许多患者可以通过吸氧可成功治疗。鼻导管、非重复呼吸面罩和文丘里面罩是低流量装置，氧流量在 15L/min 以下。然而，通过鼻导管或面罩吸氧气会受到流速的限制，这种方法无法提供合适的湿度和热量。当与吸入的室内空气混合时，氧气的输送浓度会降低[3]。患者的耐受性会受到这些限制的影响，也会受到氧气输送方式、鼻导管或面罩的影响。表 19.3 列出了 NICU 可采用的各种氧气输送方法。

其他方法包括提供湿化高流量氧疗或气道正压通气的无创系统，可作为有适应证的患者插管或拔管后的桥梁。湿化高流量氧疗有一种装置，可输送氧气流速高达 60L/min，从而将吸氧浓度提高至接近 100%。流速可以根据患者呼吸窘迫或吸气需求的严重程度来设置[4]。

表 19.3 氧气输送方式、流速和氧气输送率

设备	流量（L/min）	已输送氧气
鼻导管	1	21%~24%
	2	25%~28%
	3	29%~32%
	4	33%~36%
	5	37%~40%
	6	41%~44%
简易面罩	6~10	35%~60%
储氧面罩（非重复呼吸面罩）	6	60%
	7	70%
	8	80%
	9	90%
	10~15	100%
文丘里面罩 流速取决于彩色编码的射流适配器	蓝色 2	24%
	白色 4	28%
	橙色 6	31%
	黄色 8	35%
	红色 10	40%
	绿色 15	60%

湿化高流量鼻导管的优势如下：

- 改善氧合。
- 改善通气。
- 减少呼吸做功。
- 改善呼吸急促。
- 咽部气道正压高达 $8cmH_2O$[4]。

CPAP：持续气道正压通气。

BiPAP：提供吸气和呼气压。

文丘里面罩：通过不同孔径给予恒定的氧气流量。

HHFNC：湿化高流量鼻导管，允许通过鼻导管给予高达 60L/min 的高流量氧气。

存在的问题如下。

- 密封不良导致空气泄漏。
- 压疮。
- 黏膜干燥。

- 门牙敏感。

- 幽闭恐怖症。

并非所有患者都适合无创通气。精神状态差、球部无力和偏瘫、轻瘫患者不能清除分泌物或有大量分泌物，面部骨折/畸形患者误吸的风险较高，可作为无创通气的禁忌证。

19.2.2 有创机械通气

【机械通气的适应证】

约 5% 的氧气（即耗氧量）被用来做呼吸功[5]。在危重患者中，这一比例可能会上升到 20% 以上[5]。有创机械通气可降低呼吸的代谢成本。

- $PaO_2 < 60$ mmHg 且 $FiO_2 > 50\%$ 的 I 型呼吸衰竭。

- $PaCO_2 > 55$ mmHg 伴进行性酸中毒的 II 型呼吸衰竭。

- 进行性酸中毒，pH 值 < 7.3。

- 中枢神经系统疾病过度换气治疗（以快速降低颅内压）。

- 呼吸急促，反常呼吸，辅助呼吸肌使用。

- 上呼吸道阻塞。

- 格拉斯哥昏迷评分 < 8 分。

- 球部无力或无法清除口腔分泌物。

- 颈部屈肌和伸肌无力。

- 无创氧合通气失败。

- 通气力学：
  - 肺活量：< 15mL/kg。
  - 吸气负压 < –20cmH_2O。
  - 呼吸频率 > 35 次/分。

【基本呼吸机参数】

- 吸氧浓度（FiO_2）：以百分比表示（21%~100%）。目标是尽可能将 FiO_2 保持在 50% 以下。
  - 预期 $FiO_2 = PaO_2$（预期）× FiO_2（已知）/PaO_2（已知）[6-7]。

- 呼吸频率（f）：1min 内吸气次数（每分钟呼吸次数）。

- 潮气量（V_T）：吸气时所输送的气体量，以毫升（mL）或升（L）表示，即吸入或呼出的气体量。

- 流速：气体流速或每分钟的气体容量。通常流速为 60L/min（40~80L/min）。所需的最小气流量至少为每分钟通气量的 2 倍。高流速可能增加肺泡破裂的风险。

- 流速模式：流速模式（图 19.2）和流速的选择可能取决于患者的肺部状况。最常见的流速模式是递减波。研究表明，递减波可以改善气体在肺部的分布，减少无效腔，并通过增加平均气道压和平台压来改善氧合。

- 灵敏度设置：灵敏度通常可设置，这样患者就可以很容易地通过流速或压力触发呼吸。
  - 流速触发设置在基本流速以下，1~10L/min 的范围内，具体取决于呼吸机。
  - 压力灵敏度通常设置在 –1~–2cmH$_2$O。

  流速触发是目前首选的触发方式，因为流速触发比压力触发响应时间更快。

- 外源性呼气末正压：指呼气末施加正压。呼气末正压可以防止呼吸结束时压力回到零或大气压。在 1 个周期的机械呼吸结束时施以正压，被称为外源性呼气末正压。在整个自主呼吸周期中施加正压时，称为持续气道正压通气（CPAP）。CPAP 可以增加功能残气量，改

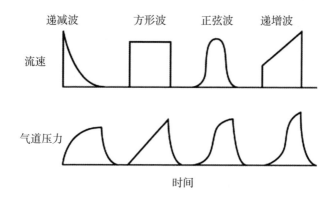

图 19.2　流速模式图。修改自 Pontoppidan H, Geffin B, Lowenstein E. Acute respiratory failure in the adult. 3rd ed. N Engl J Med, 1972, 287（16）：799-806

善氧合。功能残气量可以补充塌陷的肺泡，稳定和扩张未闭合的肺泡，并使肺泡内的肺液重新分布到血管周围的间隙。

● 内源性呼气末正压或自主呼气末正压：这是正压通气时空气意外滞留在肺内的并发症。通常发生在以下 3 种情况中 [8]。

 ○ 强烈主动呼气，通常肺活量正常或较低；例如，瓦萨瓦动作（Valsalva 动作）。

 ○ 每分钟通气量过高（> 20L/min），当呼气时间太短导致不能完全呼出气体，或呼气被患者外部阻力所抑制时，类似部分阻塞的呼气过滤器。

 ○ 气道阻力增加导致呼气流速受到限制，在使用机械通气的慢性阻塞性肺疾病（COPD）患者或孔径偏小的气管插管患者中可能出现。

 ► 它是通过吸气暂停，然后从总呼气末正压中减去外源性呼气末正压测量得出。

19.2.3　机械通气的基本原则

● 患者在吸气（Ti）时将气体泵入体内，呼气（Te）时被动呼气。Ti 和 Te 的总和就是呼吸周期或"呼吸"。

● 每个机械通气周期可分为两个阶段：吸气是呼气阀关闭和新鲜气体进入胸腔的时间点。吸气过程中输送的气体量受 3 个参数的限制，这些参数可以在呼吸机中设置 [9]：

 ○ 容量。

 ○ 压力和（或）流速。

● 切换 [9]：从吸气结束向第二阶段——呼气的转换。可以根据时间、容量或流速下降进行切换。当呼吸机停止流出气体，呼气回路打开，气体从肺部逸出时，呼气就开始了。

● 触发 [9]：从呼气向吸气转换。所有呼吸机都需要根据患者发出的信号来确定何时吸气开始。当患者的吸气做功导致气道压力下降或呼吸机回路中的基础气流发生改变时，就会产生触发信号。

　　在患者没有与呼吸机相互作用的情况下，呼吸是根据时间（时间触发）进行的。

19.2.4 机械通气的模式 [10–13]

机械通气时的呼吸类型和呼吸传递方式构成了机械通气的模式。机械通气的模式由以下因素决定。

- 呼吸类型（控制、自主、辅助）。
- 目标控制变量（容积/流速或压力）。
- 呼吸传递时间包括持续指令通气（CMV）、同步间歇指令通气（SIMV）和自主通气。

【呼吸的类型】

- 控制呼吸是指由呼吸机控制时间或潮气量（或两者同时控制）的呼吸。
- 自主呼吸由患者控制时间和潮气量。输送的容量或压力（或两者）取决于患者的需求，以及患者的肺顺应性，而不是设定值。
- 辅助呼吸具有控制呼吸和自主呼吸的特点。在辅助呼吸中，呼吸机产生全部或部分呼吸，为患者的呼吸承担一部分工作。如果吸气时气道压力升至基线以上，呼吸机会辅助患者呼吸。

【目标控制变量】

容量/流速控制通气

容量控制通气所提供的容量是恒定的，与患者肺顺应性改变或患者呼吸情况改变时发生的压力变化无关。

- 容量控制通气主要优点是，保证了特定的容量输送，而不考虑肺顺应性和气道阻力或患者的呼吸情况。
- 当目标是维持一定水平的 $PaCO_2$ 时，就使用容量控制通气。
- 当肺顺应性恶化时，这种模式的缺点更明显，会引起气道峰压和肺泡压力的升高，导致肺泡过度膨胀。
- 容量控制通气的控制参数是潮气量、呼吸频率、吸气流速和流速模式。

压力控制通气

临床医生可以将压力设置为自变量，也就是说，压力保持不变，而容量输送（因变量）随着肺顺应性的变化而变化。

- 压力控制通气有以下优势。
  - 首先，临床医生可以设定最大压力值，用来限制对肺的压力，从而降低肺过度膨胀的风险。

- ○ 其次，呼吸机传输递减的流量，以避免更多正常的肺组织过度膨胀。
  - ○ 对于能够自主呼吸的患者，这种模式可能更舒适。
- 压力通气的缺点包括：容量输送不同，因此当肺顺应性恶化时，潮气量和每分钟通气量也会降低。

  图 19.3 为容量 / 流速控制通气与压力控制通气的波形比较。

【呼气传递时间】

- 持续指令通气（CMV）：所有的呼吸都是强制性的，由容量或压力控制。呼吸可以由患者触发，也可以由时间触发。当呼吸由患者触发时，CMV 模式有时被称为辅助 / 控制模式（A/C）。当呼吸由时间触发时，CMV 模式被称为控制通气或控制模式。

- 在控制模式下，患者通常没有自主呼吸。控制和辅助 / 控制之间的唯一区别是触发：控制模式由时间触发，而 A/C 模式可以由患者触发，也可以由时间触发。

- 间歇指令通气（IMV）和同步间歇指令通气（SIMV）：在 IMV 中，周期性的容量或压力控制呼吸发生在设定的时间间隔内（时间触

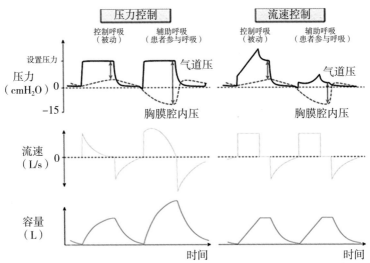

图 19.3　压力控制通气时（PCV，左图曲线）和流速 / 容量控制通气时（VCV，右图曲线）的流速和容量图。经许可引自 Pressure-Controlled and Inverse-Ratio Ventilation, Tobin MJ. Chapter 9. Principles and Practice of Mechanical Ventilation, 3e. The McGraw-Hill Companies, 2013

发）。在强制呼吸之间，允许患者以任何设定的基础压力水平进行自主呼吸，而不接受强制呼吸。

自主呼吸模式

　　呼吸机为持续自主呼吸（CSV）提供了两种基本方法：

● 自主呼吸：患者可通过呼吸机回路进行自主呼吸；这有时被称为 T 管法。

● 压力支持通气（PSV）：PSV 是辅助通气的一种特殊形式。对于 PSV，患者必须具有持续可靠的自主呼吸。一旦呼吸机感应到患者有自主吸气，就在吸气时提供恒定的压力支持。

　　○ 操作者设置吸气压力、呼气末正压和灵敏度级别。患者建立呼吸速率，吸气流速和 Ti（吸气时间）。PSV 始终处于辅助模式（患者触发）。流速曲线像一个递减波，患者可以根据需要改变吸气流速。

　　○ 压力支持呼吸由患者触发，压力是受限的，流速是循环的。当呼吸机感应到流速下降，决定吸气结束。流速下降与肺部充盈时口腔与肺部之间压力梯度降低相对应。

19.2.5　呼吸机的初始设置

　　设置容量控制通气和压力控制通气的压力、潮气量、呼吸频率和每分钟通气量。

【容量控制通气】

每分通气量（V_E）

$$V_E（男性）=4 \times 体表面积$$

$$V_E（女性）=3.5 \times 体表面积$$

$$自由水缺失 = 当前总体液量 \times （血清钠浓度 /140-1）$$

潮气量 V_T [15]

　　最低 4mL/kg，按 IBW 计算（IBW= 理想体重）。

　　最高 12mL/kg，按 IBW 计算。

　　计算理想体重 IBW [16-17]：

　　男性：50kg+2.3kg/ 身高超过 5 英尺的英寸数（1 英尺 ≈ 30.48 cm）。

　　女性：45.5kg+2.3kg/ 身高超过 5 英尺的英寸数（转换成磅，乘以 2.2）。

保持肺泡压力 < 30cmH$_2$O（假定胸廓顺应性正常）。

呼吸频率（f）

$$f=V_E/V_T$$

19.2.6　压力控制通气

【PSV】

为了克服自主或 IMV/SIMV 模式下的系统阻力，将吸气峰压平台压力设置为可达到一次容量呼吸的数值，或设置为 5~10cmH$_2$O[10]。为提供通气支持，压力值的设定应达到目标潮气量，如容量控制所述。

【压力控制通气】

压力值的设定应达到潮气量，如上文通气量所述。频率的设置应可实现相同的每分钟通气量。

$$f=V_E/V_T$$

设置吸气比例，使吸气和呼气比 ≥ 1∶1.5。

19.2.7　呼吸机的常见问题

参见表 19.4。

表 19.4　呼吸机常见问题及其可能的原因

问题	可能的原因
气道峰压和平台压高	肺水肿，肺实变，肺不张，主支气管插管，张力性气胸，胸壁收缩
气道峰压和平台压之间压差增加	支气管痉挛，气道分泌物，吸气回路阻塞
内源性 PEEP	气流量或呼气时间不足，呼气回路阻塞，辅助/控制模式下患者躁动
呼气量低	管路或气囊漏气，气流量不足，支气管胸膜瘘
呼吸速率增加	临床状态改变，潮气量低，气流量或设定的呼吸机频率不足
呼出量高	管路连接雾化治疗
每分通气量高	过度通气（中枢、躁动、呼吸机设置错误），高代谢（二氧化碳产生增加、热量摄入过多、脓毒症、发热、癫痫），低效通气（COPD、PE、ARDS 或内源性 PEEP 导致的无效腔增加）

ARDS：急性呼吸窘迫综合征；　PEEP：呼气末正压；　COPD：慢性阻塞性肺疾病；PE：肺栓塞

19.2.8 撤离呼吸机

成功撤离呼吸机的预测参数参见表 19.5。

表 19.5 成功撤离呼吸机的预测参数

参数	评估
主要过程的解析	$FiO_2 < 0.40\%$ 时，$PO_2 > 80mmHg$
氧合	PCO_2 在 40mmHg 水平时，$V_E < 10{\sim}15L/min$
通气	自主呼吸频率 > 10 次 / 分钟且 < 20 次 / 分钟
通气的驱动	$V_C > 10mL/kg$
通气的肌力	最大吸气负压 > –20~25cmH$_2$O
呼吸方式	$V_T > 5mL/kg$
清除呼吸道分泌物	$RR/V_T < 100$（自主呼吸时）
气道开放情况	足够的咳嗽反射、满足需要的吸痰频率和吸痰次数
电解质	气囊放气时气囊周围漏气
	K、Ca、Mg、P 浓度均在正常值范围内

FiO_2：吸氧浓度；PO_2：血氧分压；PCO_2：二氧化碳分压；V_E：每分钟通气量；V_C：肺活量；V_T：潮气量；RR：呼吸频率

19.2.9 WHEANS NOT 助记符 [18]

WHEANS NOT 助记符用于评估可能导致脱机困难的各种问题。

- W：喘息（特别是 COPD 和哮喘）。
- H：心脏病和液体负荷过重。
- E：电解质和代谢紊乱。
- A：焦虑和谵妄。
- N：神经肌肉疾病和无力。
- S：脓毒症。
- N：营养不良。
- O：阿片类药物和其他镇静剂。
- T：甲状腺疾病。

19.2.10 拔管过程

- 向患者解释操作步骤。
- 准备设备：喉镜、气管插管、连接氧气的球囊面罩，壁挂式 Yankauer 吸引器和 10mL 注射器。
- 吸除气管插管内及气囊上的痰液。
- 指导患者深呼吸。

- 气囊放气。
- 在患者呼气时拔出气管插管。
- 为患者提供带雾化的面罩（设置 FiO_2，为拔管前的 10% 以上）。
- 监测呼吸频率和血氧饱和度，鼓励患者进行肺活量训练和咳嗽。

（孟宇　译，汤文龙　校）

参考文献

[1] Kacmarek RM. Respir Care, 2011, 56(8):1170–1180.

[2] Kotur P. Mechanical ventilation—past, present, and future. Indian J Anaesth, 2004, 48(6):430–432.

[3] Spoletini G, Alotaibi M, Blasi F, et al. Heated humidified high-flow nasal oxygen in adults: mechanisms of action and clinical implications. Chest, 2015, 148(1):253–261.

[4] Papazian L, Corley A, Hess D, et al. Use of high-flow nasal cannula oxygenation in ICU adults: a narrative review. Intensive Care Med, 2016, 42(9):1336–1349.

[5] Roussos C, Macklem PT. The respiratory muscles. N Engl J Med, 1982, 307(13):786–797.

[6] Manthous CA, Hall JB, Kushner R, et al. The effect of mechanical ventilation on oxygen consumption in critically ill patients. Am J Respir Crit Care Med, 1995, 151(1):210–214.

[7] Mithoefer JC, Karetzky MS, Mead GD. Oxygen therapy in respiratory failure. N Engl J Med, 1967, 277(18):947–949.

[8] Karetzky MS, Keighley JF, Mithoefer JC. The effect of oxygen administration on gas exchange and cardiopulmonary function in normal subjects. Respir Physiol, 1971, 12(3):361–370.

[9] Cairo JM. Final considerations in ventilator setup//Pilbeam's Mechanical Ventilation:Physiological and Clinical Applications. 6th ed. St. Louis: Elsevier, 2016:99–101.

[10] Fuller BM, Cinel I, Phillip Dellinger R. General principles of mechanical ventilation// Parrillo JE, Dellinger RP, eds. Critical Care Medicine: Principles of Diagnosis and Management in the Adult. Philadelphia: Elsevier/Saunders, 2014:138–144.

[11] Cairo JM. Selecting the ventilator and the mode//Pilbeam's Mechanical Ventilation:Physiological and Clinical Applications. 6th ed. St. Louis: Elsevier, 2016.

[12] Beier M,Weismann D, Roelleke Th. Classification of ventilation modes. White paper for discussion at the ISO TC121/SC3 meeting, Helsinki, 2006.

[13] Chatburn RL. Classification of mechanical ventilators. Respir Care, 1992, 37(9):1009–1025.

[14] Chatburn RL, Primiano FP Jr. A new system for understanding modes of mechanical ventilation. Respir Care, 2001, 46(6):604–621.

[15] Du Bois D, Du Bois EF. A formula to estimate the approximate surface area if height and weight be known. Arch Intern Med, 1916, 17:863–871.

[16] Brower RG, Matthay MA, Morris A, et al. Ventilation with lower tidal volumes as compared with traditional tidal volumes for acute lung injury and the acute respiratory distress syndrome. N Engl J Med. 2000, 342(18):1301–1308.

[17] Devine BJ. Gentamicin therapy. Drug Intell Clin Pharm, 1974, 8:650–655.

[18] Ely EW. The utility of weaning protocols to expedite liberation from mechanical ventilation. Respir Care Clin N Am, 2000, 6(2):303–319.

索　引

注：页码加粗表示词条来自正文标题，斜体表示词条来自正文图表，正体表示词条来自正文文字。